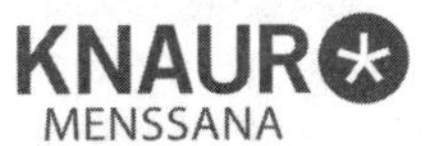
KNAUR
MENSSANA

Dr. Wayne Jonas

HEILUNG GESCHIEHT VON SELBST

Ein Mediziner entschlüsselt den geheimen Gesundheitscode unseres Körpers

Aus dem Englischen von Judith Elze

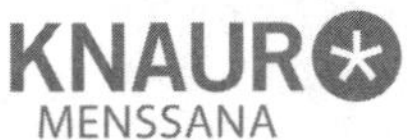

Die amerikanische Originalausgabe erschien 2018 unter dem Titel »How Healing Works« bei Lorena Jones Books, an imprint of the Crown Publishing Group, a division of Penguin Random House LLC, New York.

Besuchen Sie uns im Internet:
www.mens-sana.de

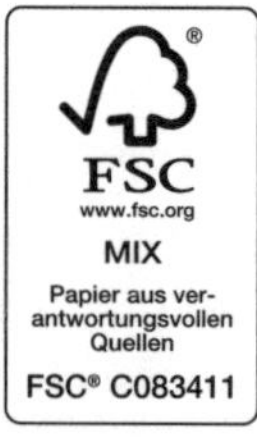

Ein Imprint der Verlagsgruppe
Droemer Knaur GmbH & Co. KG, München.

Redaktion: Anke Schenker
Covergestaltung: atelier-sanna.com, München
Coverabbildung: Dominic Arizona Bonuccelli
Abbildungen im Innenteil: le-tex publishing services GmbH, Leipzig teilweise unter Verwendung von Shutterstock.com
Satz: Adobe InDesign im Verlag
Druck und Bindung: CPI books GmbH, Leck
ISBN 978-3-426-65838-3

5 4 3 2 1

Für meine Familie,
die erste und wichtigste Quelle für Heilung

Inhalt

Einführung

EIN NEUES VERSTÄNDNIS FÜR HEILUNG TUT NOT

Die meisten Behandlungen, die wir für heilend halten, funktionieren nicht, wenn sie strenger wissenschaftlicher Prüfung unterzogen werden. Trotzdem geht es den Menschen oft wieder besser. Warum? Und wie ist das möglich?

Mit dem vorliegenden Buch behaupte ich, dass Heilung überwiegend von einigen Grundprinzipien ausgeht, die von jedem Gesundheitssystem – egal ob alt oder modern, schulmedizinisch oder alternativ, erwiesen oder nicht erwiesen – und von Ärzten wie Patienten gleichermaßen im Alltag wirksam genutzt werden können. Das Geheimnis besteht darin, bei der Person, die Heilung braucht, eine sinnstiftende Reaktion zu erzeugen.

Mein Ansatz gründet sich auf fast 40 Jahre Erfahrung mit Patienten als praktischer Arzt, als gelernter Wissenschaftler und als jemand, der viele medizinische Systeme erkundet hat. Wie Heilung geschieht, habe ich sowohl durch meine Arbeit mit den Patienten entdeckt wie auch als Direktor des Office of Alternative Medicine an den National Institutes of Health (NIH) und als Wissenschaftler in der Weltgesundheitsorganisation (WHO), am Walter Reed Army Institute of Research und am Samueli Institute.

In diesem Buch werde ich Ihnen einen einfachen systematischen Ansatz vermitteln, mit dem echte Heilung erreicht werden kann. Mithilfe der vorliegenden rigoros wissenschaftlichen Belege und der Weisheit der alten Heiltraditionen werde ich Ihnen zeigen, dass:

- nur 20 Prozent der Heilerfolge von dem »Therapie-Agens« herrühren, das der Arzt Ihnen verschreibt, egal ob es sich um eine Operation, Medikamente, Akupunktur, Kräuter und Nahrungsergänzungsmittel, eine Diät oder sonstiges Äußerliches handelt;
- geschlagene 80 Prozent der Heilerfolge aus der Aktivierung einer einzigartigen, für Sie persönlich sinnstiftenden oder eine Bedeutung ergebenden inneren Behandlungsreaktion erwachsen,

die zutiefst individuell ist und auf einfachen Prinzipien und Komponenten beruht;

- Sie Ihre eigenen, für Sie natürlichen Heilungsprozesse aktivieren und Ihren Arzt ebenso wie weitere Personen mit an Bord nehmen können, um Ihren Weg in die Heilung zu beschleunigen und jeden beliebigen Behandlungsansatz für sich effektiver, sicherer und kostengünstiger zu gestalten. Und diese Prozesse wirken vermutlich auch vorbeugend gegen die meisten chronischen Krankheiten.

Anders als manch anderer behaupte ich nicht, dass Sie sich einfach ins Heilen hineindenken können. Und mir ist nur allzu bewusst, dass ein bloßes Wissen darüber, was Heilung stimuliert oder vor Krankheit schützt, weder einen gebrochenen Knochen oder Krebs heilen noch einen Herzinfarkt verhindern wird. Laut einer Studie der Mayo Clinic gehören zu den zehn Hauptursachen für Arztbesuche Schmerzen (insbesondere Rückenschmerzen), Erschöpfung, kognitive Dysfunktion, Bluthochdruck, Diabetes, Adipositas, chronische Herz- oder Lungenprobleme oder Hirnkrankheiten wie Alzheimer, Parkinson oder Depression. Fast alle diese Krankheiten beschleunigen oder verschlimmern sich mit zunehmendem Alter. Selbst wenn Sie sich also jetzt gesund fühlen sollten, ist die Wahrscheinlichkeit hoch, dass Sie bei einem langen Leben mehr als eine dieser Krankheiten bekommen werden, es sei denn, Sie finden Wege, um dagegen vorzubeugen.

Mit einem Verständnis darüber, wie Heilung bei den am meisten verbreiteten chronischen Krankheiten wirklich funktioniert, können Sie Ihre Genesung leichter selbst in die Hand nehmen, eine spezifische Therapie mit größerer Wahrscheinlichkeit erfolgreich ausgehen lassen, vielen Alterskrankheiten vorbeugen und Ihre Abhängigkeit von der Medizinbranche radikal senken. *Heilung geschieht von selbst* zeigt Ihnen, wie Sie Therapie und Heilung miteinander verbinden können, sodass echte integrative Gesundheit entsteht. Und jetzt nehme ich Sie gern ein Stück mit auf meine persönliche Entdeckungsreise in diese Zusammenhänge.

I.
HEILUNG NEU ÜBERDENKEN

Kapitel 1

Das Paradox in der Heilung

Oft heilt nicht das, was wir für heilend halten.
Doch kann fast alles heilen.

Wir halten vieles für gesundheitsfördernd, was in Wahrheit gar keine solche Wirkung hat. Doch gibt es in uns selbst eine Fähigkeit zum Heilen, die, wenn sie nur auf die richtige Weise freigesetzt wird, für erstaunliche Genesung und Glück sorgen kann. Der Heilungsprozess wird in vielen Weisheitstraditionen – und heute auch von weisen Ärzten – verstanden und genutzt, zugleich aber durch die Detailbesessenheit der modernen Medizin und durch Technologien, Techniken und Medikamente unterdrückt. Viele der Technologien sind zwar extrem wertvoll, doch die Hyperfokussierung auf sie und die sie antreibenden ökonomischen Interessen haben die Essenz dessen, was die Medizin eigentlich ausmacht, weitgehend verdrängt: wie man nämlich Menschen zu Heilung, Ganzsein und Wohlbefinden führt.

Schauen wir doch einmal etwas genauer hin.

HIEN

Wir befanden uns tief im Dschungel, und mein bester Freund Hien war verletzt. Ich hatte Angst. Wie konnten wir ihn hier herausbekommen? Obwohl wir kaum ein Wort in der Sprache des anderen sprachen – er sprach Vietnamesisch, ich Englisch –, war Verständigung zwischen uns kein Problem. Wie würde er nach Hause kommen? Würde er hier draußen sterben? Schließlich war Krieg, oder? Hiens Fußgelenk war deutlich geschwollen, unter der Haut hatte sich viel Blut angesammelt. Er konnte kaum stehen, geschweige denn damit gehen. Vielleicht konnte ich aus dem Dschungel herausrennen, meinen Vater finden und ihn dazu bewegen, einen der amerikanischen Militärhubschrauber herbeizurufen. Ich versuchte Hiens Vater, dem Leiter von uns Pfadfindern, genau das zu sagen, aber der schien unbekümmert. Wir würden heute Nacht hier lagern, sagte er auf Vietnamesisch, und am nächsten Morgen weiterwandern. Dann wandte er sich mir zu und sagte in gebrochenem Englisch: »Hien okay, Wen. Keine Sorge.« Aber ich verstand nicht, wie Hien okay sein sollte.

Wir waren beide neun Jahre alt, und ich war sein einziger amerikanischer Freund. Kein Wunder, denn Anfang 1964 war ich der einzige amerikanische Junge in diesem Alter, der in Nha Trang, Vietnam, lebte. Mein Vater war Seelsorger beim Militär und für die seelischen Bedürfnisse der männlichen und weiblichen Mitglieder der amerikanischen, in Vietnam stationierten Armee zuständig. Damals war Amerika noch nicht aktiver Kriegsteilnehmer, und Militärberater konnten ihre Familien mitbringen. Mein Vater wollte, dass wir nachkamen. Also packte meine Mutter, mit vier Kindern von zwei bis zwölf im Schlepptau, unsere Sachen, und wir zogen nach Nha Trang, eine schöne Küstenstadt in Vietnam. Wir lebten nicht weit vom Strand in einer französischen Villa mit vier Schlafzimmern, einem 2000 Quadratmeter großen Grundstück samt beißenden roten Ameisen, großen Geckos, die man oft auch im Haus antraf, und im Hof herumlaufenden Schweinen. Draußen war es heiß. Meine Mutter hatte mit ihren ehrenamtlichen Tätigkeiten und meinen beiden kleinen Geschwistern zu tun, mein älterer Bruder war im Internat. Ich konnte frei durch die Stadt stromern. »Sei zurück, bevor es dunkel wird«, lautete die Anweisung meiner Mutter. Glaube und Vertrauen schienen Grundzüge beider Eltern zu sein. Mit dem Fahrrad konnte ich beliebig die Stadt erkunden. Mein Vater verbrachte während der Woche die meiste Zeit in weit abgelegenen Außenposten und hielt dort Gottesdienste für die Soldaten ab, an den Wochenenden kam er nach Hause, um hier seinen kirchlichen Pflichten nachzukommen, Leute im Krankenhaus zu besuchen und am Militärstützpunkt Gottesdienste zu halten.

Ich lernte Hien an der vietnamesischen, von französischen Missionaren geleiteten Schule kennen, die wir morgens besuchten. Freunde wurden wir beim Murmelspiel. Er konnte großartig weit werfen, ich gut nah zielen, als Mannschaft waren wir zwei kaum zu schlagen. Wir gewannen einen Haufen Sammelkarten, die Murmelspielwährung der Schulkinder. Nach der vietnamesischen Schule fuhr ich mit dem Rad durch die Stadt zur privaten Nachhilfe, um den Anschluss an die amerikanische Schule daheim nicht zu verlieren. Eines Tages sah ich auf meinem Weg Hien mit seiner Urgroßmutter vor einem Gebäude. Sie war offensichtlich krank, da sie von ihrer Familie hineingetragen wurde. Neugierig stellte ich das Rad auf der Hinterseite des Gebäudes ab und kletterte auf ein Steinmäuerchen, um einen Blick hineinwerfen zu können. Es war ein vietnamesisches Krankenhaus mit traditionellem Personal und einem Haufen Kranker, von denen viele draußen im Hof lagen.

Dieses traditionelle vietnamesische Krankenhaus faszinierte mich. Es war so ganz anders als das amerikanische Militärkrankenhaus einige Kilometer weiter, mit seinen sauberen Laken, den Infusionsständern und elektronischen Monitoren. Im amerikanischen Krankenhaus befassten sich Schwestern, Pfleger und Ärzte in weißen Kitteln mit den Patienten, samstags kamen Geistliche zu Besuch, und ein paar Ehrenamtliche – wie meine Mutter – öffneten die Post und gaben Rückenmassagen. Ansonsten blieben die Patienten sich selbst überlassen. Im vietnamesischen Krankenhaus dagegen wurden die meisten Patienten von ihren Familien umsorgt. Die Familien brachten das Essen, wuschen ihre kranken Angehörigen und verabreichten ihnen Kräutermedizin, machten ihnen warme und kalte Umschläge oder gaben ihnen sonstige Behandlungen. Die Patienten waren die ganze Zeit von Menschen umgeben. Die traditionellen Ärzte verwendeten vor allem Akupunktur und Kräuter, sie schröpften und machten Moxa-Therapie, eine seltsame Behandlung, bei der ein bestimmtes Kraut zum Verglimmen gebracht und nah an spezielle Akupunkturpunkte gehalten wird, damit diese sich erhitzen und stimuliert werden.

Der Kontrast zum amerikanischen Krankenhaus, was die Ressourcen, aber vor allem die Methoden betraf, war erstaunlich. Ich verbrachte Stunden dort auf dem Mäuerchen, beobachtete, wie die Leute kamen und gingen, und fragte mich, welche Krankheiten sie hatten und was die Ärzte und Familien da machten.

Eines Tages sah ich Hien und seine Familie mit seiner Urgroßmutter. Wie viele andere Patienten, die draußen lagen, weil es drinnen im Gebäude nicht genügend Betten gab, lag Hiens Urgroßmutter auf einer Matte auf dem harten Boden, schwach, gebrechlich, fast schon an der Schwelle zum Tod. Mein Freund kümmerte sich aufopfernd um sie, indem er ihr Suppe brachte, sie Löffel für Löffel fütterte und ihr den Mund abwischte, wenn etwas danebenging. Trotz ihrer Schwäche hob sie immer wieder den Kopf, lächelte und unterhielt sich mit ihm auf Vietnamesisch. Die Ärzte kamen heraus, setzten ihr an verschiedenen Körperstellen Nadeln, verdrehten ihr die Arme und Beine auf merkwürdige Weise und legten ihr ab und an Kräuterpackungen auf Bauch oder Stirn. Immer war jemand von der Familie da, Hiens Mutter blieb jeweils am längsten, um sich um sie zu kümmern. Hiens Urgroßmutter schien glücklich zu sein und es gut zu haben. Als ich eines Tages wieder hinradelte und aufs Mäuerchen kletterte, war sie verschwunden. Später erfuhr ich, dass sie im Kreis ihrer Familie friedlich gestorben war.

Hien und ich traten den Pfadfindern bei, und so kam es schließlich zu dieser Rucksacktour, bei der er sich das Fußgelenk verrenkte. Für mich sah es, wie gesagt, ziemlich schlimm aus, sehr geschwollen und mit einem großen Bluterguss. Er konnte nicht auftreten, und ich nahm an, dass wir ihn am nächsten Tag aus dem Dschungel würden heraustragen müssen. Ich hatte einen kleinen Verbandkasten aus dem amerikanischen Krankenhaus dabei, für ein verrenktes Fußgelenk wären da höchstens Pflaster, elastische Binden und etwas Aspirin infrage gekommen. Hiens Vater dagegen holte an jenem Abend ein grünes Kräuterpulver hervor und vermischte es mit etwas Wasser zu einer Paste, die er auf Hiens Fußgelenk verteilte. Dazu setzte er ihm oberhalb der Verstauchung zwei Akupunkturnadeln ins Bein. Die Nadeln entfernte er nach einer Stunde, der Umschlag blieb über Nacht. Am nächsten Tag sah Hiens Gelenk fast wieder normal aus, und wir wanderten weiter. Er schien keine Schmerzen mehr zu haben.

Wie war das möglich? Mit neun Jahren wollte ich noch nicht Arzt werden, aber ich fragte mich, wie es sein konnte, dass diese beiden unterschiedlichen Heilmethoden funktionierten – die eine, traditionell vietnamesische mit ihrer wenigen Technik, dafür aber

Akupunktur, Kräutern und familiärer Fürsorge – und die andere, hochtechnologische der Amerikaner mit ihren Operationen, Pharmaka und Spezialisten. Ich hatte bereits erlebt, dass die amerikanische Medizin funktionierte, nun aber hatte ich gesehen, wie ein völlig anderes System einer todkranken Urgroßmutter im Sterben Trost gespendet hatte und ein verstauchtes Fußgelenk binnen kürzester Zeit ohne Aspirin, Eisumschläge und Bandagen geheilt war. Wie konnte mithilfe so vollkommen unterschiedlicher Methoden Heilung geschehen?

Später rückte die Erinnerung an Hien und seine Urgroßmutter in weite Ferne. An der medizinischen Hochschule wurde mir beigebracht, dass Akupunkturnadeln und Kräuter ineffektiv und unwissenschaftlich seien. Moderne Methoden galten als besser – effektiver, sicherer und schneller. Ich lernte, mich auf den wissenschaftlichen »Goldstandard« zu verlassen, vor allem auf Beweise, denen placebokontrollierte Doppelblindversuche zugrunde lagen, und stürzte mich in die moderne Medizin und Wissenschaft, fest entschlossen, mich bei der Unterscheidung zwischen dem, was funktioniert und was nicht, nur auf strengstens Evidenzbasiertes zu verlassen.

Dann tauchte Norma auf.

NORMA

»Sie sind ja so ein süßer Kerl«, sagte mir Norma jedes Mal zu Beginn ihres Arzttermins. »Sie sind der beste Arzt überhaupt.« Ich wurde rot. Sie verstand es, mit mir umzugehen. Norma war neunundsiebzig und hatte gleich mehrere chronische Krankheiten. Sie liebte es, einen Hausarzt zu haben – »als einzige Anlaufstelle«, wie sie sagte –, der sie kannte und sich der meisten ihrer Malaisen annahm. Was sie vor allem beeinträchtigte, war ihre Arthritis, die Gelenkerkrankung, die heute einen von fünf amerikanischen Erwachsenen und mehr als die Hälfte ihrer Altersgenossen betrifft. [In Deutschland leiden aktuell etwa 550 000 Menschen an Arthritis, Frauen sind zwei- bis dreimal öfter betroffen als Männer; Anm. d. Red.] Sie beklagte sich nicht über die Schmerzen. Sie störte nur, dass sie immer weniger in der Lage war, als Ehrenamtliche im Krankenhaus zu helfen, denn das gehörte zu ihren größten Freuden und gab ihrem Leben einen Sinn.

Ich traf sie – mit dem Leihbuchregal auf Rädern für Patienten und Tagesbesucher – häufig in den Krankenhausfluren. Sie nahm Kontakt zu den regelmäßigen, meist chronisch kranken Tagespatienten auf und suchte ihnen die Bücher aus, von denen sie dachte, dass sie ihnen gefielen. Die Arthritis zog vor allem ihre Hände und Knie in Mitleidenschaft und machte es ihr immer schwerer, mit den Büchern zu hantieren und sie auszuhändigen.

Norma kam oft zu mir in die Praxis und mochte es, wenn ich an ihr »praktizierte«, doch hatte ich ihr nicht mehr zu bieten als Schmerztabletten und die Empfehlung, die Gelenke warm zu halten und zu dehnen. Das half nicht viel, und ihre Krankheit verschlimmerte sich. Ihre ehrenamtlichen Einsätze wurden weniger, und das machte sie traurig. Dann las ich, dass Niacinamid, eine bestimmte Form von Vitamin B3, helfen könnte. Ich hatte in meinem Stapel Unibücher ein altes Buch darüber gefunden, das ein Arzt namens William Kaufman geschrieben und 1949 veröffentlicht hatte. Kaufman hatte Tausenden von Arthritis-Patienten über lange Zeiträume Niacinamid in hoher Dosierung verabreicht. Ungewöhnlich für einen Arzt in privater Praxis war, dass er Schmerzlevel, Kraft und Bewegungsspielraum jedes Patienten, der das Mittel einnahm, sorgfältig gemessen und dokumentiert hatte. Er berichtete, die Schmerzen der Patienten hätten nachgelassen und ihre Kraft, ihr Bewegungsspielraum und die Stimmung hätten sich während der Einnahme stetig und bedeutend gebessert.

Das schien für Norma perfekt zu passen. Das einzige Problem bestand darin, dass Niacinamid nie wissenschaftlich – also in einem placebokontrollierten Doppelblindversuch – untersucht worden war. Es bot nicht die Art von Nachweis, die ich benötigte, damit ich es guten Gewissens verschreiben oder weiterempfehlen konnte. Daher beschloss ich, mit Norma und weiteren Arthritis-Patienten selbst eine solche Studie durchzuführen.

Als ich die Studie ausschrieb und nach Probanden suchte, meldete sich Norma unverzüglich an. Sie war eine enthusiastische Teilnehmerin, ließ alle Basismessungen an sich vornehmen und war einverstanden, sich nach dem Zufallsprinzip entweder Niacinamid oder ein gleich aussehendes Placebo geben zu lassen. Wir würden beide erst nach Beendigung der Studie wissen, was sie bekommen hatte. Sie begann mit ihrer Medikation, die aus der Einnahme von dreimal täglich zwei Pillen bestand. Innerhalb einer Woche trat eine Besserung ihrer Arthritis ein, die während der drei Monate andauernden Studie stetig und umfassend weiter fortschritt. Norma erzählte jedem von der Studie und wurde zu meiner besten inoffiziellen Beschafferin von Probanden. Bald benutzte sie ihren Stock nicht mehr, sie nahm ihre täglichen ehrenamtlichen Bücherrunden im Krankenhaus wieder auf und berichtete, Schlaf und Stimmung hätten sich gebessert. Andere beobachteten, dass ihre muskuläre Steifheit nachgelassen hatte und sie wieder beweglicher geworden war. Ihre Tochter kam extra einmal mit zum Arzttermin, um sich persönlich bei mir für die Hilfe zu bedanken. Norma lächele mehr, sagte sie. Norma war glücklich. Und ich war glücklich. Ich hatte ein Mittel gegen Arthritis gefunden! Ich würde berühmt werden! Dachte ich jedenfalls.

Nach Beendigung der Studie hob ich die Verblindung auf. Ich wollte natürlich wissen, ob Norma das Niacinamid oder die Placebopille bekommen hatte. Letzteres traf zu. Ich war fassungslos! Ich dachte, etwas mit dem vom Pharmakologen angebrachten Etikett stimme nicht, und prüfte wieder und wieder die Versandetiketten, die Randomisierungscodes und den Vorgang der Pillenausgabe durch den Pharmakologen. Alles war ordnungsgemäß abgelaufen. Norma ging es trotz Einnahme einer komplett unwirksamen Pille erstaunlich viel besser, insgesamt um die 80 Prozent.

Das Niacinamid funktionierte … ein wenig. Als wir die unterschiedlichen Reaktionen auf das Niacinamid und auf das Placebo statistisch untersuchten, schnitt Niacinamid geringfügig besser ab als das Placebo. Im Vergleich zu der 10-prozentigen Verschlechterung der Symptome bei der Kontrollgruppe verbesserten sich im Durchschnitt die Symptome bei denen, die das Vitamin genommen hatten, um 29 Prozent. Obwohl dies, statistisch gesehen, eindeutig für das Vitamin sprach, war der Gesamtunterschied gering, und das Placebo verursachte weniger Nebenwirkungen, während es bei Niacinamid in hoher Dosierung zu Leberproblemen kommen kann.

Ich war enttäuscht. Am Ende hatte ich nun doch kein Mittel gegen Arthritis gefunden. Doch fragte ich mich weiterhin, warum es Norma jetzt so viel besser ging. Irgendetwas hatte ihre Heilung angeschoben. War sie einfach nur eine ungewöhnliche Patientin, eine Abweichung? Hatte ich für die Studie die falschen Patienten gewählt? Hatte ich die Studie falsch angesetzt? Hatte ich das falsche Mittel gewählt?

Es war keine Abweichung. Wird anhand streng wissenschaftlicher Kriterien durch Randomisierung, Doppelblindversuche und Placebokontrollen an einer entsprechenden Menge Patienten geprüft, schlagen die meisten Behandlungen bei den am meisten verbreiteten chronischen Krankheiten entweder gar nicht oder nur zu 20 oder 30 Prozent an. Die meisten Medikamente, die bei Schmerz, psychischen Erkrankungen, Magengeschwüren, Bluthochdruck, Diabetes, Parkinson und vielen anderen Krankheiten verschrieben werden, zeigen nur wenig Wirkung, und nur wenige der untersuchten Medikamente haben eine Besserung der Krankheit zur Folge. Selbst die Königin der modernen Medizin, die Chirurgie, hilft bei rigoros angesetzter Untersuchung bei chronischen (insbesondere Schmerz-)Krankheiten nur selten. In einer konzentrierten Analyse verschiedener Studien mit über 18 000 Patienten zum Beispiel, bei denen die Hälfte Scheinakupunktur (mit Nadeln, die an falschen Stellen oder gar nicht gesetzt waren) und die andere Hälfte echte Akupunktur bekam, wies die Gruppe mit der Scheinakupunktur 80 Prozent der Heilungsrate der Gruppe mit der echten Akupunkturbehandlung auf.

Während diese Besserungsrate durch eine Scheinbehandlung manch einen Leser erstaunen wird, ist das tatsächlich ein eher übliches Ergebnis, das ganz genauso bei modernen, wissenschaftlich entwickelten Medikamenten auftritt. So zeigen zum Beispiel Studien, in denen bei der Hälfte einer von chronischen Schmerzen betroffenen Patientengruppe Scheinoperationen (vorgetäuschte OPs ohne tatsächliche Gewebeveränderung) »vorgenommen« werden, dass in 87 Prozent der Fälle so viel Besserung eintritt wie bei dem Teil der Gruppe mit echten operativen Eingriffen. In manchen Studien funktionierte die Scheinchirurgie besser als die echte und rief weniger Nebenwirkungen hervor.

Tatsächlich findet sich diese Art von Besserung durch Scheinbehandlungen in vielen Bereichen der modernen Medizin. Ein Großteil der Besserungen tritt in vielen Fällen bei der Schein- oder Placebo-Behandlung auf, egal ob Placebo für ein pharmazeutisches oder natürliches Arzneimittel, die Nadel oder das Skalpell steht. Können Behandlungen selbst dann heilen, wenn die Wissenschaft das Gegenteil bewiesen hat? Unmöglich, dachte ich. Doch ein weiterer Patient lehrte mich, dass es in Wahrheit ganz und gar nicht unmöglich ist.

SERGEANT MARTIN

Sergeant Martin kroch, aus allen Öffnungen blutend, von dem wirren Stahlgeflecht herunter, das sein Truck gewesen war. Benommen, wie er war, robbte er sich zu seinem bewusstlosen Kumpel hinüber, der offen auf der Straße lag, und brachte ihn in Sicherheit. Sergeant Martin hatte eine hinterhältige Hirnverletzung erlitten, die ihn außer Gefecht setzte. Unglücklicherweise ist er nur einer von vielen: Fast 300 000 amerikanische Militärangehörige leben mit einem Schädel-Hirn-Trauma (SHT), das sie bei Kämpfen in Afghanistan oder im Irak erlitten haben. Statt wie bei einer Kugel, die das Gehirn direkt durchdringt, wird durch eine Schockwelle das Gehirn als Ganzes zusammengepresst, ausgelöst in der Regel durch eine in nächster Nähe hochgegangene Sprengladung (engl. IED). Das Gehirn erleidet, überall verteilt, kleine Verletzungen mit Blutungen. Der Schaden ist oft umfassend und häufig in seinem Ausmaß über Monate nicht überschaubar; er vergrößert sich, bis es zu einer Stabilisierung kommt. Das Opfer behält vielzählige funktionale Probleme zurück: von Gedächtnisverlust bis zu Sprachproblemen, Stimmungsschwankungen, Schlafstörungen und chronischem Schmerz, vor allem Kopfschmerzen.

Sergeant Martin hatte all diese Probleme. Er duckte sich, wenn eine Tür zugeworfen wurde. Er mied geselliges Beisammensein, hatte Angst, etwas Schlimmes könnte passieren. Fast tägliche Kopfschmerzen sorgten dafür, dass er ständig Schmerzmittel nahm. Nachts wachte er panisch auf, weil er sicher war, jemand breche in die »Grüne Zone« ein. Er war emotional labil, mal verhielt er sich wie ein zugewandtes Kind, mal schrie er seine Frau an, sie solle die Türen abschließen. Eines Morgens fand seine Frau eine geladene Pistole unter seinem Kopfkissen. Sie sagte ihm, er solle sie fortschaffen. Er antwortete, er brauche die Pistole, um nachts schlafen zu können. Sie stritten sich. Schließlich ließ er sich darauf ein, die Munition herauszunehmen. Sie warf sie fort, machte sich aber große Sorgen, wohin das alles noch führen sollte. Er sagte ihr und auch sonst jedem, er sei nicht suizidgefährdet. Er habe gesehen, was mit denen passierte, die das von sich sagten: Sie würden in die Psychiatrie gesperrt.

Es gibt keine Medikamente gegen diese Art von Hirnverletzung. Ich jonglierte mit Pillen, um Sergeant Martins Kopfschmerzen, seine Angstzustände, Schlafstörungen und anderen Symptome zu lindern. Ich schickte ihn zur Physiotherapie, Gruppentherapie, zum persönlichen psychologischen Counseling, zur Musiktherapie. Letzteres war das Einzige, was er wirklich mochte. Vor allem hörte er gern Beethovens Neunte Sinfonie.

Ich empfahl ihm, sich auszuruhen und verschiedene Experten für Hirnverletzung und posttraumatische Belastungsstörung (PTBS) aufzusuchen. Mit der Zeit ging es ihm geringfügig besser. Bald gewöhnte er sich an die chronische Störung und quittierte den Dienst aufgrund andauernder Erwerbsunfähigkeit. Von da an konnte ich ihn nur palliativ behandeln, stellte die Medikamente so ein, dass möglichst wenig Nebenwirkungen auftraten, und verschaffte ihm rudimentäre Erleichterung. Es war entmutigend. Als ich ihm sagte, ich hätte ihm nichts Neues mehr zu bieten, verabschiedete er sich von mir als Arzt. »Das werde ich nicht hinnehmen«, sagte er mir bei seinem letzten Termin. »Sie halten mich in Beethovens erstem Satz gefangen. Ich weiß, dass es da noch mehr gibt.« Er hielt inne. »Mein Freund«, sagte er (so hatte er mich noch nie genannt), »ich kann mich nicht erinnern, wie ich im Irak meinen Kameraden von der Straße zog, als diese Straßenbombe hochging. Andere haben mir später davon erzählt. Ich weiß nur, wie benommen ich danach im Krankenhaus aufwachte. Diese Benommenheit hält bis heute an. Und ich muss unbedingt wieder aufwachen.« Er machte keine Termine mehr aus. Genau wie auf dem Schlachtfeld war Sergeant Martin nicht bereit aufzugeben. Er war entschlossen, auch diesen Kampf zu gewinnen. Ich hoffte nur, dass es ihm am Ende auch wirklich gelingen würde.

Ärzte machen Patienten nicht gern »falsche Hoffnungen«, wie sie es nennen. Als Idee steckt dahinter, dass es, wenn es keine wirksame Behandlung gegen eine Krankheit gibt, besser für den Patienten ist, einen Umgang mit der Realität zu finden, als sich unwirksame oder gar schädliche Therapieformen zu suchen, die höchstwahrscheinlich nicht einmal funktionieren. Mithilfe der Wissenschaft können wir bestimmen, was funktioniert und was nicht, und zwischen echter und falscher Hoffnung unterscheiden. Zumindest meinen wir das. Manchmal interpretieren Patienten dies als *hoffnungslos* und verzweifeln, oder sie weigern sich wie Sergeant Martin, sich mit ihrer Krankheit abzufinden.

Vor Sergeant Martin dachte ich, ich könnte mithilfe der Wissenschaft bei meinen Patienten echte von falscher Hoffnung unterscheiden. Er aber lehrte mich, dass die Sache komplexer war, als ich dachte. Die Unterscheidung von echter und falscher Hoffnung ist nicht einfach eine wissenschaftliche Angelegenheit, sondern eine gemeinsame Entscheidung von Arzt und Patient. Es war nicht an mir allein, darüber zu befinden. Denn es passierte Folgendes: Als ich Sergeant Martin einige Monate darauf zufällig in einem Korridor des Krankenhauses traf, erkannte ich ihn kaum wieder. Sein Zustand hatte sich enorm gebessert. Er sagte, er habe weniger Kopfschmerzen und überhaupt weniger Schmerzen und er schlafe besser. Er nehme fast keine der Medikamente mehr, die ich ihm verschrieben habe. Er mache wieder eine Fortbildung, habe einen Teilzeitjob und verstehe sich gut mit seiner Familie. Was er denn gemacht habe, fragte ich ihn.

»Hyperbare Sauerstofftherapie«, antwortete er.

»Wirklich?«, fragte ich ungläubig.

»Ja«, fuhr er fort. »Ich habe 40 Anwendungen gekriegt, das hat mich kuriert.« Ganz kuriert war er zwar nicht, aber es ging ihm offensichtlich viel besser, als ich es je bei ihm erlebt hatte. Das kann nicht an dieser Behandlung liegen, dachte ich. Ich hatte mich mit der HBO-Therapie (wie sie auch genannt wird) beschäftigt und sie, wie die meisten Wissenschaftler, verworfen, weil die Forschung bewiesen hatte, dass sie nicht funktionierte.

Doch Sergeant Martin interessierte nicht, was die Forschung sagte. Er hatte das Unmögliche getan, als er nach der Bombenexplosion seinen Kameraden gerettet hatte. Ebenso würde er jetzt das Unmögliche tun und sich selbst retten. Meine Meinung hielt ihn nicht davon ab. Er hatte von seinen Kameraden gehört, dass die HBO-Therapie bei Hirnverletzung helfen könnte, also hatte er sich 40 HBO-Anwendungen geben lassen.

Ich bat ihn, mir mehr darüber zu erzählen. Er erklärte, sein Vater habe das HBO-Zentrum für ihn gefunden und sich einverstanden erklärt, ihm die Behandlungen, die von der Versicherung nicht abgedeckt waren, zu bezahlen. Für die Therapie musste man sich in ein spezielles HBO-Zentrum mit einem großen Raum begeben, in dem zehn Patienten zugleich behandelt wurden. Dort traf Sergeant Martin auf einen Arzt, einen HBO-Experten, der ihm die Behandlung wie auch die voraussichtlichen Wirkungen erklärte und die Patienten nach ihren Grundsymptomen und Funktionen untersuchte.

Sergeant Martin ging (außer an den Wochenenden) täglich für eine Stunde dorthin, um zusammen mit einer Gruppe weiterer Patienten durch eine Sauerstoffmaske 100 Prozent Sauerstoff einzuatmen. Oft traf er täglich dieselben Patienten, von denen mehrere ebenfalls eine Hirnverletzung hatten. Der Luftdruck in dem Raum war erhöht, was er in den Ohren spürte, ungefähr so, wie wenn man im Schwimmbad taucht. Die Techniker erklärten ihm, was die HBO-Therapie bewirken würde. Laut Theorie breitete sich der unter Druck stehende Sauerstoff im Gehirn aus und stimulierte in den beschädigten Bereichen, die durch die Bombenexplosion nur »betäubt« worden waren und sozusagen schliefen, die Heilung. Es hieß, dass der extra Sauerstoff das betäubte Gehirn »aufwecken« und in Richtung Heilung in Gang setzen würde. Mich überzeugte diese Erklärung zwar nicht, Sergeant Martin aber glaubte daran. Und da stand er nun, weitgehend geheilt, vor mir. Er hatte den letzten Satz seiner Lieblingssinfonie erreicht. Er hatte seine »Ode an die Freude« gesungen.

Und er war nicht der Einzige. Die Vertreter der HBO-Therapie stellten Fall um Fall vor, wo die scheinbar wundersame Heilung geglückt war. Sie überredeten den Kongress der Vereinigten

Staaten zu einer staatlichen Förderung und zu Tests über den tatsächlichen Erfolg der Therapie mittels rigoroser wissenschaftlicher Methoden.

Die vom US-Militär durchgeführte Studie kostete über 30 Millionen Dollar. Darin wurden drei Gruppen verglichen: Patienten, die einer echten HBO-Therapie unterzogen wurden, Patienten mit einer »Schein«-HBO-Therapie – denen zwar gesagt wurde, sie bekämen ein Sauerstoffkonzentrat, die in Wahrheit jedoch Raumluft einatmeten – und eine dritte Gruppe mit einer gewöhnlichen Behandlung ohne echte oder Schein-HBO-Therapie. Die Studie brachte zum Vorschein, dass die HBO-Therapie nicht besser funktionierte als die Scheinversion, bei der Raumluft anstelle des 100-prozentigen Sauerstoffs verwendet wurde. Damit gaben sich die Vertreter der HBO-Therapie nicht zufrieden, die weiterhin darauf beharrten, dass sie funktioniere. Sie behaupteten, sie erlebten schließlich täglich bei den Patienten eine Besserung ihrer Hirnverletzungen. Sie unterstellten zudem, die Studie sei von Skeptikern und daher nur mangelhaft und voreingenommen durchgeführt worden.

An diesem Punkt ersuchte das Militär eine unabhängige Organisation, und zwar das Samueli Institute, das ich damals leitete, alle (innerhalb und außerhalb des Militärs durchgeführten) Studien über die HBO-Therapie zu analysieren, um mithilfe eines Expertengremiums, das sowohl aus Vertretern der HBO-Therapie als auch aus Skeptikern bestand, abschließend festzustellen, ob die Therapie wirksam sei.

Die Faktenlage war klar. Die Überprüfung bestätigte, dass die HBO-Therapie keinen Deut besser funktionierte als die Scheinversion, bei der man in einem leicht unter Druck gesetzten Raum 40 Anwendungen Raumluft bekam. Doch zeigte die Studie etwas, das außer mir nur wenige andere bemerkten: Patienten mit Hirnverletzungen, die die echte oder die falsche HBO-Therapie verabreicht bekamen, schnitten wesentlich besser ab als diejenigen, die einzig und allein die Standardbehandlung bekamen, also die Behandlung, die ich Sergeant Martin verordnet hatte. Und der positive Effekt war nicht gering. Diejenigen, die sich insgesamt 40 Mal zu den Anwendungen in dem Raum eingefunden hatten, zeigten mehr als die doppelte Besserungsrate gegenüber denjenigen, die nur Medikamente und andere Therapien geboten bekommen hatten. Die Sauerstoffanreicherung selbst änderte zwar nichts, das Prozedere aber half. Etwas an dem Ritual und der Art der Therapie musste einen drastischen Heilungseffekt haben. Vielleicht lag es am Glauben der Patienten und Ärzte, vielleicht an dem persönlichen Einsatz und der Gemeinschaft, oder es gab noch irgendeinen anderen Faktor neben dem Sauerstoff.

Das Militär wies, nachdem die HBO-Theorie widerlegt war, die Methode ab. Doch Sergeant Martin hatte recht: Er hatte wieder Hoffnung, und es ging ihm besser. Ich freute mich für ihn und war zugleich verwirrt. Erhaschte ich da einen weiteren flüchtigen Blick auf einen schlafenden Riesen in der modernen Medizinforschung – den Placebo-Effekt –, den ich in meiner späteren Laufbahn noch aus der Nähe kennenlernen würde? Was sollte ich meinem nächsten Patienten mit Hirnverletzung raten? Wie sollte ich meinem eigenen Urteil trauen können und die beste medizinische Behandlung auswählen? Und vor allem: ohne falsche Hoffnungen zu wecken?

CHARLEY

Wie sich zeigte, zweifelten auch viele andere Ärzte zunehmend an ihrer eigenen Erfahrung, und das aus gutem Grund. Von den 1960er- bis zu den 1990er-Jahren zeigte eine Reihe von Forschern unter Anwendung rigoroser wissenschaftlicher Methoden wiederholt, dass viele der weitverbreiteten Medikamente – darunter auch solche, die zur »Standardversorgung« gehörten – nicht nur ineffektiv, sondern tatsächlich schädlich waren. Der medizinischen Meinung sollte misstraut werden, sagten sie, und stattdessen ein sorgfältiger, strukturierter Prozess für die Zusammenfassung der klinischen Forschung unter dem Namen »systematic reviews« (systematische Metastudien) angesetzt werden. Dies war die Methode, die das Samueli Institute angewendet hatte, um die Wirkung der hyperbaren Sauerstofftherapie auf Hirnverletzungen zu testen.

Wenn ich auch an klare Beweise glaubte, erfasste ich dennoch nicht, wie wichtig das war, bis ich durch eine Standardversorgung unabsichtlich zum Tod eines Patienten beitrug. Es fühlt sich noch immer an wie ein Schlag in den Unterbauch. Und dass Behandlungsfehler in den USA die dritthäufigste Todesursache darstellen, ist mir dabei kein Trost.

Charley war Ex-Marineinfanterist und 66 Jahre alt, als ich ihn 1985 mit Verdacht auf Herzinfarkt ins Krankenhaus einwies. Es war eine Routine-Aufnahme. Er hatte Schmerzen in der Brust und ihm war übel, was den Verdacht auf Herzinfarkt nahelegte. Sein EKG zeigte Anzeichen einer möglichen Mangeldurchblutung des Herzens (zu wenig Sauerstoff) und unregelmäßige Herzschläge. 1985 war es üblich, jemanden mit diesen Symptomen ins Krankenhaus zu schicken und mit Bettruhe, Morphin zur Schmerzlinderung, Nitraten zur Weitung der Koronargefäße, Betablockern zur Senkung der Herzfrequenz und des Blutdrucks sowie Antiarrhythmika gegen unregelmäßige Herzschläge zu behandeln. Bei den meisten Patienten besserten sich die Symptome, sie wurden nach wenigen Tagen entlassen. Bei manchen kam es zu weiteren Komplikationen.

Charley wirkte stabil, als ich an jenem Abend vor dem Nachhausegehen nach ihm sah. Er schien sich wohlzufühlen. Die Bluttests wiesen darauf hin, dass er einen leichten Herzanfall gehabt hatte und sich vermutlich schnell erholen würde. »Bis morgen«, sagte ich zu ihm.

Doch noch am selben Abend fand ich bei der Lektüre meines medizinischen Fachjournals eine Studie, die zeigte, dass ich Charley mit den Arrhythmika womöglich schadete. In der Studie waren Patienten wie Charley nach dem Zufallsprinzip mit Arrhythmika oder Placebos behandelt worden. Bei denen, die die Standardversorgung und somit die wirkstoffhaltigen Medikamente erhalten hatten, lag die Todesrate höher als bei den anderen. Ich legte den Artikel beiseite und beschloss, das Thema beim Morgenrapport anzusprechen. Ob wohl sonst noch jemand den Artikel gelesen hätte, fragte ich mich. Sollten wir aufhören, diese Mittel zu geben?

Die Gelegenheit, mit meinen Kollegen darüber zu diskutieren, bekam ich nicht. Gegen vier Uhr morgens erhielt ich einen dringenden Anruf vom Krankenhaus mit der Nachricht, Charley sei verstorben. Sein Herz war in einen irreversiblen, tödlichen Rhythmus geraten. Ich eilte ins Krankenhaus, wo ich seine Frau weinend antraf. Was passiert sei, fragte sie. Ich wusste nicht, was ich sagen sollte. Hatte sich sein Herzinfarkt ausgeweitet und die fatale Arrhythmie verursacht? Eine spätere Autopsie zeigte keine derartige Evidenz. Hatte ich ihn, wie die Studie nahelegte, durch die Gabe des Arrhythmikums getötet? Das war die wahrscheinlichste Erklärung.

Nachdem die Ergebnisse der Studie, die ich gelesen hatte, erschienen waren, wurde die routinemäßige Verschreibung von Arrhythmika eingestellt. Insgesamt schätzt man, dass die Medizinerschaft in der Zeit, in der sie bei Verdacht auf Herzinfarkt vor allem Arrhythmika verabreichte, bis zu 50 000 Menschen pro Jahr tötete. Dass die professionelle klinische Erfahrung den Patienten schadete, konnte erst eine placebokontrollierte Studie enthüllen.

Über Tausende von Jahren ist für die Auswahl medizinischer Verfahren die klinische Erfahrung als beste Methode zur Wahrheitsfindung weitergegeben worden. Doch konnte die gesammelte medizinische Weisheit falsch sein, die sich aus alten Therapiemethoden wie der Akupunktur und modernen Medikamenten wie denen zusammensetzte, die Charley verabreicht worden waren? Und falls dem so war, wie ließ sich das Phänomen Heilung erklären?

DAS PARADOX

Seit 1991 habe ich das große Glück, diese Fragen beruflich untersuchen zu dürfen. Zuerst hatte ich als Direktor der Stipendienabteilung für medizinische Forschung am Walter Reed Army Institute of Research die Aufgabe, die Forschungsstipendiaten darin zu unterrichten, kritisch über die Medizinwissenschaft nachzudenken und in ihrer Forschung strenge Methoden anzuwenden. Wir hatten fünf oder sechs Stipendiaten jährlich, denen gründliche Forschungsmethoden und Kompetenzen in kritischer Auswertung vermittelt wurden. Jeder Stipendiat forschte über ein topaktuelles medizinisches Thema und führte die Studie von Anfang bis Ende durch. Ich wendete evidenzbasierte Lehrmethoden an, die an der Oxford University und McMaster University entwickelt worden waren, um Ärzten beizubringen, wie sie Fehlern in der klinischen Praxis etwas entgegensetzen konnten.

Die National Institutes of Health (NIH) übernahmen später dann einige dieser Lehrmethoden für ihre Kurse über klinische Forschung. Galten dieselben Prinzipien auch für die alten Heilmethoden und alternativen Ansätze, die am weitesten verbreitet sind auf der Welt? Ich hatte Gelegenheit, dies zu untersuchen, als ich die Direktorenstelle des Office of Alternative Medicine an den NIH und jeweils 1996 sowie 1998 eines Kompetenzzentrums für traditionelle Medizin in der Weltgesundheitsorganisation (WHO) übernahm. Später als Generaldirektor des Samueli Institute, einer gemeinnützigen Organisation zur Erforschung der Wissenschaft des Heilens, hatte ich mit meinem Team die Gelegenheit, tief in die Materie einzutauchen und die unterschiedlichen traditionellen und modernen Ansätze wissenschaftlich zu untersuchen.

Diese verschiedenen Aufgaben ermöglichten es mir, mit Ärzten, Heilern, Patienten und Forschern auf der ganzen Welt in Hinblick auf drei Hauptfragen zusammenzuarbeiten. Erstens: In welchem Maße funktionieren Behandlungsmethoden aus unterschiedlichen Traditionen tatsächlich, wenn sie streng nach den Maßstäben des wissenschaftlichen Goldstandards untersucht werden? Zweitens: In welchem Maße findet sich Besserung, wenn diese Behandlungsmethoden in der regulären klinischen Versorgung verwendet werden? Und drittens: Gibt es irgendwelche Eigenschaften, die all diesen Traditionen, egal ob alt oder modern, gemein sind und die erklären können, wie sie tatsächlich heilend wirken?

Was sich aus dieser Erkundung ergeben hat, nenne ich das »Paradox in der Heilung«. Bei einer strengen Untersuchung weisen die alten traditionellen Methoden wie Akupunktur und Heilkräuter nicht anders als die neueren komplementären Behandlungsformen wie Homöopathie, Nahrungsergänzungsmittel und manuelle Therapien enttäuschende Ergebnisse und nur geringfügige Effekte auf. Dasselbe zeigen die Ergebnisse zu unseren modernen schulmedizinischen Mitteln. Die meisten Medikamente für Schmerzen, psychische Probleme, Geschwüre, Bluthochdruck und

Diabetes zum Beispiel haben nur wenig Wirkung – oft nur eine 20- bis 30-prozentige Erfolgsrate. Hinzu kommt, dass die Wirkung umso kleiner ist, je sorgfältiger die Untersuchungen vorgenommen werden. Noch mehr überrascht, dass sich nur ein Drittel der seriös durchgeführten Untersuchungen – egal ob in einem Labor oder in einer Klinik – frei wiederholen lässt. Daher können wir kaum das Vertrauen haben, dass sich auch nur eine um 20 Prozent gesteigerte Erfolgsrate wiederholt erreichen lässt. Selbst die Chirurgie funktioniert nur minimal (wenn sie nicht einfach anatomisch angewendet wird wie bei einem gebrochenen Bein oder einer Tumorentfernung). Und falls diese Behandlungsmethoden funktionieren, dann häufig nicht aus den von den Wissenschaftlern angenommenen Gründen.

Doch können paradoxerweise all diese Methoden funktionieren, wenn sie passend eingesetzt werden. Bei der Betrachtung der Besserungsrate von den Patienten, die weltweit sehr unterschiedliche Arten von Therapien bekamen, fanden wir heraus, dass es 70 bis 80 Prozent der Menschen danach besser ging. Weiter unten werde ich Parkinson-Patienten beschreiben, die mit so unterschiedlichen Behandlungsweisen wie ayurvedischer Medizin und elektrischer Hirnstimulation eine Besserung erreichen; Soldaten mit PTBS, bei denen Yoga oder Psychotherapie anschlagen; Patienten, die in den Händen eines Homöopathen oder Chirurgen gesünder werden, auch dann, wenn streng durchgeführte Studien beweisen, dass diese Behandlungsmethoden kaum oder gar keine Wirkung zeigen. Wir müssen herausfinden, *warum* es ihnen trotzdem besser geht.

Kapitel 2

Wie wir heilen

Die Placebo-Forschung legt offen,
was ein Großteil der Medizinwissenschaft verbirgt.

In der modernen Medizinforschung gibt es einen schlafenden Riesen, den wir wecken müssen, damit er sich vollständig offenbaren kann. Dann wird er alles, was wir über Heilung zu wissen glauben, zunichtemachen. Er hat keine Vorlieben und wirkt daher gleich verheerend für die alten Heilungsmethoden wie für die Komplementärmedizin und die etablierte Gesundheitsfürsorge. Er nennt sich »Placeboantwort«. Das Versäumnis, die Placeboantwort in ihrer Bedeutung zu erfassen, brachte mich (und die gesamte Biomedizin) auf den Weg, der zum Tod von Patienten wie Charley führte. Entsprechend bringt uns unser Versagen, die Placeboantwort zu nutzen, dazu, so kraftvolle Behandlungen zu verwerfen wie das Ritual, das Sergeant Martin half und anderen Soldaten mit Hirnverletzung ebenso entscheidend helfen könnte. Dieser Riese zeigt, wie fragwürdig die guten Absichten sind, auf deren Grundlage wir täglich Patienten behandeln. Dadurch, dass wir die negativen Placebo-Aspekte – auch »*Nocebo*-Effekt« genannt – nicht anerkennen, richten wir häufig mit unserer Behandlung unbeabsichtigt Schaden an. Das Wissen über die Funktionsweise der Placeboantwort öffnet uns eine Tür, durch die in der Medizin nur wenige gehen, um Heilung anzustoßen. Aber Sie brauchen sich nicht zu gedulden. In diesem Kapitel werde ich zusammenfassen, was wir über die Placeboantwort (und ihre Ursachen) wissen und wie Sie und Ihr Arzt oder Ihre Ärztin diese für Ihre Heilung nutzen können. Obwohl unser Wissen über Placebo in der Medizin noch mangelhaft und gerade erst im Kommen ist, erhalten Sie hier und jetzt schon einmal einen Einblick.

NORMA

Wie sollte ich Norma, meiner Patientin mit der schweren Arthritis, beibringen, dass sie die Placebo-Pillen erhalten hatte? Es ging ihr in fast jeder Hinsicht erstaunlich besser. Oft hatte sie während der Studie mir gegenüber geäußert, wie gut das Vitamin wirke. Sie hatte weniger Schmerzen, war aktiver und übte ihr Ehrenamt im Krankenhaus wieder aus. Sie war glücklicher. Andere bemerkten und kommentierten ihre bessere Stimmung und Bewegungsfreiheit. Nun musste ich es ihr sagen. Ich machte mir Sorgen, wie sie reagieren würde. Würde sie verzweifelt sein? Peinlich berührt? Verärgert? Ich befürchtete, sie könnte in den früheren Schmerzzustand und in ihre Unbeweglichkeit zurückfallen. Doch ethisch wie rechtlich gesehen musste ich sie aufklären, was sie eingenommen hatte.

Norma war eine große, schlanke Frau mit langen grauen Haaren. Ihre Augen funkelten wie bei einer jungen Frau. Sie wirkte auf mich empfindsam wie Schilf im Wind. Ihre psychische Verfasstheit passte perfekt zu ihrer physischen Gestalt. Sie war freundlich und empathisch und nahm meine Ratschläge immer bereitwillig auf. Sie war eine meiner entgegenkommendsten Patientinnen. Meine Angst, sie könnte in ihrem Heilungsprozess zurückfallen, gründete auf zwei langgehegten Mutmaßungen der Medizinwelt: erstens, ihre Besserung könnte auf ihrem »Glauben« beruhen, sie erhalte einen echten Wirkstoff; zweitens, sie sei ein guter »Placebo-Responder«, also jemand, den man für »suggestibel« und leicht durch die Meinung anderer – vor allem Autoritäten, wie ich es als ihr Arzt war – beeinflussbar hielt.

Die Prämisse, bestimmte Menschen seien auf diese Weise leicht beeinflussbar, hat einen langen Vorlauf in der Medizinwissenschaft. Nachdem Anton Mesmer, ein deutscher Arzt, im 18. Jahrhundert behauptet hatte, er könne mithilfe von »animalischem Magnetismus« heilen, wurde seine Behauptung 1797 von einem Team getestet, zu dem auch Benjamin Franklin gehörte. Sie verwendeten eine der ersten Doppelblind-Prüfmethoden, bei denen weder die Patienten noch die Ärzte wussten, welche Probanden die eigentliche oder eine Scheinbehandlung verabreicht bekamen. Eine Methode bestand darin, zwischen den Therapeuten und den Probanden ein Laken oder einen Vorhang zu ziehen. Den

Probanden wurde, wenn sie gar nicht behandelt wurden, das Gegenteil gesagt. Anderen Patienten wurden die Augen verbunden, sodass sie weder den Therapeuten sehen konnten noch das, was er machte. Franklin berichtete, dass die Patienten allein auf den Hinweis reagierten, dass sie jetzt eine Behandlung erhielten, selbst dann, wenn gar keine erfolgte.

Diese Vorstellung, Glaube und Suggestibilität seien Schlüsselfaktoren bei der Heilung der Patienten, führte dazu, dass man zur Prüfung der tatsächlichen Wirksamkeit auch anderer Therapien verblindete Tests verwendete. Zunächst wendete eine skeptische Medizinerschaft die Doppelblindmethoden auf »alternative« Behandlungsweisen wie die Homöopathie an. Schließlich nutzte man sie aber auch für konventionelle, vor allem neue Medikamente. Bald wurde die Doppelblindmethode als der Goldstandard für die Bestimmung der Wirksamkeit eines Medikaments angewandt. Um als wirksam erachtet werden zu können, musste die Effektivität des Wirkstoffs vom Glaubensfaktor unterschieden werden.

Norma hatte wie ich geglaubt, sie habe das echte Mittel erhalten. Würde ich ihr nicht schaden, wenn ich ihr diesen Glauben nahm und von dem Placebo erzählte? Es würde meinen ärztlichen Eid verletzen, »keinen Schaden zu tun«, und dennoch musste ich ihr die Wahrheit sagen.

Damit sie die guten Auswirkungen noch ein wenig genießen konnte, wartete ich mehrere Wochen ab, bevor ich sie informierte. Zum Glück zeigte sich in der Zwischenzeit ein Ausweg aus meinem Dilemma. Der Statistiker, der die Studie analysierte, brachte mir die Gesamtergebnisse: Das Vitamin hatte sich tatsächlich als wirksam erwiesen. Verglich man die Gesamtbesserungsrate in der Gruppe, die das Niacinamid genommen hatte, mit der Kontrollgruppe, die die Placebo-Pille bekommen hatte, schnitt die erste Gruppe um 8 Prozent besser ab. Dies galt als erhebliche Wirkung, denn der Signifikanz- oder p-Wert betrug damit unter 0,05 in den statistischen Tests. Ein p-Wert von unter 0,05 bedeutet, dass bei einer Durchführung von weiteren hundert vergleichenden Studien mit über 95-prozentiger Wahrscheinlichkeit die Besserungsrate bei der Niacinamid-Gruppe um 8 Prozent höher läge als bei der Kontrollgruppe. Die Wirkung des Vitamins wäre damit zwar nicht groß gewesen (das war sie nicht), aber immerhin war die kleine sichtbare Wirkung vielleicht nicht ganz sicher, doch aber wahrscheinlich echt. Um es mit Sicherheit zu wissen, würden die meisten Wissenschaftler zu einer mehrmaligen Wiederholung der Studie raten, damit man sieht, ob die Wirkung anhält. Doch immerhin war nach dieser Studie nach wissenschaftlichem Maßstab die Wahrscheinlichkeit hoch genug einzuschätzen, dass ich Norma sagen konnte, ich hätte ein praktikables Medikament für sie gefunden. Als ich mich also Wochen später mit Norma zusammensetzte, um ihr mitzuteilen, dass sie das Placebo erhalten hatte, konnte ich unverzüglich hinzufügen, die Studie habe das Vitamin für wirksam befunden, und wenn sie wollte, könnten wir sie auf die echte Therapie umstellen. Mit anderen Worten, ich versuchte, die Tatsache, dass es ihr aufgrund ihrer Vorstellung besser ging, zu überspielen, indem ich den Fokus auf die Aussicht einer gar noch effektiveren Gesundung legte. Glücklicherweise war sie es zufrieden und reagierte auch auf das Niacinamid mit weiterer Besserung. Ich war aus dem Schneider und schrieb die Erfahrung Normas Suggestibilität zu, wobei ich sie eher für eine Ausnahme als die Regel hielt. Bis ich Bill kennenlernte.

BILL

Bill kam wegen seiner chronischen Rückenschmerzen zu mir in die Praxis. Allerdings nur auf Drängen seiner Frau, denn er selbst war skeptisch, dass noch irgendein Arzt ihm helfen könnte. Als seine Schmerzen schließlich so schlimm waren, dass er eine Autoreise zu seinen Enkeln streichen musste, ließ er sich widerwillig darauf ein. Er sagte mir, seine koreanische Frau dränge ihn, zu einem Akupunkteur zu gehen, weil in Korea zur Behandlung von Rückenschmerzen Akupunktur eingesetzt wird. Da war er nun also und wollte wissen, ob die Akupunktur ihm tatsächlich helfen könne oder, wie er sagte, das doch »alles nur Placebo ist«.

Bill war das Gegenteil von suggestibel. Tatsächlich glaubt er nicht, dass überhaupt irgendein Arzt oder irgendeine Behandlung ihm helfen könnte. Anhand seiner Einstellung, seiner Körperstruktur und -sprache war mir klar, dass er kaum beeinflussbar sein würde. Er hatte kräftige, runde Schultern und einen dicken Bauch. Er ging nicht, er kam in den Raum hereingetrampelt, und er versuchte, seinen starken Schmerzen auf der rechten Seite im Rücken durch Humpeln auszuweichen.

Langsam ließ er sich auf einem Stuhl mir gegenüber nieder und verschränkte die Arme. Er sah aus wie jemand, der sagt: *Na los, versuch doch, mir zu helfen. Ich bin eh schon mit allem durch.*

Dennoch war er hier. Er sagte, er wolle vor allem »Ruhe vor seiner Frau« haben und sei außerdem gekommen, weil ich als Arzt auch beim Militär praktiziere. Auch er war beim Militär gewesen und vermutete, dass ich nicht mit jedem Medikament, das ich verschrieb, Gewinn machte, ihn also weniger wahrscheinlich zu irgendetwas drängen würde. Ich hatte etwa 20 Minuten Zeit, um seine Fragen zu beantworten und zu schauen, ob ich ihm helfen konnte.

Als Erstes sagte ich, es gebe keine einfache Antwort. Aber das wusste er bereits. Dann begriff ich plötzlich, dass ich das sagte, weil er so komplett anders war als Norma und ich ebenfalls nicht glaubte, es könnte wirksame Abhilfe für ihn geben. Ich warf einen Blick auf die Liste der Dinge, die er schon ausprobiert hatte: Analgetika, nichtsteroidale Antirheumatika (NSAR) wie Aspirin und Ibuprofen, Muskelrelaxanzien, Antidepressiva, chiropraktische Manipulation und Spritzen. Einmal wurde er angewiesen, er solle sich ins Bett legen und ausruhen, das nächste Mal hieß es, er solle aufstehen und aktiv sein. Er bekam Physiotherapie und Übungen für zu Hause. Er ging zu einem Chiropraktiker. Zum Glück machte man ihm nicht, wie es ein paar Jahrzehnte früher sicher der Fall gewesen wäre, einen Extensionsverband, (was *tatsächlich* schädlich ist bei Rückenschmerzen). Als man ihm riet, er solle einen Psychiater aufsuchen, weil sich doch »alles nur in seinem Kopf« abspiele, hatte er von den Ärzten endgültig die Nase voll. Der Psychiater behandelte ihn gegen Depression (womit er gar nichts anfangen konnte) und sagte Bill am Ende, er solle erst wiederkommen, wenn er überhaupt wieder gesund werden wolle. »Was für eine Frechheit von diesem Kerl«, sagte er zu mir. »Als würde ich das hier *wollen!*«

Patienten mit chronischem muskoloskelettalen Schmerz wie Bill gibt es häufig. In der Tat sind muskoloskelettale Erkrankungen die Hauptursache für Schmerzen und mit mehr als 8 Prozent aller Auslöser für Arztbesuche pro Jahr die wichtigste chronische Erkrankung, die Menschen dazu bringt, einen Arzt aufzusuchen. Rückenschmerz ist die am meisten verbreitete davon und betrifft über 70 Prozent aller Erwachsenen irgendwann in ihrem Leben. Er ist auch weltweit der Hauptgrund für Aktivitätseinschränkungen und kostet die USA über 100 Milliarden Dollar pro Jahr. [Rückenschmerzen verursachen in Deutschland einen volkswirtschaftlichen Schaden von rund 49 Milliarden Euro pro Jahr; Anm. d. Red.] Und wie viel Lebensfreude vergeudet wird – hier versinnbildlicht durch Bills Unfähigkeit, seine Enkel zu besuchen –, lässt sich gar nicht erst ermessen. Patienten mit Rückenschmerzen wie Bill haben in der Regel schon alles Mögliche ausprobiert, und die Ärzte verschreiben in der Regel alles Mögliche.

Bill war bei mir, weil seine Frau wollte, dass er sich über Akupunktur erkundigte, auch wenn er selbst nicht daran glaubte.

»Doc«, sagte er, »soll ich es nun mit Akupunktur versuchen? Ist sie wirksam oder Zeitverschwendung? Ich muss sie selbst zahlen, weil meine Versicherung sie nicht abdeckt. Soll ich die Zeit, den Aufwand und die Kosten aufbringen? Und muss ich daran glauben?«

Eine nachvollziehbare Frage, auf die ich ihm eine nachvollziehbare Antwort schuldete. Aber hatte ich die?

Die Akupunktur kann – sogar bei Tieren – natürliche schmerzstillende Substanzen im Gehirn stimulieren, die sich endogene Opioidpeptide nennen. Das führt uns zu dem Glauben, die Wirkung sei echt und nicht auf den Placebo-Effekt zurückzuführen. Vergleiche von Akupunktur mit anderen Mitteln wie pharmazeutischen Arzneimitteln, Physiotherapie und Erziehung zeigen bei Rückenschmerzen, dass sie gut funktioniert. Doch gilt dasselbe für Scheinakupunktur, sodass die Wirkung wohl weitgehend auf den Placebo-Effekt zurückzuführen ist. Obwohl die Behandlung, ähnlich wie bei dem Vitamin, das ich an Norma getestet hatte, mithin überwiegend Placebo zu sein schien, war das Risiko – einmal abgesehen von dem zeitlichen Aufwand und den Kosten für die

Behandlung – klein. Daher empfahl ich Bill, es doch mit einer begrenzten Zahl von Behandlungen zu versuchen, um herauszufinden, ob es ihm half. Ich schlug dabei einen neutralen, objektiven Ton an, in dem nicht mitschwang, dass die Aussichten gering waren. Er sollte es als persönliches Experiment betrachten. Bill schien mit diesem Ton einverstanden und war froh, dass ich mich nicht so aktiv für die Behandlung einsetzte wie seine Frau, sondern objektiv sein konnte.

Ich schickte ihn zu einem mir bekannten Akupunkteur, dem ich vertraute. Nach acht Behandlungen hatte sich sein Schmerz nicht wesentlich gelindert, und wir beschlossen gemeinsam, auf eine Fortsetzung zu verzichten. Nun hatten wir zwar die Akupunktur aufgegeben, doch Bill wollte ich nicht aufgeben. Ich fragte ihn, ob er weitere Therapien ausprobieren wollte. Er bejahte, auch wenn nicht mehr viel übrig blieb, was er nicht schon versucht hätte.

Seine Röntgenaufnahmen zeigten im unteren Rücken eine entzündungsbedingte Bandscheibenverengung. Ich riet ihm daher, einen Chirurgen aufzusuchen. Bill war wie immer skeptisch. Er wollte nicht, dass man an ihm herumschnippelte, und hatte Freunde, die sich nahezu umsonst hatten operieren lassen. Manchen ging es hinterher sogar schlechter. Doch Bill hatte schon fast jede verfügbare Behandlung hinter sich, darunter auch intensive Physiotherapie. Also ließ er sich schweren Herzens und mit wenig Hoffnung auf Besserung auf den Eingriff ein. Dazu gehörte die Injektion einer zementartigen Substanz in seine kollabierende Bandscheibe. Er hielt das für weniger invasiv als einen Schnitt in seinen Rücken samt Einsatz eines interspinösen Platzhalters, eines sogenannten Spacers.

Die Wirkung war unglaublich positiv. Drei Wochen nach dem Eingriff waren seine Schmerzen so gering wie seit Jahren nicht mehr. Er und seine Frau unternahmen sofort eine zehnstündige Autofahrt zu ihren Enkelkindern. Sie waren sehr glücklich. Weil Bill kein suggestibler Mensch war und an die Behandlung nicht geglaubt hatte, fühlte ich mich in meiner Einstellung bestärkt, »echte« Behandlungen seien nur diejenigen, die bei den Ungläubigen funktionierten. Für die Suggestiblen mochten Placebo-Behandlungen geeigneter sein.

Ich täuschte mich. 1995 versammelte ich eine kleine Gruppe von Forschern bei den NIH, die sich damit beschäftigten, warum Placebos bei manchen Menschen zu funktionieren schienen und bei anderen nicht. Wir wollten verstehen, warum unwirksame Substanzen wie Zucker- oder Salzlösungen oder destilliertes Wasser ohne irgendeinen bekannten pharmakologischen Wert effektiv sein konnten – und wie oft dies der Fall war. Diese Frage wurde schon 1955 durch einen Artikel des Mediziners Henry Beecher im *Journal of the American Medical Association* aufgeworfen. Beecher meinte, dass circa ein Drittel aller in der Medizin vorkommenden Wirkungen auf die Placeboantwort zurückzuführen seien. Über Jahrzehnte wurde dies zum medizinischen Evangelium, obwohl sich verschiedene Studien, die bei bestimmten Therapien zunächst eine etwa 70-prozentige Erfolgsrate feststellten, später als unwirksam erwiesen.

Bei der Konferenz 1995 stellte Dan Moerman, Anthropologieprofessor an der University of Michigan, Erkenntnisse vor, die die Zuhörer verblüfften. Er hatte Daten aus aller Welt gesammelt, die das Placebo-Heilsversprechen Henry Beechers und damit das, was die meisten Leute aus der Medizinerschaft ebenso wie ich glaubten, komplett aushöhlten: dass es nämlich Norma und Bill aus unterschiedlichen Gründen besser ging, der einen wegen Suggestibilität und Glaube oder Vorstellungsvermögen, dem anderen wegen der Behandlung.

Moerman zeigte, dass der Heilungseffekt von Scheinbehandlungen von 0 bis 100 Prozent variieren konnte – *sogar bei ein und derselben Krankheit und bei derselben Behandlungsweise, je nach Kontext und dem kulturellen Bedeutungsumfeld*, innerhalb derer sie verabreicht wurden. In einem Bericht wurden zum Beispiel 117 placebokontrollierte, in vielen verschiedenen Ländern durchgeführte Versuche einer medikamentösen Therapie für Magengeschwüre untersucht. Diese Studien zeigten objektiv, dass ein und dieselbe Placebo-Behandlung (eine Zuckerpille) von Land zu Land sehr unterschiedlich wirkte. Die Heilungsrate in Deutschland war zum Beispiel sehr hoch, in den Niederlanden und Dänemark dagegen niedrig. In Brasilien wurde kaum ein Patient mit Magengeschwür gesund, wenn er ein Placebo erhielt. Die sich so dramatisch unterscheidenden Ergebnisse waren von Land, Kontext, Art der Verabreichung und der Interpretation dieser Verabreichung seitens des Patienten beeinflusst. Mit anderen Worten: Der kulturelle Kontext beeinflusste die Bedeutung, die wiederum eine Wirkung auf die Biologie, die Pathologie und das Ergebnis ausübte. Die Wirkungen waren sehr spezifisch. So war die Placebo-Heilungsrate von Patienten mit Bluthochdruck in Deutschland niedrig und nicht hoch wie bei Magengeschwüren. In der Tat hatten die Bedeutung und der Kontext, unter denen ein Medikament verabreicht wurde, einen viel größeren Einfluss auf die Heilung als die Behandlungsverfahren selbst. Placebo-Schmerzbehandlungen wie bei Bill funktionierten zum Beispiel besser, wenn sie mit Nadeln statt mit Pillen, im Krankenhaus statt zu Hause, öfter statt seltener verabreicht wurden, teurer statt billiger und mit einer positiven und vertrauenerweckenden statt neutralen oder gar Skepsis enthaltenden Botschaft verknüpft waren. Akupunktur erwies sich als effektiver, je näher zu China gelegen die Studie durchgeführt wurde, wo die Akupunktur ursprünglich herkommt und weit verbreitet ist. Ich vermute, die Chirurgie wirkt im Westen besser, auch wenn das noch niemand untersucht hat. Es schien, als hinge die Heilung eines Menschen weniger von der Suggestibilität und den Überzeugungen des individuellen Patienten ab als vielmehr von den kollektiven Überzeugungen und Vorstellungen, der Kultur und dem Ritual, mit dem diese Überzeugungen vermittelt wurden.

Ted J. Kaptchuk, Direktor des Center for Placebo Studies an der Harvard Medical School, ist einer der renommiertesten Forscher im Bereich der Placeboantwort. In einer kürzlich erfolgten Analyse gibt er Aufschluss über die Variabilität dieser Wirkungen, indem er drei Arten von heilenden Begegnungen vergleicht: die zeremoniellen Gesänge der Navajo-Indianer, Akupunktur in der westlichen Welt und die biomedizinische Versorgung in der Gesundheitsfürsorge. Er beschreibt, dass jede Begegnung von Überzeugungen und Vorstellungen, Narrativen, »multisensorischen Dramen« und kulturell bedingten Einflüssen begleitet ist, die man als Rituale in der Krankheitstherapie beschreiben kann. Hier besteht im ersten Fall das Ritual aus gemeinschaftlichem Singen und aus Praktiken, die ein Medizinmann anleitet; im zweiten Fall werden die Nadeln in einer Praxis gesetzt, deren Ausstattung asiatische Kultur vermittelt; im dritten Fall walten Respekt einflößende, weiß bemäntelte Klinikärzte über eine komplexe biomedizinische Diagnose- und Behandlungstechnologie. Angesichts der Forschungsergebnisse fragte ich mich nun, ob es meinem Patienten Bill nicht deshalb nach dem Eingriff besser ging, weil er »echt« war, sondern weil dieser kulturell für ihn einen höheren Wert besaß als die anderen Behandlungen. Doch diese Erklärung gefiel mir nicht recht. Bill hatte so viele Therapien hinter sich und hätte davon profitieren müssen, selbst wenn sie auf Placebo-Effekten beruhten. Zwei Studien jedoch, die nach meinen Treffen mit Bill durchgeführt wurden, schienen dieser Hypothese zu widersprechen. In diesen Studien wurde nach dem Zufallsprinzip einer Probandengruppe Zement oder ein Ballon in zusammenfallende Wirbel injiziert (wie bei Bill). Die Kontrollgruppe wurde einer Scheinoperation unterzogen, bei der die Injektionen nachgeahmt wurden, ohne dass die Bandscheiben irgendwie manipuliert worden wären. Bei beiden Studien war die Wirkung bei den Patienten mit der Scheinoperation dieselbe wie bei denen mit dem echten Eingriff.

Ich konnte das noch immer kaum glauben. Bill war therapieresistent und überhaupt nicht suggestibel. Konnte es sein, dass zumindest was den Schmerz anging, Bedeutung und Kontext einer Behandlungsart selbst bei nicht suggestiblen Patienten so viel Heilung bewirkten? Auch dann, wenn »harte« Verfahren angewendet wurden wie eine Operation, die Einfluss auf das Gewebe ausübte und die Anatomie korrigierte?

Um diese Hypothese zu überprüfen, nahm ich mit meinem Team eine Metaanalyse aller chirurgischen Studien zu chronischem Schmerz vor, egal ob es sich um Rücken-, Knie-, Bauch- oder Herzschmerzen handelte. Wir wählten die Studien aus, die echte OPs mit Scheinoperationen verglichen, in denen die Patienten und Ärzte das OP-Ritual ohne eine tatsächliche Korrektur der Anatomie durchliefen. Wir konnten die Qualität der Studien bestimmen und die Ergebnisse dann so zusammenführen, dass es möglich war, dcn schmerzheilenden Beitrag der »echten« Chirurgie zu bewerten. Die Endanalyse zeigte bei den Patienten, die das Ritual ohne tatsächlichen Eingriff durchliefen, bei allen Krankheiten eine gleich gute Schmerzlinderung. Diese Studien über Scheinoperationen zeigten, dass zumindest bei Schmerzbehandlungen die Heilung durch etwas anderes zustande kam. Konnte es sein, dass die jährlich millionenfach durchgeführten operativen Eingriffe zu einer Heilung führen, weil sie ein so mächtiges Placebo-Ritual darstellen? Konnte es sein, dass sich bei Norma und Bill der Grund für ihre Heilung in Wahrheit gar nicht so sehr unterschied? Konnte es sein, dass sich trotz der so unterschiedlichen Veranlagung jeder auf seine Weise mit seiner Selbstheilungsfähigkeit verbunden hatte und dass die Heilung mehr mit ihrem Verhalten, ihren Vorstellungen und Überzeugungen und denen ihrer Umgebung zu tun hatte als mit der spezifisch angewendeten Therapie?

Kaptchuk hat zwei Studien durchgeführt, in denen er erforschte, inwieweit die Therapiewirkung durch kollektive Überzeugungen und Vorstellungen verstärkt wird. In der einen Studie erhielten alle Probanden mit Reizdarmsyndrom (RDS) nur eine Scheinakupunktur. In drei Gruppen wurde den Probanden während des sozialen Rituals die kollektive Vorstellung über Therapie unterschiedlich vermittelt. In der ersten Gruppe kam der Arzt herein und behandelte, ohne viel zu sagen. In der zweiten Gruppe erklärte der Arzt, wie die Behandlung funktionierte, und weckte eine Erfolgserwartung. In der dritten Gruppe kam ein berühmter Arzt von einer berühmten medizinischen Fakultät und verabreichte die Behandlung samt einer ausführlichen Erklärung und einer Geschichte über die guten Ergebnisse, die die Behandlung bei anderen bewirkt hätte. Alle Patienten hatten zu Beginn der Studie in etwa dieselbe individuelle Vorstellung über die Akupunktur gehabt. Je größer jedoch die durch das Behandlungsritual induzierte soziale Bedeutsamkeit war, umso größer fiel auch die Wirkung aus. In der dritten Gruppe lag der Therapieerfolg höher als bei einer Behandlung mit den besten für RDS anerkannten pharmazeutischen Arzneimitteln.

In einer zweiten Studie Kaptchuks wurde den Patienten bereits vorab mitgeteilt, es werde sich nur um eine Scheinbehandlung handeln. Der Experimentalgruppe wurden Placebopillen mit der Erklärung gegeben, es handele sich um medizinisch unwirksame Zuckerkügelchen oder Placebos, »die laut klinischen Studien aufgrund von selbstheilenden körperlich-geistigen Prozessen beachtliche Besserung bei RDS-Symptomen gebracht haben«. Diese Feststellung schuf die Erwartung, dass selbst diese Placebos wirksam seien. Die Kontrollgruppe der RDS-Patienten wurde gar nicht behandelt, doch fand auch hier dieselbe Interaktion mit den Ärzten statt. Die Experimentalgruppe mit den Placebos (in der wie gesagt bekannt war, dass es sich um Placebos handelte) schnitt mit einer erheblich größeren Schmerzlinderung und verbesserten Lebensqualität ab.

Kaptchuks Schlussfolgerung ist, dass die Rituale, egal wie genau sie beschaffen sind, einen gewaltigen Einfluss auf den Heilungsprozess haben können. »Die Wirkung von Ritualen bei der Behandlung mit Placebos lässt sich nicht einfach nur mit den Überzeugungen und Erwartungen erklären«, sagt Kaptchuk. »Wenn Vorstellungen auch in gewisser Weise das Ergebnis der Studien beeinflussen mögen, so kann doch die Meinung des Patienten über das Therapieverfahren allein nicht erklären, warum die Erfolge so groß sind. Es muss an den Heilritualen selbst liegen. Doch sind uns die Hauptgründe für das Auftreten dieser Erfolge bislang ein Rätsel.« Die Forschung legt nahe, dass Heilrituale – genau wie Medikamente – durch neurobiologische Mechanismen eine Regulierung der Symptome anstoßen. Sie können nicht nur Schmerzen beeinflussen, sondern auf das Immunsystem einwirken, Organfunktionen und Verarbeitungsvorgänge im Gehirn verändern und sogar bestimmte Zellenrezeptoren und Gene beeinflussen.

Eine Studie, die der renommierte Placebo-Forscher und Professor Fabrizio Benedetti von der Universität Turin, Italien, durchführte, zeigte Folgendes auf: Wenn man ein Placebo-Behandlungsritual mit einem Schmerzmittel verbindet, kann Schmerzlinderung auch nach Abziehen des Schmerzmittels allein mit dem Placebo erreicht werden. Und was noch beachtlicher ist: Das Placebo wird denselben zellulären Mechanismus des Schmerzmittels auslösen, mit dem zusammen es eingesetzt worden ist. Der Körper kann nicht nur lernen zu heilen, man kann ihn auch lehren, welchen spezifischen Körpermechanismus er nutzen muss, um die Wirkung herzustellen. Placebowirkungen, so schreibt Kaptchuk, werden oft als »unspezifisch« beschrieben. Er schlägt vor, man solle sie eher als die »spezifischen« Auswirkungen von Heilritualen betrachten – und weiter erforschen.

DIE 80-PROZENTIGE WIRKUNG

Der Riese fängt an, sich zu rühren. Zuckerpillen und Scheinnadeln oder Scheinoperationen heilen nicht. Die Heilung entsteht aus dem Bedeutungszusammenhang und Kontext, innerhalb derer diese verschiedenen Behandlungswirkstoffe eingesetzt werden. Die moderne Medizin verwendet Placebo-Mittel in der Forschung nicht etwa, um Heilung zu optimieren, sondern um die Auswirkungen von Überzeugung/Vorstellung und Bedeutung von denen der Medizin oder Technik selbst zu unterscheiden. Der derzeitigen wissenschaftlichen Konvention entsprechend ist die eigentliche »echte« Wirkung auf das Medikament oder die angewendete Technik zurückzuführen. Doch dreht die Wissenschaft inzwischen das Mikroskop auch in die andere Richtung und beginnt langsam, sich anzuschauen, was Heilung hervorruft, und die tiefer liegenden Mechanismen dessen freizulegen, wie wir heilen. Und das umfasst alle Verfahren: alte wie moderne, alternative wie schulmedizinische.

Seit jener NIH-Konferenz 1995 ist die Forschung zur Placeboantwort förmlich explodiert. Sie analysiert die zugrunde liegenden Prozesse und das Ausmaß unserer Selbstheilungsfähigkeit. Von der Society of Interdisciplinary Placebo Studies (SIPS) wird sie nun sortiert und beschleunigt. 2015 gegründet, ist die SIPS zu einem Forum für die Suche nach den Funktionsweisen des Heilens geworden, indem sie die inneren Mechanismen der Placeboantwort unter die Lupe nimmt. Und die Fähigkeit zu heilen ist groß. Sie macht fast 80 Prozent der medizinischen Erfolge aus.

Seit Henry Beecher in den 1950er-Jahren als Erster die Idee hatte, dass Placebo heilt, sind bei über 40 Krankheiten beachtliche

Placeboantworten angezeigt worden, und es werden mit jedem Jahr mehr. Das Ausmaß dieser Erfolge liegt bei vielen verbreiteten Krankheiten oft bei 60, 70 oder sogar 80 Prozent. Diese Erfolge lassen sich durch alle Mittel – ob Nadeln, Pillen, Bestrahlung, Gesänge und Gebete, Berührung, Chirurgie oder Gespräche – hervorrufen, solange diese Mittel auf eine Weise verabreicht werden, die den Patienten und ihren Erwartungen entspricht, und unter Verwendung von Ritualen, die in ihrer Kultur aussagekräftig sind. Bei vielen dieser Krankheiten macht die Wirkung des sozialen Rituals und die Bedeutung, die es für einen Patienten bildet, einen größeren Heilanteil aus als die Behandlung selbst. In vielen Fällen bestimmt die Farbe der Pillen, ihre Form und die Art, wie sie gegeben werden, ihre Wirksamkeit ebenso oder sogar mehr als der medizinische Wirkstoff, den sie enthalten. In der Tat ist es möglich – wenn man alle Faktoren optimiert, die in der »Placebo«-Gruppe einer Studie Heilung hervorrufen –, die Besserung der Krankheiten auf eine Ebene anzuheben, die den aus der »echten« Behandlung stammenden Nutzen in den Schatten stellt.

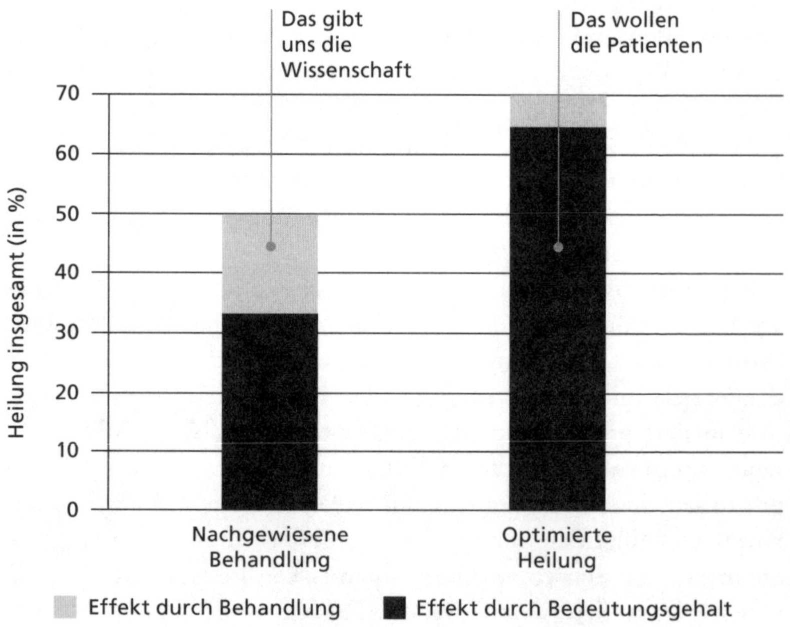

Behandlung gegenüber Bedeutungsgehalt

Aus wissenschaftlicher Sicht muss eine wirksamkeitsevidente Behandlung beweisen, dass sie besser funktioniert als die Placebogruppe einer Studie, und das am besten noch aus den Gründen, aus denen die Wissenschaftler sie für effektiv halten. Dies nennt sich »spezifischer Effekt« und ist genau das, was wissenschaftliche Erkenntnisse uns geben. Aus der Perspektive des Patienten dagegen haben optimierte Effekte den Vorrang, egal ob sie Placebo, »unspezifisch« oder ritualbasiert genannt werden. Natürlich sind solche Behandlungsrituale idealerweise weder gefährlich noch allzu teuer oder zu schwierig auszuführen. Der Effekt ist auf der rechten Grafikseite dargestellt. Wenn jedoch der Placebo- und der Ritualeffekt verstärkt werden, lässt sich nur noch äußerst schwer nachweisen, dass der bei diesen Ritualen verwendete Wirkstoff viel zum Erfolg beisteuert. Daher ist im Zusammenhang mit einer optimierten Behandlung die vermutete »echte« Behandlung nicht nachweisbar.

Die Arbeit Kaptchuks, Moermans, Benedettis und anderer erklärte, warum meine wissenschaftlich erprobten Behandlungsmethoden nicht so gut funktionierten wie die, die meine Patienten selbst gefunden hatten. Meine evidenzbasierte Medizin geriet in Konflikt mit der personenzentrierten Gesundheitsfürsorge.

DER GEMEINSAME FADEN

Langsam fing ich an zu begreifen, wieso es Norma, Bill, Sergeant Martin und vielen weiteren Patienten, die ich behandelt hatte, besser ging – manchmal mit meiner Hilfe, manchmal mir zum Trotz. In seinem detaillierten Bericht über die hyperbare Sauerstofftherapie gegen seine Hirnverletzung beschrieb Sergeant Martin, wie er sich entgegen meinen Vorschlägen auf ein Ritual eingelassen hatte, das tiefer liegende Heilmechanismen auslöste. Wie machte er das? Erstens erwartete er, dass es funktionierte. Doch lag es nicht allein an seiner Erwartung. Auch sein Vater, der ihn zu der Behandlung ermutigte und sie bezahlte, war begeistert. Zweitens schufen die Schwestern und Pfleger, Techniker, Ärzte und anderen Patienten ein Umfeld, das diesen Glauben mit sozialer Bedeutung durchdrang. Die Gruppe, die sich wöchentlich der Behandlung unterzog, bestand aus Leuten, mit denen er Geschichten und Erfahrungen austauschte. Sie erzählten sich gegenseitig von ihrem Leben und gaben so dem Ritual eine kulturelle Bedeutung. Sie wurden Freunde und unterstützten sich gegenseitig in der Heilung. Letztendlich wiederholte, verstärkte und konditionierte sich die Heilungserfahrung – in seinem Fall das Einatmen von Sauerstoff, das er als lebensrettend verstand – in seiner Erfahrung und Physiologie.

Der Wirkstoff – Sauerstoff – hat an sich keine therapeutische Wirkung auf ein beschädigtes Hirn, aber er vermittelte Sergeant Martin, dass etwas passierte, und schenkte ihm ein Gefühl von Wohlsein, das wöchentlich neu bestärkt wurde. Auf dieselbe Weise, wie die Schmerztabletten in Benedettis Studie (S. 42) dazu »erzogen« wurden zu wirken, wurde Sergeant Martins Gehirn beigebracht, wie es jede Woche durch soziale und klassische Konditionierung heilen konnte.

Forscher an der SIPS haben inzwischen gezeigt, dass drei Hauptmechanismen – Vorstellung und Erwartung, bedeutungsgefülltes soziales Lernen und Bestärkung oder Konditionierung – die tiefer liegenden Mechanismen der Placeboantwort und vermutlich die Erklärung sind für einen Großteil menschlicher Heilung, egal in welchem Gesundheitssystem und mit welcher Behandlungsmethode.

BEDEUTUNGSGEHALT SCHAFFEN

In einem vor einigen Jahren verfassten Artikel behaupteten Moerman und ich, dass es die sogenannte Placeboantwort gibt und dass sie Heilung hervorrufen kann, egal ob eine nachgewiesene oder nicht nachweisliche Substanz verwendet wird. Jeder Arzt und jeder Heilpraktiker möchte die therapeutische Wirkung seiner Behandlungsmethode verstärken. Ich wollte das jedenfalls. Charleys Tod hatte mich ernüchtert. Außerdem ernüchterte es mich, wenn ich miterlebte, wie es – oftmals entgegen meinen Empfehlungen – Patienten besser ging. Meine größte Sorge jedoch war, ob mich mein wissenschaftlicher Ansatz womöglich daran hinderte, Heilungsprozesse zu optimieren. Ob eine Behandlungsmethode als Placebo bezeichnet wird oder nicht, ist eher eine akademische oder wirtschaftliche Frage und kümmert den Kliniker oder Patienten nicht so sehr. Für den Patienten war nicht entscheidend, ob ein bestimmter Wirkstoff besser funktionierte als ein Placebo, sondern wie wahrscheinlich nach der Mitteleinnahme eine Besserung war. Mir wurde klar, dass ich, um den Effekt aller von mir angebotenen Mittel zu maximieren, die Reaktion mithilfe des Kontextes und der Bedeutung der Behandlung maximieren musste, die diese für den Patienten und die Kultur besaß, in der er lebte.

Die Placebo-Forschung machte diesen Prozess auf eine mir vollständig neue Weise sichtbar. Moerman und ich schlugen den Ärzten vor, den Begriff »Placebo-Effekt« durch die Worte »Bedeutungsgehalt, Kontext und Lernreaktion« oder einfach »Bedeutungsreaktion« zu ersetzen. Wir definierten den Placebo-Effekt neu als die aus dem Bedeutungsgehalt resultierenden physiologischen, psychologischen und klinischen Effekte bei der Anwendung eines Placebos (oder eines inerten Mittels).

Um genau diese Reaktion geht es beim Heilen, und die Verwendung von Placebos oder wirkstofflosen Substanzen in der Forschung war nur sinnvoll, weil sie uns verstehen half, *wie* man heilt, und nicht etwa, womit man heilt. Ich hatte langsam den Verdacht, dass es bei der Gesundheitsfürsorge vor allem darum ging zu lernen, wie Heilen durch Bedeutungsgebung entsteht. Konnte es sein, dass ein Großteil der zahllosen, von Ärzten auf der ganzen Welt angestoßenen Behandlungen eigentlich nur die Tools waren, die Heilung auslösen, weil man so mithilfe eines Rituals die Überzeugungen und Vorstellungen des Patienten, soziale Bedeutsamkeit und Konditionierung beeinflusste? War der Heilungsprozess durch unsere permanente Suche nach wissenschaftlichen Beweisen in der Medizin überdeckt, in der als »echte« Behandlungen nur die gelten, die sich von Bedeutungsgehalt und Kontext loslösen lassen? War ein Großteil der Heilung eher auf die Selbstwirksamkeit des Patienten zurückzuführen als auf das verwendete Mittel? Der Riese fing an, sich zu rühren.

BILL FINDET SEINEN WEG

Elf Monate nach seiner Operation kam Bill wieder in meine Praxis gehumpelt. Genau wie zu Beginn unserer Bekanntschaft, um seine rechte Seite zu schonen. Diesmal war seine Frau nicht mit dabei, der Das-kenne-ich-alles-schon-Blick aber war derselbe. Er setzte sich vorsichtig, ganz offensichtlich hatte er Schmerzen. Er erzählte mir, was passiert war. Nach der OP hatte er sich toll gefühlt. Innerhalb von drei Wochen war er auf dem niedrigsten Schmerzlevel seit über zehn Jahren gewesen. Also wurde er natürlich aktiver, was, wie er sagte, ja der Zweck der Übung gewesen war. Er und seine Frau fuhren mehrfach zu den Enkeln. Er konnte mit ihnen spielen, dabei sogar kurzzeitig auf dem Boden sitzen, wozu er vorher nicht in der Lage gewesen war. Etwa sechs Monate nach dem Eingriff bemerkte er beim Rasenmähen ein leichtes Stechen. Zunächst schien das nicht weiter von Belang zu sein. Trotzdem ruhte er sich eine Weile aus und machte ein paar Dehnübungen, wie er sie in der Physiotherapie gelernt hatte. Auf den Tag neun Monate nach dem Eingriff bückte er sich, um ein Spielzeug aufzuheben, als es rechts im Rücken plötzlich »pop« machte. Er konnte sich nicht mehr aufrichten. Der Schmerz war unerträglich. Er ging wieder zu dem Chirurgen. Weder Röntgenaufnahmen noch CT zeigten irgendeine »Veränderung«, und der Chirurg riet von einem weiteren Eingriff ab. »Warten Sie ein wenig ab«, hieß es. Doch der Schmerz war wieder da und wurde immer schlimmer. Inzwischen war er genauso schlimm wie vor dem Eingriff. Bill nahm wieder Medikamente, machte Krankengymnastik – und fuhr nicht mehr zu seinen Enkeln. Zwei Monate waren nun schon seit dem »Poppen« im Rücken vergangen.

»Und warum sind Sie jetzt zu mir gekommen?«, fragte ich. Bill zögerte und atmete tief durch, als wollte er etwas loslassen, das er lange festgehalten hatte. Er beugte sich vor und legte sich die Hände auf die Knie. »Als ich letztes Mal hier war, um mich wegen der Akupunktur zu erkundigen und Sie zu fragen, ob Sie meinten, sie könne mir gegen die Schmerzen helfen, stellten Sie mir da so ein paar komische Fragen. Sie fragten, ob ich Stress hätte und wie ich damit umgehen würde, wie ich schlafen und was ich essen würde und ob ich Freunde hätte. Solche Sachen halt.«

»Ja«, sagte ich, »ich erinnere mich.«

Bill atmete noch einmal tief durch. »Warum haben Sie mir damals diese Fragen gestellt? Was hatten die mit meinem Schmerz zu tun?«

»Nun ja«, antwortete ich, »ich habe gelernt, dass der Weg in die Heilung oft Dinge umfasst, die mit dem Grund, aus dem Leute zu mir kommen, wie zum Beispiel Schmerzen, direkt nichts zu tun haben. Ich wollte damit herausfinden, ob Sie bereit waren, noch andere Aspekte Ihres Lebens zu untersuchen, die Ihr Befinden bessern könnten, oder ob Sie nur auf der Suche nach einem weiteren Mittel gegen Ihre Rückenschmerzen waren. Damals kam es mir so vor, als wären Sie einfach auf der Suche nach einem weiteren Mittel.«

Bill lehnte sich zurück, doch diesmal verschränkte er die Arme nicht vor der Brust. »Das stimmt«, sagte er. »Meine Frau wollte, dass ich es mit der Akupunktur versuchte, und ich wollte wissen, ob sie wissenschaftlich abgesichert wäre. Das haben Sie teilweise bestätigt, also haben wir es versucht.«

»Ja«, antwortete ich. »Das haben wir, aber es funktionierte nicht. Also kam als Nächstes die Chirurgie dran, und das half.« Ich war mir nicht sicher, worauf er mit dem Gespräch aus war, doch jetzt kam er heraus mit der Sprache.

»Dr. Jonas«, sagte er und beugte sich wieder vor, »inwieweit ist Chirurgie wissenschaftlich abgesichert?«

Jetzt war ich leicht beunruhigt. War er verärgert? Suchte er nach Munition gegen den Chirurgen? Oder gegen mich?

»Etwa 75 Prozent der Leute geht es nach dem Eingriff besser«, antwortete ich, »wie sich zeigt, etwa genauso vielen wie denen, die nur einen Scheineingriff erfahren. Also hat scheinbar das Ritual des Vorgangs selbst eine Menge mit der Besserung zu tun. Diese Leute scheinen aber zum Beispiel auch mental positiver eingestellt und körperlich aktiver zu sein. Das macht wahrscheinlich einen Großteil des Heilens aus.«

Bill ließ das auf sich wirken. »Genau wie bei Akupunktur?«, fragte er.

Ich dachte einen Augenblick nach. »Ja«, antwortete ich, »genau wie bei Akupunktur.«

Seit die Rückenschmerzen wiedergekehrt waren, hatte Bill angefangen, Rückschau zu halten auf das knappe Dutzend Behandlungen, die er hinter sich hatte. Er hatte festgestellt, dass die meisten zuerst geholfen hatten, doch nach einer Weile war der Schmerz zurückgekehrt. Manche waren, wie der chirurgische Eingriff, drastisch, aber nicht von anhaltender Wirkung gewesen; andere hatten, wie die Akupunktur, sukzessive oder aber gar nicht geholfen. Was Bill wissen wollte, war, ob seine anhaltende Suche nach »Abhilfe« gegen seine Schmerzen der richtige Ansatz war. Er hatte über die Fragen nachgedacht, die ich ihm gestellt hatte, über Stress, Schlaf, Ernährung, Freunde und darüber, ob sein Leben ausgewogen war, und er hatte überlegt, ob diese Fragen für seine Heilung eine Rolle spielen könnten.

»Am wichtigsten im Leben ist es mir, für meine Kinder und Enkel da zu sein, mit ihnen und mit meiner Frau Sachen unternehmen zu können, wie zum Beispiel eine Reise hier und da. Stattdessen verbringe ich so viel Zeit damit, mit meinen Schmerzen fertigzuwerden oder eine Therapie zu bekommen, dass ich dazu gar nicht mehr in der Lage bin. Seit Sie mir diese Fragen gestellt haben, denke ich immer mehr, ich sollte mich vielleicht eher auf sie konzentrieren als auf all diese Schmerztherapien. Ich möchte gern, dass Sie mir dabei helfen.«

Bemerkenswerterweise begann ausgerechnet Bill, der »Reparier-mich«-Mann, aus seiner persönlichen Erfahrung heraus zu realisieren, wohin auch ich aus meiner Berufs- und Forschungserfahrung heraus mich gerade bewegte. Dass Heilung und Therapie zwar miteinander zu tun haben, aber nicht dasselbe sind. Therapie hat mit dem zu tun, was Bill bisher durchgemacht hatte: eine Diagnose zu bekommen und verschiedene wissenschaftlich erwiesene Methoden auszuprobieren. Diese wissenschaftlich erwiesenen Methoden wurden der Forschung und den Forschungsberichten entnommen, die eine Behandlungsmethode mit einer anderen oder mit keiner oder mit einer Placebo- oder Scheinmethode verglichen, um herauszufinden, was »echt« war. Die Studien untersuchten, ob die kollektive Reaktion einer Gruppe auf eine Behandlungsmethode besser war als die kollektive Reaktion einer anderen Gruppe, deren Mitglieder ein Placebo, keine Behandlung oder eine andere Behandlung erhielten. Wenn die Behandlungsgruppe akzeptable Nebenwirkungen und Kosten aufwies, wurde der Behandlung bescheinigt, sie habe »funktioniert«, und Patienten empfohlen. Die Studien ermittelten durchschnittliche Gruppeneffekte. Aber Individuen sind nicht der Durchschnitt.

Andererseits ist Heilen ein subtiler und individueller Vorgang. Dazu gehört herauszufinden, was einer Person ein Gefühl des Wohlbefindens vermittelt. Zu tun, was für sie den größten Bedeutungsgehalt hat. Dazu gehört mehr, als nur eine Behandlungsmethode für ein spezifisches Symptom oder eine spezifische Krankheit zu finden; es geht darum, Aktivitäten ausfindig zu machen und zu betreiben, die Freude und Befriedigung schaffen. Es hat mehr mit echter Selbstfürsorge zu tun als damit, Gesundheitsversorgung für den Körper zu erhalten. Dazu gehört, auf den »Bedeutungsgehalt und Kontext« eines Verhaltens zu achten – also genau auf die Faktoren, von denen Moerman, Kaptchuk und Benedetti und ich herausgefunden hatten, dass sie die Placeboantwort hervorrufen. Genau auf diesen Bedeutungsgehalt und Kontext hatten meine Fragen an Bill gezielt.

»Wenn Sie mir helfen zu verstehen, Bill, welche Prozesse für Sie am meisten zu Ihrer Genesung beitragen«, antwortete ich, »würde ich mich freuen, Ihnen behilflich zu sein. Könnten wir uns partnerschaftlich zusammentun und gemeinsam herausfinden, wie in Ihrem Fall Heilung vor sich geht?«

Bill willigte ein. Und so bauten wir gemeinsam ein spezifisch auf ihn ausgerichtetes Heilritual auf.

DER WEG IN DIE HEILUNG

Bill war einer der ersten unter vielen Patienten, die mit mir zusammen einen nicht mehr behandlungsfokussierten Weg in die Heilung erarbeiteten und durchliefen und mit deren Hilfe ich einen Prozess erlernen konnte, der anderen helfen würde, die ihnen eigene Heilfähigkeit freizulegen. Eine Fähigkeit, die laut der Placebo-Forschung bei vielen Krankheiten bis zu 80 Prozent des Behandlungserfolgs ausmacht.

Wir begannen damit, uns die wissenschaftlichen Belege für die

Behandlungen anzuschauen, denen sich Bill in den letzten 15 Jahren unterzogen hatte, und nach Methoden der Behandlung oder der Selbstfürsorge zu suchen, an denen er persönlich interessiert sein könnte. Vor allem folgende Fragen beschäftigten uns:

- Welchen Anteil hatte – laut Messung in der Kontrollgruppe einer Studie – die Durchführung des Behandlungsrituals an der Gesamtverbesserung des Zustands?
- Schnitt die Behandlung besser ab als gar keine Behandlung?
- War sie besser als andere Behandlungsmethoden derselben Krankheit?
- Welche Nebenwirkungen und sonstigen Schäden kamen vor?
- Wie kompliziert war die Behandlung und wie viel kostete sie?

Behandlung	Besser als Placebo?	Besser als gar keine Behandlung?	Gleich oder besser als eine erprobte Behandlung
Akupunktur	nein	möglich	möglich
* Empfehlung, aktiv zu bleiben	unbekannt	unbekannt	unbekannt
* Analgetika	unbekannt	möglich	nein
* Antidepressiva	möglich	unbekannt	unbekannt
* Bettruhe	unbekannt	nein	nein
Biofeedback	möglich	unbekannt	möglich
* Übungen	unbekannt	möglich	möglich
Injektionen (Facettengelenk und Triggerpunkt)	möglich	unbekannt	unbekannt
* Chiropraktische Manipulation	möglich	möglich	möglich
* Muskelrelaxanzien	unbekannt	unbekannt	nein
* Nichtsteroidale Antirheumatika	ja	ja	ja
* Physiotherapien	unbekannt	unbekannt	unbekannt
Streckverband	nein	nein	unbekannt

unbekannt möglich nein ja

* bereits vor dem ersten Arztbesuch bei Dr. Jonas vom Patienten angewendet

Wirksamkeit von Bills Behandlungen aufgrund seiner Schmerzen im unteren Rücken

All diese Informationen nahmen wir in eine Grafik auf. Was sofort herausstach, war die Tatsache, dass nur sehr wenige der – schulmedizinischen oder alternativen – Behandlungen nachweislich auf längere Sicht funktionierten. Die meisten waren noch nie mit einem Placebo-Ritual verglichen worden, und wenn doch, hatten fast alle nur zu einem geringen Teil – meist zu weniger als 20 Prozent – zur Gesamtbesserung des Zustands der Probanden beigetragen. Manche funktionierten ein wenig besser als andere, doch die meisten Behandlungsformen waren nicht gemeinsam untersucht worden, sodass wir ihre Wirksamkeit nur selten direkt vergleichen konnten. Fast alle schnitten besser ab, als wenn man nichts unternahm. Sichtbar wurde, dass man *etwas* tun musste, um den größten Nutzen aus dem Heilritual zu ziehen, doch die Einzelheiten von diesem Etwas machten weniger aus, als wir dachten.

Während die Reaktionsrate insgesamt zwischen den einzelnen Behandlungen kaum variierte, gab es dagegen beachtliche Unterschiede bei den Nebenwirkungen. Größere Eingriffe wie Chirurgie und pharmazeutische Arzneien riefen mehr ungewollte Nebenwirkungen hervor, als dass die Patienten davon profitiert hätten. Oft traten bei 50 bis 60 Prozent der Probanden Nebenwirkungen auf. Sanftere Behandlungsformen wie Yoga oder Musik hatten weniger und weniger heftige Nebenwirkungen, doch waren auch sie nicht unproblematisch. Oft machte sich die Forschung nicht einmal die Mühe, Nebenwirkungen zu messen, was eine Informationslücke schuf.

Als wir einen Schritt zurücktraten und unser Werk betrachteten, zeigte sich uns sofort ein Muster. Die meisten Therapien funktionierten nicht besser als das Ritual, wurden daher für nicht »echt« befunden und von Ärzten wie mir weder angeboten noch gefördert. Betrachtete man die Sache aber aus einer anderen Perspektive, dann hatten tatsächlich fast alle Behandlungsrituale dafür gesorgt, dass es 60, 70 oder gar 80 Prozent der Patienten besser ging – genau wie es aus der Placebo-Literatur hervorging. Bill bemerkte dazu: »Statt gar keine funktionierende Behandlung zur Verfügung zu haben, scheint es ja geradezu, als hätte ich die Qual der Wahl. Ich muss mich nur entscheiden, was ich mag, kann und was bezahlbar ist.«

Das war eine weitreichende Erkenntnis. Bill war aus dem geschlossenen Kreis des »Mach mich heil oder lass mich noch so eine blöde Behandlung probieren« zu einem bunten Strauß Optionen übergewechselt. Jetzt brauchte er sich nur noch zu entscheiden, welche für ihn den größten Bedeutungsgehalt hatte, d.h., welche er machen konnte und wollte, um sein Ziel zu erreichen und wieder mit den Enkeln spielen zu können. Von dem Gedanken befreit, nach der nächsten Wunderkur gegen seinen Schmerz suchen zu müssen, konnte er jetzt nach einem Weg zu seinem Wohlbefinden suchen, der auf dem gründete, was ihm wichtig war.

Um herauszufinden, welche Behandlungen für ihn den höchsten Bedeutungsgehalt hätten, begann Bill ein Tagebuch zu führen, in dem er notierte, was ihm guttat und was nicht. Als Grundlage für diese Beobachtungen nahm er die »komischen« Fragen, die ich ihm bei seinem ersten Besuch gestellt hatte. Sie brauchten nichts mit seinen Schmerzen zu tun zu haben. Es konnte alles sein, wovon er merkte, dass er sich mit sich selbst besser – glücklich oder wohl – fühlte. Nach zwei Monaten kam Bill mit seinen Erkenntnissen aus dieser Arbeit wieder.

Erstens tat ihm der Rücken am schlimmsten weh, wenn er zu wenig Schlaf bekam. Er hatte die Angewohnheit, abends zu viel zu essen, meist begleitet von mehreren Drinks. Dazu las er vor dem Schlafengehen auf seinem Smartphone den Börsenbericht. Er schnarchte viel und wachte häufig auf. Sein Arzt hatte ihm für nachts CPAP-Beatmung verordnet, doch mochte Bill die Apparatur nicht. Tagsüber machte er nie ein Nickerchen zwischendurch. Sein Arzt hatte ihm außerdem gesagt, er sei übergewichtig und müsse 25 Kilo abnehmen, sonst werde er Diabetiker wie sein Vater. Zu hohen Blutzucker hatte er bereits. Er ging zu einer Ernährungsberaterin, die ihm eine kalorienreduzierte Diät verschrieb und ihm vom Trinken abriet.

Zweitens stellte er fest, dass er von früh bis spät ständig auf den Beinen war. Er wusste gar nicht, warum, doch schien er immerzu irgendwelchen Anforderungen gerecht werden zu müssen, vor allem seitens seiner Frau: Er sollte immer alles im Haus reparieren und Einkäufe erledigen. Er und seine Frau hatten immer eine gute Beziehung gehabt, doch durch sein Tagebuchschreiben wurde ihm klar, dass er eigentlich nie über seine Erfahrungen oder Sorgen mit ihr oder sonst irgendwem sprach. Als sein Vater einige Jahre zuvor gestorben war, hatte er selbst alles für die Beerdigung und Feier vorbereitet. Sein Vater war Alkoholiker gewesen. Er hatte sich nicht besonders um Bill und seinen Bruder gekümmert, außer sie anzuschreien und hin und wieder zu schlagen. Sie hatten sich nicht nahegestanden. Bill sprach nie über seine Beziehung zu seinem Vater, auch nicht mit seiner Frau, und mit niemandem hatte er je über seine Gefühle nach dessen Tod geredet.

DIE ÖFFNUNG

Während wir der Frage nach Heilung weiter nachgingen und Bill fleißig sein Tagebuch führte, stellte er fest, dass er einiges machte, was ihm wohltat. Eine heiße Dusche, gefolgt von einer Druckmassage auf dem Rücken, linderte seine Schmerzen. Dehnübungen hatten immer geholfen, doch fiel es ihm schwer, sich dazu zu überwinden, weil es wehtat. Bevor die Schmerzen angefangen hatten, war er gern Jagen gegangen und hatte viele Stunden im Wald verbracht. Jetzt beruhigte es ihn, wenn er draußen im Garten hinter dem Haus Vögel beobachtete. In einem Tagebucheintrag hatte Bill Folgendes notiert: »Gestern gut geschlafen, bin ausgeruht und gelassen aufgewacht. Katie [seine vierjährige Enkelin, die zu Besuch war] kam zum Spielen herein; saß eine Stunde auf dem Boden mit Teegeschirr und Puppen. Kein Schmerz. Sie ist so ein Wonneproppen.«

Das rief eine Erinnerung an seine Kindheit in ihm wach. Er war etwa fünf Jahre alt und kam von der Schule ganz aufgeregt nach Hause gerannt, weil er für seinen Vater einen Aschenbecher aus Ton gebastelt hatte. Der Vater war mit Kopfschmerzen früh nach Hause gekommen und hatte schon seit Stunden getrunken. Kaum angekommen platzte Bill ins Wohnzimmer und lief zu ihm hin, um ihm den Aschenbecher zu zeigen. Aus seiner Benommenheit aufgeschreckt griff der Vater nach dem Aschenbecher und warf ihn durch den ganzen Raum gegen die Wand, wo er zerbrach. Bill rannte in sein Zimmer und schloss die Tür. Er erinnerte sich, dass er stundenlang geweint hatte. Von diesem Tag an schlich er nur noch um seinen Vater herum, immer ängstlich, wie dieser reagieren würde. Danach hatte er nie wieder geweint.

»Ich weiß gar nicht, warum ich mich an dieses Erlebnis erinnere«, sagte Bill. »Es gab noch so vieles andere. Vielleicht erinnert mich das Zusammensein mit Katie an meine Kindheit. Ich habe darauf geachtet, mich meinen Kindern gegenüber nie so zu verhalten. Und ich kann mich an kein Mal entsinnen, wo er mit mir auf dem Boden gesessen und Teetrinken gespielt hätte.« Er holte tief Luft. »Ich weiß gar nicht, warum ich Ihnen diese Geschichte erzähle. Ich habe sie noch nie jemandem erzählt.«

Er ahnte ja nicht, dass es zu den effektivsten selbstheilenden Verhaltensweisen gehört, sich für schwierige Traumata zu öffnen und sie jemandem zu erzählen oder sie aufzuschreiben. Umfassende Forschungsergebnisse zeigen, dass es allein schon lang anhaltende Heileffekte haben kann, wenn man sich nur ein einziges Mal eingehend mit einem erlebten Trauma oder einer erlittenen Verletzung beschäftigt.

Der Sozialpsychologieprofessor James Pennebaker und andere haben in ihrer Forschungstätigkeit anhand sorgfältig durchgeführter, randomisierter, kontrollierter Versuche – des Goldstandards der Wissenschaft – die psychologischen, physiologischen und immunologischen Veränderungen dokumentiert, die sich aus einer derartigen intensiven Beschäftigung ergeben. Andere haben gezeigt, dass eine so bedeutsame Beschäftigung mit den eigenen Wunden bei Arthritis-Patienten Schmerzen lindern, bei Asthmatikern die Lungenfunktion und bei älteren Menschen das Immunsystem stärken kann. Sie verringert auch den Bedarf an medizinischer Fürsorge und senkt die Gesundheitskosten. Bill entdeckte das nun für sich, weil er sich Raum und Zeit dafür nahm, seinen Weg in die Heilung zu beobachten und schriftlich festzuhalten.

BILLS KÖRPER BEGINNT ZU REAGIEREN

Bills Heilung hatte begonnen. Aber nicht etwa mithilfe von Psychotherapie (darauf hätte er sich nie eingelassen), sondern dank seiner eigenen Beobachtungen über das, was ihm im Leben am wichtigsten war, was seinen Zustand verschlimmerte und was ihn verbesserte. Indem er Sinn und Bedeutung fand und diese mit dem Verhalten und der Behandlung verband, die ihm lagen, stellte er seine eigenen Selbstfürsorgerituale her. Wir arbeiteten einen Plan aus.

Er beschloss, sich als Erstes seinem Schlaf zu widmen. Ausgeruht fühlte er sich rundum wohler. Er ließ sich darauf ein, sich auf zwei Drinks pro Abend zu beschränken, vor dem Schlafengehen eine heiße Dusche zu nehmen und eine CD mit Naturaufnahmen zur Entspannung zu hören. Er nahm grundsätzlich keine elektronischen Geräte mehr mit ins Bett, dunkelte sein Zimmer mit Verdunkelungsvorhängen ab und verdeckte alle elektronischen Uhren. Ich verschrieb ihm – nur für einen Monat und als Anschubhilfe für die Konditionierung der Tiefenentspannung am Abend – eine niedrige Dosis Baldrian (das in randomisierten placebokontrollierten Studien getestet worden war und nachweislich Menschen beim Einschlafen hilft) sowie niedrig dosiertes, sich langsam freisetzendes Melatonin (noch nicht durch randomisierte placebokontrollierte Studien getestet). Dazu nahm er nach Bedarf seine Schmerzmedikamente.

Einen Monat unternahmen wir nichts Spezifisches gegen Bills Rückenschmerzen. Zum ersten Mal seit Jahren war sein Fokus bei den Arztbesuchen oder in seinem Alltag nicht auf seine Beschwerden gerichtet. Und Bill sagte, es gehe ihm besser. Er habe zwar noch Schmerzen, aber das störe ihn nicht mehr so sehr. Er bewege sich mehr. Er brauche weniger Medikamente.

Nun begannen wir mit der Arbeit an seinem Körper. Druck half, er meinte also, er könne eine punktuelle Massage gebrauchen. Zufälligerweise hatte meine Gruppe gerade eine Metaanalyse durchgeführt, die die Wirksamkeit von Massage bei chronischen muskuloskelettalen Schmerzen bewies, wie Bill sie hatte. Sie schnitt vor allem im Vergleich dazu gut ab, wenn man gar nichts unternahm, und im Vergleich sogar noch etwas besser als eine Scheinmassage, bei der nur eine leichte Berührung stattfindet. Bill fand auch Dehnübungen nützlich, doch wollte er keine Physiotherapie, denn das hatte er bereits ausprobiert. Außerdem sagte er, er wolle für die Behandlung nicht ständig ins Krankenhaus oder in die Praxis »mit all diesen kranken Menschen« kommen. Er sah sich inzwischen nicht mehr nur als Patient. Wir wählten daher Yoga für ihn aus.

Dass Yoga Rückenschmerzen lindert, ist eindeutig nachgewiesen. Im Jahr zuvor hatte meine Organisation systematisch und umfassend nichtmedikamentöse Schmerzbehandlungen geprüft. Yoga hatte sich dabei als eine der besten erwiesen. Kürzlich hatte das American College of Physicians – die Spitzenvereinigung der internistischen Fachärzte in den USA – Yoga und Massage als Mittel gegen Rückenschmerzen in ihre Richtlinien aufgenommen. Doch jemand mit chronischen Langzeitschmerzen wie Bill muss vorsichtig mit Yoga umgehen. Krämpfe könnten leicht eine Abwärtsspirale auslösen, wenn Bill sich nicht korrekt dehnte. Schon früher hatte er sich durch Dehnübungen verletzt. Wir beschlossen, regelmäßige Massage und sanften, restaurativen Yoga miteinander zu verbinden, langsam und unter professioneller Anleitung. Bald lernte er, wie er die Dehnungen selbst kontrollieren konnte. Er machte sie dreimal die Woche, davon zweimal zu Hause. Nach etwa vier Wochen stellte er fest, dass er, wenn er Massage und Yoga kombinierte, seine abendlichen Analgetika nicht mehr brauchte. Allein der Yoga ermöglichte es ihm schon, seine tägliche Dosis zu halbieren.

Schließlich erkundigte sich Bill auch nach der Rolle der Ernährung in Bezug auf Gewicht und Blutzucker. Außerdem wollte er lernen, wie er mit Frau und Freunden besser kommunizieren konnte. Doch waren zu dem Zeitpunkt, an dem er bereit war, sich diesen Themen zu widmen, seine Rückenschmerzen bereits um 80 Prozent zurückgegangen. Und was vielleicht noch wichtiger war: Er wusste, wie er selbst Verantwortung für seine Heilung übernehmen konnte. Er wusste jetzt verschiedene Mittel zu nutzen, um seine Selbstwirksamkeit im Heilungsprozess zu fördern.

DER SCHMERZPUNKT

Mehr als einer von fünf Erwachsenen weltweit ist von chronischen Schmerzen betroffen. Die ärztliche Grundversorgung in Asien, Afrika, Europa sowie Nord- und Südamerika meldet Dauerschmerzen bei 10 bis 25 Prozent der Erwachsenen. Die durch diese Schmerzen verursachten Kosten betragen weltweit Hunderte von Milliarden Dollar pro Jahr. Doch die eigentlichen Kosten lassen sich gar nicht in Geld messen. Chronischer Schmerz ist wie die meisten chronischen Krankheiten eine multifaktorielle, multidimensionale Krankheit, die nicht nur den Körper, sondern auch Geist, Seele und soziale Umgebung der betroffenen Person beeinträchtigt.

Manchmal lässt sich eine spezifische Ursache finden und beheben. Bei akuten Krankheiten, Traumata, den meisten Infektionen und ein paar chronischen Krankheiten ist eine spezifische Behandlung möglich. Doch gegen chronische Schmerzen und die meisten chronischen Krankheiten gibt es kein einzelnes Mittel. Bill verbrachte 15 Jahre mit der Suche nach einer Schmerzbehandlung. Was er brauchte, war Heilung. Er musste sich der Faktoren bewusst werden, die ihm generell im Leben helfen konnten, sich besser zu fühlen und gesund zu werden. Und er brauchte Beistand, um sie dann in sein Leben zu integrieren. Er brauchte jemanden, der ihn in diesem Prozess der Selbstfürsorge coachte.

Die Wirksamkeit der meisten Behandlungsansätze bei chronischen Schmerzen lässt sich nicht mithilfe des Goldstandards – des doppelblinden, randomisierten, placebokontrollierten Versuchs – nachweisen. Und selbst bei einer Untersuchung mit dieser Methode machten die nachweislichen Therapien im Vergleich zu Bedeutungsgehalt und Kontext nur einen geringen Anteil an der Besserung einer Krankheit (im Durchschnitt 20 Prozent) aus. Die restlichen 80 Prozent Besserung gehen auf Bedeutungsgehalt und Kontext zurück. Hatte die Bedeutungsreaktion auch bei anderen chronischen Krankheiten einen solchen Einfluss? Ließ die Wissenschaft auch bei anderen Beschwerden außer Schmerzen die eigentlichen Faktoren außer Acht, die eine Besserung ermöglichen?

Kapitel 3

Wie die Wissenschaft ihr Heilungsziel verfehlt

Die Wissenschaft vom Kleinen und Partikulären

Soll man es in Kauf nehmen, dass 98 von 100 Menschen keinerlei Nutzen durch eine Behandlung erfahren und 20 davon größere Komplikationen davontragen, wenn man damit *zwei* Herztode vermeidet? Das ist in der Medizin die ewige Debatte, wenn es um echte Arzneimittel geht. Um es krass auszudrücken: Ist es das wert, vielen Menschen Leid zuzufügen, wenn man dadurch einigen wenigen das Leben rettet?

Dies sind keine leichten und im Kern keine wissenschaftlichen Fragen. Hier geht es um Werte. Doch die Wissenschaft verschleiert diese Wertediskussion. Details über Gefahren und Nachteile einer Behandlung werden nur selten mit einem Patienten erörtert. Die Ärzte und Behörden betrachten diese Fragen einfach als akademisch. Und geben weiter beharrlich ihre Empfehlungen. Dabei gibt es enorme Ungewissheiten bezüglich der Biowissenschaft. Bei einem Hochrisikopatienten mit Herz-Kreislauf-Erkrankung ist die Wahrscheinlichkeit, dass er von dem Mittel profitiert, höher, als dass er Schaden nehmen könnte. Ist das Gesamtrisiko bei einem Patienten niedrig, wird er durch das Mittel höchstwahrscheinlich eher geschädigt. Und wir können nicht vorab sagen, zu welcher Kategorie jemand gehört. Mit diesem Dilemma sind wir nicht etwa konfrontiert, weil die Wissenschaft schlecht wäre; es liegt eher daran, wie wir sie anwenden. Wir suchen nach spezifischen Wirkstoffen für spezifische biologische Zielbereiche, die zu einer Krankheit beitragen, und verwenden diese Wirkstoffe dann, um den ganzen Menschen in all seiner Komplexität zu behandeln, obwohl der nur teilweise wunschgemäß, häufig sogar entgegengesetzt unserer Erwartung reagiert.

Meinen Erkenntnissen zufolge liegt das Problem in dieser Wissenschaft vom Kleinen und Partikulären. Gerade diese Art von Wissenschaft, die uns im Fall akuter Krankheiten so sehr nützt, schadet uns, wenn es um die Behandlung chronischer Krankheiten geht. Das liegt an dem reduktionistischen Verständnis von Wissenschaft, das mit der Erfindung des Mikroskops begann und mit noch kleineren Analyseeinheiten – wie es die einzelnen Moleküle in unseren Genen sind – fortgeführt wird. Bei all der Stärke, die diese Wissenschaft besitzt, haben wir doch bisher weder ihre Grenzen noch den Schaden berücksichtigt, den sie anrichtet.

Im folgenden Kapitel werde ich erklären, wie Patienten, die ganzheitliche Wege zu ihrer Heilung fanden, mir die Arroganz austrieben, mit der ich die reduktionistische Wissenschaft für unangreifbar hielt, und mich neugierig machten herauszufinden, wie Heilung geschieht.

AADI

Aadi war wieder mehr als ein Jahr tremorfrei gewesen. Er war nun bereits zum dritten Mal »kuriert«. Als bedeutender Geschäftsmann in Bangalore, Indien, hatte Aadi ein höchst erfolgreiches Exportgeschäft aufgebaut, das ihn ziemlich reich gemacht hatte. Doch mit seinem fünfzigsten Lebensjahr war er an Parkinson erkrankt. Morbus Parkinson ist eine progressive, chronische Krankheit, bei der entscheidende Nervenzellen im Gehirn versagen und absterben. Mit der Zeit kann jemand, der an Parkinson leidet, seine Körperbewegungen nicht mehr kontrollieren. Aadis Krankheit schritt schnell voran, das immer heftigere Zittern und seine Steifheit machten ihm Angst. Das Leben machte ihm keine Freude mehr. Als ich ihn später befragte, sagte er mir, dass er sich bereits vorgestellt hatte, wie alles, was er sich aufgebaut hatte – sein Geschäft, seine Familie mit fünf Töchtern und einem Sohn, sein großes Haus und sein gesellschaftliches Leben –, vor ihm zusammenbrach.

Er musste sein Leben »in Ordnung bringen«, sagte er. Also kanalisierte er seine ganze Energie, mit der er auch sein Geschäft aufgebaut hatte, auf die Suche nach einer Behandlung. Er reiste zu den angesehensten auf Morbus Parkinson spezialisierten Zentren in New Delhi, Bangalore, London bis hin zu den Vereinigten Staaten. Alle bestätigten ihm die Diagnose, und am Ende nahm er zwei Medikamente, die das Dopamin im Gehirn ankurbeln sollten, sowie ein Antidepressivum, das er nicht mochte, weil er damit, wie er sagte, Mühe hatte zu denken. Mehr wissenschaftlich erprobte Mittel gegen Parkinson gab es nicht. Doch Aadi empfand nur geringe Erleichterung durch die Behandlung, die sein Zittern zwar reduzierte, aber nicht stoppte, seine fortschreitende Steifheit und schlechte Stimmung aber kaum besserte. Da er über die nötigen finanziellen Mittel verfügte, suchte er weiter nach möglichen Therapieformen. Doch fand er nur experimentelle Methoden wie das Implantieren von dopaminproduzierenden Zellen oder einem Hirnschrittmacher. Er war verzweifelt genug, um derlei Methoden in Erwägung zu ziehen.

Doch jetzt mischte sich seine Frau ein. Auch sie war verzweifelt, wie sehr die Krankheit ihrem Mann und ihrer Familie zusetzte. Doch war ihr Lösungsansatz ein anderer. »Du bist Inder«, schimpfte sie mit ihm. »Du solltest zu einem ayurvedischen Arzt gehen. Ayurveda ist das älteste Medizinsystem der Welt, das direkt hier im Land entwickelt wurde. Warum fliegst du überall auf der Welt herum, wenn du die Lösung für dein Problem vielleicht direkt vor der Nase hast?«

Aadi wehrte sich, schließlich war er ein harter Geschäftsmann und gestrenger Familienvater. »Von dieser Quacksalberei will ich nichts wissen«, sagte er und versuchte, seine Frau zu ignorieren. Doch sein Zustand verschlechterte sich. Also erkundigte sich seine Frau in einem ayurvedischen Krankenhaus vor Ort, ob sie auch Parkinson behandelten. Sie bejahten.

Ayurveda heißt auf Sanskrit »Wissen vom Leben«. Es ist ein traditionelles, altes indisches Medizinsystem – eines der ältesten auf der Welt, wie Aadis Frau gesagt hatte. Auch heute noch ist es in Indien sehr verbreitet. Es handelt sich dabei um ein vorwissenschaftliches System. Obwohl die Ursprünge wahrscheinlich über 5000 Jahre zurückreichen, gibt es bisher nur sehr wenig Forschung, die seinen Heilungsanspruch überprüft hätte. Wie die meisten traditionellen Methoden in der Gesundheitsfürsorge ist es zwar in seinem Ursprungsland weit verbreitet, wird aber von so gebildeten und wohlhabenden Leuten wie Aadi nur wenig genutzt. Über Tausende von Jahren ist es bei Milliarden von Menschen zur Anwendung gekommen, ohne dass es bislang der modernen wissenschaftlichen Beurteilung unterzogen worden wäre.

Aadi war skeptisch, als seine Frau es ihm vorschlug, umso mehr, als der erste Schritt auf der Suche nach den »spirituellen« Ursachen seiner Erkrankung in einer Analyse seines Geburtshoroskops bestand. Aadi glaubte an all das Zeug nicht, doch seine Frau beharrte weiter darauf, er solle es zumindest mal einen Monat in einem ayurvedischen Krankenhaus außerhalb von Bangalore versuchen. Schließlich habe er sämtliche anderen Optionen ausprobiert, und jetzt gehe es ihm schlechter. Widerstrebend ließ er sich darauf ein. Das war inzwischen sechs Jahre her.

Als ich Aadi begegnete, ging sein dritter Krankenhausaufenthalt gerade zu Ende. Das ayurvedische Krankenhaus liegt etwa fünf Stunden von Bangalore entfernt im ländlichen Indien und ist ein großer Komplex mit Gebäuden und Räumen, die sich über mehrere Hektar Land verteilen. Zusätzlich zu den Übernachtungszimmern für die Patienten gibt es Tempel, Massageräume, Gruppenräume für Yoga, einen großen Kräutergarten und eine Produktionsstätte sowie ein Badehaus, in dem Hydrotherapie und Ölbehandlungen durchgeführt werden. In den vorausgegangenen sechs Jahren hatte sich Aadi dreimal, jeweils über Zeiträume von vier bis sechs Wochen, hier aufgehalten – das erste Mal nur sehr widerwillig, das zweite Mal noch immer skeptisch. Diesmal war er begeistert bei der Sache. Jedes Mal hatte er das Krankenhaus weitgehend symptomfrei verlassen; sein Zittern hatte sich um 90 Prozent gebessert, die Steifheit war weg, Energielevel und Stimmung deutlich angehoben. Nach jedem Aufenthalt konnte er sich wieder auf Geschäft und Familie konzentrieren. Diesmal hatte er fünf Wochen im ayurvedischen Krankenhaus verbracht und sich täglich intensiven Behandlungen unterzogen, die alle Aspekte von Körper, Geist und Seele berücksichtigten.

Aadi sagte mir, bei jedem Krankenhausaufenthalt hatten die Behandlungen seine Symptome größtenteils beseitigt. Das erste Mal habe diese Besserung fast zwei Jahre angehalten. Mit der Zeit sei er wieder so in seine Arbeit eingestiegen, dass er nicht mehr zum Arzt gegangen sei und das spezielle, ihm auf Dauer verschriebene Programm abgesetzt habe, das aus Meditation, einer Diät, Kräutern und Ölmassagen bestanden habe. Langsam seien die Symptome zurückgekehrt. Diesmal habe er sich freiwillig für eine »Auffrischung« eingewiesen. Er gab zwar zu, nicht komplett wiederhergestellt zu sein – das Zittern war nicht ganz weg –, doch sei er nun wieder komplett einsatzfähig und bereit heimzukehren. Und er nahm keinerlei sonstige Medikamente mehr. »Das ist Magie«, sagte er schulterzuckend mit einem Lächeln. Er glaubte zwar immer noch nicht an Magie, aber er wusste, dass die Behandlung half.

Aadi gab mir die Erlaubnis, ihn zu untersuchen. Bei den umfassenden neurologischen Tests, die ich vornahm, zeigten sich nur gelegentlich ein geringfügiges Zittern und leichte Dysfunktionen in seinen Reflexen. Alles andere war normal. Wäre er in meine Praxis gekommen, dann hätte ich bei ihm keinen Parkinson diagnostiziert. Aadi sagte, er werde nun regelmäßig alle 12 bis 18 Monate für einen Monat Intensivbehandlung wiederkommen. »Was für Anwendungen bekommen Sie denn?«, fragte ich. »Dazu müssen Sie Dr. Manu befragen,« antwortete Aadi, »er ist der Chefarzt. Ich mache eine Menge Sachen. Das meiste scheint darauf ausgelegt zu sein, dass ich wieder in die rechte Spur komme und erkenne, was mir im Leben wichtig ist. Kaum vergesse ich in meinem Alltag, wer ich wirklich bin, werde ich krank. Hierher komme ich, um herauszufinden, warum ich auf der Welt bin. Mir werden auch alle möglichen Behandlungen zur »Körperreinigung« verordnet – mit Abführmitteln, Ölmassage, Kräutern und so. Nach Details frage ich schon gar nicht mehr. Ich weiß nur, dass es funktioniert. Dr. Manu kann Ihnen das mit Sicherheit besser erklären.« Er zuckte mit den Achseln. »Sprechen Sie doch einfach mit ihm.«

DR. MANU

Manu Padimadi, kurz Dr. Manu, wie er im Krankenhaus genannt wird, ist ein hochgewachsener, selbstsicherer Mann. Im Gespräch scheint er einem bis direkt in die Seele hineinzusehen, was ein wenig verunsichert. Nach 14 Jahren Ausbildung leitet er das

Krankenhaus nun bereits seit sieben Jahren. Seine Vorgänger waren sein Vater und sein Großvater. Er spricht einwandfreies Hochbritisch, was er, wie ich später erfuhr, in seinen Jahren in Oxford perfektioniert hatte, wo er Chemie und Molekularbiologie studierte.

Bei unserer ersten Begegnung wusste ich davon nichts. Sein Krankenhaus im Süden Indiens besuchte ich im Zuge meiner beruflichen Tätigkeit als Direktor eines Zentrums der traditionellen Medizin, das mit der WHO zusammenarbeitete und das wissenschaftliche Verständnis traditioneller Heilungssysteme voranzubringen versuchte, wie Ayurveda eines war. Dr. Manu hatte eine Datensammlung zu ayurvedischen Behandlungen angelegt und hatte großes Interesse an einer Weiterführung der diesbezüglichen Forschung. Er erklärte mir Philosophie und Ansatz des Ayurveda. Es gehe darum, dass der Geist »universelles Bewusstsein« erfahre, das sei das Hauptziel des Ayurveda. Habe man das einmal erlebt, erklärte er, trete Heilung ein, »weil du dein wahres Selbst gefunden hast«.

Aadi, so sagte er, habe seinen eigentlichen Lebenszweck nicht mehr gesehen, als er auf Kosten seiner Familie, seiner Gemeinschaft und sogar seines persönlichen Befindens und Wachstums sein Geschäft verfolgte. Mithilfe des Ayurveda habe Aadi begonnen, nach der Ursache zu suchen, wegen der er sich von seiner göttlichen Aufgabe entfernt hatte. Dann wurde ein Behandlungsplan zusammengestellt, mithilfe dessen Geist und Körper in eine bessere Übereinstimmung mit dieser Aufgabe gebracht werden konnten. Im Ayurveda macht man dies, indem man bei den Patienten das Gleichgewicht der *Doshas* auswertet. Doshas, so erklärte mir Dr. Manu, seien eine Kombination aus Eigenschaften des Körpertypus und der mentalen und emotionalen Struktur eines Menschen, sie dienten als Richtlinien für die »Personalisierung« des individuellen Weges in die Heilung.

Im Ayurveda gibt es demnach keine Unterscheidung zwischen Korper und Geist. Die Physiologie und die spirituellen Elemente sind Teile der Gesamtperson und beeinflussen sich gegenseitig. Zusätzlich führt man dem Patienten ein wenig Stress in Form von Abführmitteln und Kräutern zu, um den Heilungsprozess anzuschieben. In unregelmäßigen Abständen werden als Trigger toxische Substanzen verabreicht. Fasten und Körperübungen – vor allem Yoga – gehören ebenso zur Heilkur dazu.

Das Ziel dieser Behandlungen sei es, wie Manu weiter ausführte, die dem Einzelnen innewohnenden Heilungsprozesse »wachzurufen«, also mentale wie physische Irritationen hervorzurufen, die, wenn sie im Zusammenhang mit seinem göttlichen Auftrag und seiner Ausrichtung im Leben angewendet würden, dem Menschen hülfen, sich neu zu sortieren, sozusagen »ganzer« zu werden und zu heilen. Wenn die Menschen die richtigen Elemente als »Nährstoffe« für Körper, Geist und Seele um sich hätten und wenn diese Elemente dann noch so gefördert würden, dass sie heilend wirkten, erklärte er, dann würden die Patienten genesen und auf einer neuen Ebene zu Gleichgewicht und Gesundheit finden. »Ist das Ganzsein erst einmal erreicht, kann es nur erhalten werden, wenn die Menschen ihr Tun – die Behandlung eingeschlossen – auch weiterhin mit dem eigentlichen Sinn ihres Lebens verbinden«, sagte Manu. »Das erhöht die Wahrscheinlichkeit, dass sie gesund bleiben.« Ganz schön tiefgründig, dachte ich, aber was hieß das für das tägliche Leben?

Morgens stand Aadi früh auf und durchlief eine Reihe von Ritualen und Gebeten, mit deren Hilfe er sich zentrierte und Achtsamkeit übte. Er aß nach einer bestimmten Diät, die seine Dosha-Energie ausbalancieren sollte, nahm verschiedene Kräuter zu sich und machte Übungen, um Körper und Geist zu entspannen und zu reinigen. Atmung und Meditation, Yoga und Fasten waren Teile des Programms. Wenn er einen Monat auf diese Weise übte, kam sein Körper wieder ins »Gleichgewicht« und heilte. Das hatte Aadi nun bereits dreimal erlebt, und sein Parkinson hatte sich jedes Mal so gut wie aufgelöst.

Während Dr. Manus Erklärung, man müsse den richtigen Bedeutungsgehalt und Kontext herstellen, aus meinen Erfahrungen mit Norma, Bill, Sergeant Martin und anderen Patienten einen Sinn ergab, kam mir seine Beschreibung der Doshas, die Verwendung von Abführmitteln und kleinen Dosen von Toxinen sowie und vor allem die Rolle der Astrologie in der Gestaltung der Behandlungen unsinnig und wie Aberglaube vor. Das sagte ich

Dr. Manu auch. War irgendeine dieser Behandlungsformen streng wissenschaftlich untersucht oder in randomisierten, kontrollierten Versuchen nachgewiesen worden? Hatten ayurvedische Ärzte gezeigt, dass irgendeine davon tatsächlich Heilung und Gesundung bewirkt hatte, wie sie es für ihre Methode beanspruchten? Gab es einen Beweis, dass die Doshas existierten? Ließen sie sich messen und beeinflussen? Wir wussten, dass Parkinson durch eine zu niedrige Dopaminproduktion in der *Substantia nigra,* einem bestimmten Teil des Gehirns, entsteht. Hatte, fragte ich, irgendeine dieser Behandlungsmethoden nachweislich die Dopaminproduktion in diesem Teil des Gehirns erhöht?

Nein, gab Manu zu, sie hätten die Beeinflussung der Dopaminproduktion im Gehirn durch ayurvedische Behandlungen nicht gemessen. Er sei jedoch offen für derlei Untersuchungen. Wenn es in der Tat eine nichtinvasive Möglichkeit gebe, sagte er, die biochemischen Marker bei den Krankheiten, die sie behandelten, zu verfolgen, könne er sich vorstellen, dass es ihnen ausgesprochen helfen würde, das alte Heilsystem zu verbessern, zu personalisieren – und auch wissenschaftlicher zu gestalten. Zugleich warnte er, man dürfe sich nicht einfach nur auf das fokussieren, was über einen kurzen Zeitraum einen Dopaminanstieg in einem bestimmten Bereich des Gehirns bewirke. Was man brauche, um Ayurveda angemessen zu untersuchen, erklärte er, sei ein Forschungsansatz, der die Reaktionen des gesamten Menschen monitorisiere. Objektivere Wege, um diese Reaktionen zu verfolgen, seien willkommen, solange sie nicht auf eine Weise verwendet würden, die in die Fähigkeit des gesamten Menschen eingreifen würden, als komplexes, anpassungsfähiges System zu reagieren. »Schaut man sich nur einen kleinen Teil der Krankheit eines Menschen an und behandelt nur diesen einen Teil, ist das schädlich. Bewahre die Kranken vor Schaden«, zitierte er mit einem Funken Ironie den Eid des Hippokrates, den alle westlichen Mediziner beim Erhalt ihres Diploms aufsagen.

Ich war skeptisch und ein wenig verärgert, von einem nichtwestlichen Arzt mitten im ländlichen Indien eine Lektion über die Wissenschaft und Ethik der westlichen Medizin zu erhalten. Bestimmt war irgendetwas von dem, was Aadi da erhielt, schädlich, dachte ich. Ich hatte mir Studien über toxische Schwermetalle in ayurvedischen Kräutern angesehen und konnte mir nicht vorstellen, wie mittels Abführmitteln induzierter Durchfall und Magenentleerung gesund sein sollten. Ich wies Dr. Manu darauf hin.

»Schauen Sie«, sagte Manu leise seufzend, »vergessen Sie mal für einen Augenblick Doshas, Astrologie und Abführmittel.« Er ging zu dem Whiteboard an einer Wand in seinem Büro und begann zu zeichnen. »Jedes bedeutende Heilsystem – und dazu gehört auch die westliche Medizin – erkennt an, dass ein Mensch mehr ist als nur sein Körper oder seine Biochemie; dass wir, um wirklich den ganzen Menschen behandeln zu können, anerkennen müssen, dass er ein physisches, soziales, geistiges und spirituelles Wesen ist.« Er malte eine Reihe konzentrischer Kreise an das Whiteboard. »Wohlbefinden und Heilung treten auf, wenn jemand als ganzer Mensch behandelt wird und sich selbst als solcher erfährt. Die Aufgabe eines Arztes besteht darin, ihm zu helfen, diese Verbindungen zu verstehen und herzustellen – das heißt herauszufinden, was von entscheidender Bedeutung für ihn ist –, und dann Körper und Geist mithilfe von Therapien so zu triggern und zu einer Reaktion anzustoßen, dass das Gleichgewicht und das Ganzsein wiederhergestellt werden.«

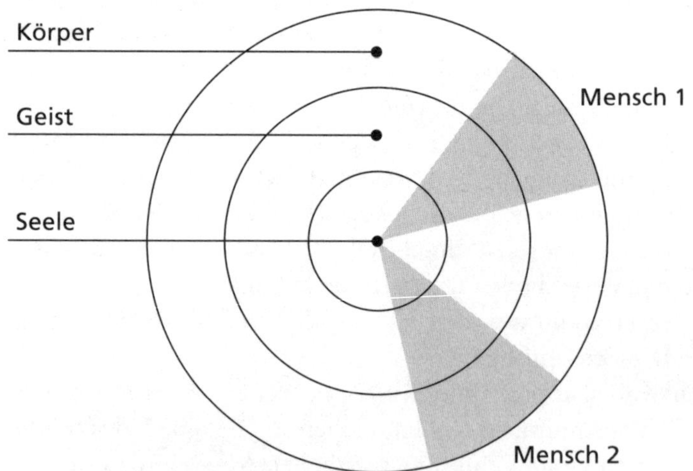

Manus Zeichnung des ayurvedischen Modells vom Menschen

Manu zog eine Linie vom Außenkreis, der den Körper darstellte, durch die anderen Schichten des Menschen bis zum innersten, spirituellen Kreis und wieder zurück. »Wenn diese Verbindung hergestellt ist, treten Ganzsein und Heilung ein. Schließlich stammt das englische Wort *heal* (heilen) von dem altenglischen *healan,* aus dem auch die Wörter *whole* (ganz) und *holy* (heilig) entstanden sind.«

Welche Ironie, dass mir ein indischer Arzt aus einem Zentrum alter Heilkunst im ländlichen Indien eine Lektion in meiner Muttersprache Englisch erteilte.

»Wenn Aadi morgen das Krankenhaus verlässt«, fuhr er fort, »wird er mit dem Gefühl dieses Ganzseins, dieses Gleichgewichts und Wohlbefindens gehen. Außerdem sind seine Parkinson-Symptome um 90 Prozent gemindert. Selbst wenn ich Ihnen beweisen könnte, dass eines der Kräuter, die er einnimmt, die Dopaminproduktion in der Substantia nigra seines Gehirns um 100 Prozent steigert, müsste ich diese Therapie doch immer noch in einen Zusammenhang mit seinem Leben als Ganzem stellen, damit sie gut funktioniert. Die Herausforderung für ihn besteht jetzt beim Verlassen der Klinik darin, sein Lebensziel, sein Ganzsein, sein Gleichgewicht und sogar das heilige Element in seinem Alltag beizubehalten und all das mit Verhaltensweisen wie regelmäßigem Fasten und Yoga zu stärken, damit die Heilungsprozesse aktiv bleiben.«

XIAO UND MR. COUSINS

Ich musste zugeben, dass manches von dem, was Manu sagte, Hand und Fuß hatte. Wir sind nicht einfach nur Chemiebehälter, zumindest kommen wir nicht ohne Schaden davon, wenn wir uns wie solche verhalten. Doch sprach Manu auch von einem universellen Heilungsprozess, für den es nicht nötig sein sollte, etwas über den spezifischen Effekt einer bestimmten Behandlung auf einen biologischen Mechanismus zu wissen. Wie auch immer man sich Aadis bemerkenswerte Genesung erklärte, eines war immerhin klar: Sie war ihm nun schon bereits mehrfach geglückt, und es ging ihm viel besser, seit er sich auf dieses alte Heilsystem eingelassen hatte. Auch wenn ich mich freute, Aadis Genesung von einer sonst unheilbaren Krankheit mitzuerleben, hatte ich doch Mühe, Manus Erklärung zu akzeptieren.

Offensichtlich war er in der westlichen Wissenschaft und Medizin ebenso bewandert wie in den alten ayurvedischen Methoden. Er gehörte zu den seltenen Menschen, die in zwei komplett unterschiedlichen Systemen voll ausgebildet waren.

Manus Erklärung leuchtete mir zwar intuitiv ein, aber mich störte, dass ich praktisch keinen Beweis für die Tatsache finden konnte, dass sich der Parkinson durch seine Methoden effektiv behandeln ließ. Und das konnte ich nicht akzeptieren. Für den wissenschaftlichen Nachweis muss man in der Medizin eine einzelne Therapieform isolieren und nachweisen können, dass sie mithilfe eines spezifischen Mechanismus einen spezifischen Effekt erzeugt. Über die Interventionen und Behandlungen, denen sich Aadi unterzogen hatte, gab es keinerlei klinische Studien oder auch nur einfachste wissenschaftliche Studien, die darauf hingewiesen hätten, dass diese Behandlungen das biologische Kernproblem bei Parkinson – den Dopaminspiegel in der Substantia nigra des Gehirns – beeinflussten. Stattdessen schienen diese Behandlungen generell das Befinden fördern oder das Gesamtsystem belasten und eine nicht Parkinson-spezifische Reaktion hervorrufen zu sollen.

Eine Durchsicht der Interventionen ergab, dass nur eine davon erwiesenermaßen für eine Dopaminproduktion im Gehirn sorgte: Ein fester Bestandteil von Aadis Diät waren Linsen. In einer kleinen klinischen Studie war herausgefunden worden, dass dieses Nahrungsmittel die Dopaminproduktion fördert. Doch reichte das nicht aus, um die bemerkenswerte Besserung von Aadis Zustand zu erklären. Außerdem lässt sich – solange der Patient eine Wirkung erwartet – die Dopaminproduktion durch vieles beeinflussen, zum Beispiel auch durch Placebo-Interventionen. Man konnte nicht davon ausgehen, dass die Linsen auch nur irgendwie wirksamer waren als die vielen anderen Behandlungen, denen sich Aadi unterzogen hatte, vorausgesetzt er – und die Kultur seiner Umgebung – glaubte, sie würden ihm helfen. Aus meiner Sicht ging es Aadi nun besser, weil er einfache Unterstützung (Ernährung, Körperübungen, Ruhe) für Gesundheit und Befinden erhalten hatte sowie ein oder zwei Körperstressoren (Fasten, Abführmittel, Toxine), die sein System in Bewegung setzten, und weil er in seinen Überzeugungen durch einen Haufen Placebos beeinflusst worden war.

Dieses Muster traf nicht nur auf Ayurveda zu. Doch wie verbreitet war es? Um das herauszufinden, stellte ich ein Programm zur Untersuchung verschiedener Heilsysteme auf der ganzen Welt zusammen. Als Direktor sowohl eines Zentrums für traditionelle Medizin an der WHO als auch des NIH Office of Alternative Medicine war ich vor allem daran interessiert, die Systeme auf ihren Einfluss auf die Genesungserfolge und auf ihre fragliche wissenschaftliche Grundlage hin zu prüfen. Das Muster, das mir am Beispiel Aadis in der ayurvedischen Klinik begegnet war, fand sich ebenso in anderen Gesundheitssystemen, auch wenn jedes seinen eigenen Rahmen, sein spezifisches Interventionsset, eigene Erklärungen und Rituale besaß. Alle schienen ein und demselben Grundmuster zu folgen.

So besuchte ich zum Beispiel in China das Great Wall Hospital außerhalb von Peking, das auf die Behandlung des Morbus Bechterew *(Spondylitis ankylosans)* spezialisiert ist. Morbus Bechterew ist eine fortschreitende Autoimmunerkrankung, die – vor allem in der Wirbelsäule – Erosion, Fibrose, Sklerose und Versteifung in den Gelenken bewirkt. Es ist eine Erbkrankheit, die eher Jungen als Mädchen betrifft. Sie verwandelt starke, kräftige Jungen und Männer binnen weniger Jahre in Invaliden. Die Krankheit schwächt die Person allgemein, die an Entzündungen, Schmerzen und abnehmender Beweglichkeit wie Funktionalität der Gliedmaßen leidet. Es gibt bisher keine wirksame Abhilfe. Vielleicht erinnern sich die Leser an die Geschichte des Journalisten Norman Cousins. Er behauptete, dass er sich mit hohen Vitamin-C-Dosen und Lachtherapie von der Krankheit geheilt hätte. Dabei ist beides in der Wirkung nicht nachweisbar.

Im Great Wall Hospital wurden mehrere Therapien angeboten, die wichtigste jedoch war eine Mikrochirurgietechnik, bei der mithilfe flacher Nadeln die Fibrose an der Wirbelsäule aufgebrochen wurde. Die Technik sah sehr schmerzhaft aus, denn dabei wurden die langen, flachen Akupunkturnadeln an der Wirbelsäule entlang platziert und so lange hin- und herbewegt, bis sie das Bindegewebe geöffnet hatten. Diese »Mikrochirurgie« wurde wöchentlich wiederholt und gab dem Körper einen so starken Impuls oder genauer Schock, dass er sich erholen und wiederherstellen musste. Diese Mikrochirurgie-Eingriffe wurden jedoch in einem Umfeld verabreicht, das der Atmosphäre in dem ayurvedischen Krankenhaus, an dem ich Aadi begegnet war, sehr ähnelte. Überall waren die Familien präsent, die die Patienten mit Essen und Fürsorge bedachten und während der Therapie unterstützten und ermutigten. Auch eine Körpermassage namens Tuina (die sich von den Massagen, die Aadi erhielt, sehr unterschied) wurde verabreicht. Tägliche Körperübungen in Form von Tai-Chi wurden verordnet, außerdem lange Ruhephasen und Schlaf zwischen den Behandlungen. Die begleitenden Kräutermischungen sollten die »Chi-Balance« oder »Lebensenergie« anregen und das Immunsystem nach dem Nadeln beruhigen. Man orientierte sich daran, wie Umgebung, Jahreszeiten, Familie und Stand der Sterne die Lebensenergie des Patienten beeinflussten. Jeder dieser Faktoren lenkte demnach das Chi, sortierte den Patienten neu, balancierte und heilte ihn.

Ich erinnere mich, wie ich einen jungen Mann namens Xiao begleitete. Er war 24 Jahre alt und hatte einen schnell fortschreitenden Morbus Bechterew. Dank Chinas Ein-Kind-Politik wurde Xiao als Einzelkind von der gesamten Großfamilie in den Himmel gehoben und abgöttisch geliebt. Als begabter Athlet war er in der Schule dem Leichtathletikteam beigetreten und am Sprungstab sogar irgendwann Anwärter für das olympische Team gewesen. Doch mit achtzehn bemerkte er plötzlich wachsende Schmerzen im Becken und Rücken. Als Wärme und Physiotherapie nichts halfen, begaben sich seine Eltern mit ihm in das Hospital nach Peking. Röntgenaufnahmen der Wirbelsäule zeigten die für die Bechterew'sche Krankheit charakteristische Trübung zwischen den Bandscheiben und dem Becken. Ein Bluttest bestätigte, dass er das HLA-B27-Gen besaß, das zu 25 Prozent mit – der in der Regel schwereren Variante – der Krankheit assoziiert wird. Inzwischen war Xiao vierundzwanzig und die Krankheit noch weiter fortgeschritten, was zu noch mehr Steifheit (in Fachkreisen als »Bambuswirbelsäule« bezeichnet), Erschöpfung, Augenentzündung (ebenfalls ein seltenes Symptom bei Bechterew) und einigen frühen Herzsymptomen geführt hatte. Als wir uns kennenlernten, witzelte Xiao: »Früher hab ich den Stab beim Sprung gebogen, jetzt bin ich selbst der Stab.«

Xiaos Mutter sah, dass ich nicht recht wusste, wie ich auf seinen Spruch reagieren sollte. War das gerade Sarkasmus gewesen? Sie beruhigte mich. »Typisch Xiao«, sagte sie lächelnd, »immer macht er Witze. Obwohl er so krank ist, hat er sich seinen Humor bewahrt.«

»Ich hab Glück gehabt mit meiner Familie«, sagte er. »Körperlich kann ich vielleicht keine neuen Höhen mehr erspringen, geistig aber geht das durchaus.«

Wie mir Xiaos Familie erzählte, hatte er bei seiner Ankunft im Krankenhaus im Rollstuhl gesessen, weil er nicht mehr gehen konnte. Er konnte sich weder nach rechts noch links drehen oder sich um mehr als 20 Prozent vorbeugen. Er war komplett auf die familiäre Fürsorge angewiesen. Als ich ihn sechs Wochen nach seiner Krankenhausaufnahme untersuchte, stand er schon wieder auf den eigenen Füßen und ging am Stock. Er konnte sich bereits wieder um 45 Grad zu den Seiten drehen. Er sagte, es gehe ihm viel besser, er sei glücklicher, habe mehr Energie und bedeutend weniger Schmerzen. Zwei weitere Monate mit zusätzlichen Therapien aus der Traditionellen Chinesischen Medizin hatte er noch vor sich. Der Klinikleiter Dr. Yu Chen sagte mir, sie verzeichneten bei einer Behandlungsdauer von ein bis drei Monaten bis zu 60 Prozent exzellente Besserung bei Patienten mit Morbus Bechterew.

Während ich Xiao in seinem Krankenhausalltag begleitete, fielen mir die frappierenden Ähnlichkeiten zu anderen medizinischen Ansätzen auf, die bei Patienten zu einer Heilung führten: Teams bestehend aus den Pflegekräften, Ärzten und Familienmitgliedern sowie Therapeuten für die spirituellen Fragen (in der chinesischen Medizin gibt es keine Psychotherapie, wie wir im Westen sie kennen; doch wie Ayurveda in Indien macht sich auch die

TCM Astrologie zunutze). Man verschrieb Xiao spezielle gewürzreiche Diäten und Kombinationen aus chinesischen Kräutern, die zum Teil Toxine enthielten (wie einige der ayurvedischen Mittel). Außerdem gab es eine Menge Tai-Chi-Übungen, Aufenthalte draußen in der Natur sowie Ruhe und Schlaf. Dr. Chen sagte, bei der Hälfte der Patienten hielten die guten Erfolge über Jahre an, bei anderen dagegen würde die Krankheit erneut ausbrechen. Er hatte keinerlei Daten, um seine Behauptungen zu stützen, und hatte auch keine klinischen Versuche durchgeführt, um zu beweisen, dass das Verfahren in seiner Gesamtheit funktionierte. Einige der Gewürze und Kräuter waren im Labor auf ihre das Immunsystem beeinflussende Fähigkeit untersucht worden, keines aber hatte man in klinischen Studien an Bechterew-Patienten geprüft.

Nach meiner Erfahrung mit Xiao dachte ich über Norman Cousins Beschreibung seiner Selbstbehandlung nach. Da er in den USA kein integratives Zentrum hatte finden können, erfand er kurzerhand seinen eigenen Behandlungsplan. Er besuchte verschiedene Fachärzte an der University of California sowie Anbieter sogenannter alternativer Heilmethoden und stellte sich dann selbst ein allgemeines Programm zur Gesundheitsförderung auf, zu dem über einen Zeitraum von mehreren Monaten die Einnahme von hochdosiertem Vitamin C und Lachtherapie gehörten. Um sich zum Lachen zu animieren, schaute er sich alte Filme von Komikern wie Charlie Chaplin an, gefolgt von ausdauernder Ruhe und Schlaf. Mich überraschte, dass sowohl Xiao wie Norman Cousins auf das Lachen als Therapie gestoßen waren. Sie hatten noch anderes gemeinsam. Auch Cousins war von Familie und Freunden umgeben und erwähnte, wie wichtig es für ihn war, in die Natur einzutauchen, die ihm in einer ansonsten für ihn sehr anstrengenden Zeit Ruhe – eine Entspannungsreaktion – verschaffte. Xiao unternahm täglich Spaziergänge in den Wald und machte dort sein Tai-Chi, häufig zusammen mit einer seiner Tanten oder einem seiner Krankenhausfreunde.

Genau wie zu der heilenden Umgebung im Great Wall Hospital gab es auch zu der Umgebung, die sich Norman Cousins schaffte, keine Forschung, die eine heilende Wirkung bestätigt hätte. Spätere Studien über hochdosiertes Vitamin C zeigten eine nur kleine bis zu vernachlässigende Wirkung auf die Krankheit. Cousins wusste das damals nicht, doch ist Vitamin C in der Dosis, die er zu sich nahm, ein Toxin – und wirkt eher oxidativ als antioxidativ, ruft also immer wieder Stress im Körper hervor. Wie das Lachen auf das Immunsystem wirkt, dazu gab es bis dahin nur wenig Forschung. Und doch berichtete Cousins, dank dieser Therapien habe er es zu einer fast vollständigen Genesung gebracht.

WIE VERBREITET IST DAS?

Inwieweit war dieses Muster von Unterstützung, Stimulierung und Überzeugung für eine Heilung relevant, fragte ich mich. Um dies herauszufinden, führten mein Team und ich in verschiedenen Ländern eine Reihe von Untersuchungen mit unterschiedlichen Behandlungsmethoden durch. Unser Ziel war es zu analysieren, wie die Methoden wirkten und welche Ergebnisse sie erzielten. Wir besuchten mehr als 30 Zentren auf der ganzen Welt und nahmen dort gründliche Auswertungen vor. Und überall fanden wir ein und dasselbe Muster. Unter den richtigen Bedingungen ergaben sich Erfolge wie bei Norma, Bill, Sergeant Martin, Aadi, Xiao und Cousins. Diese Zentren und Kliniken bewirkten häufig beachtliche klinische Erfolge. Und genau wie bei den anderen mangelte es an wissenschaftlichen Beweisen. Wir erlebten, dass Heilung in der Tat möglich war und sich bei vielen chronischen Krankheiten induzieren ließ. Doch wenn wir eine Behandlungskomponente vom Rest zu isolieren und ihren Beitrag – wie die Wissenschaft es verlangt – an einem Ergebnis zu messen versuchten, verringerten sich die Erfolge, sie verschwanden oder trugen zu höchstens 20 bis 30 Prozent zur Besserung des Krankheitsverlaufs bei. Behandlungsprozess und -ritual machten den Rest aus. War dies ein gemeinsames Muster beim Versuch, Heilfaktoren mit wissenschaftlichen Mitteln zu erfassen, egal mit welcher Methode – ob mit Diät, natürlichen oder pharmazeutischen Arzneimitteln – behandelt wurde?

Je tiefer ich in die Wissenschaft einstieg, desto weniger sicher war ich mir noch bezüglich meines Wissens aus dem Medizinstudium. Ich hatte Norma, Bill, Sergeant Martin und andere Patienten erlebt, wie sie sich unter meiner Fürsorge abquälten, während ich doch evidenzbasiert arbeitete – und wie es ihnen dann nach Anwendung nichtwissenschaftlicher Methoden trotz meiner diesbezüglichen Skepsis bedeutend besser ging. Als ich nun noch bei Patienten wie Aadi und Xiao erlebte, wie sich, obwohl ihre jeweilige Krankheit als unheilbar galt, ihre Symptome durch den Gebrauch alter, nicht wissenschaftlich fundierter Heilsysteme verloren, geriet mein Weltgefüge ins Wanken.

Es gab keinerlei Beweise, dass Gebete oder Astrologie, Massage, Abführmittel oder Heilkräuter einen Morbus Parkinson auskurierten. Entsprechend gab es keine wissenschaftliche Grundlage für den Glauben, Nadeln und Tai-Chi könnten den Morbus Bechterew heilen, Vitamine würden Arthritis oder ein chirurgischer Eingriff Rückenschmerzen beseitigen oder Sauerstoff eine Hirnverletzung behandeln. Wie verbreitet waren derlei Phänomene? Wie oft passierte Heilung? Wie oft versagte die Wissenschaft? Und warum? Passierte dies nur, weil nicht genug über die Heilmethoden geforscht wurde, oder lag es an der Art und Weise, wie wir Heilung zu beweisen versuchten? Versperrte uns da irgendetwas die Sicht? Anscheinend befand sich das Geheimnis der 80 Prozent des Heilungsanteils direkt vor meiner Nase. Doch wie konnten wir das testen, wenn wir es noch nicht einmal erkannten? Da fiel mir Sarah ein.

SARAH

Sarah und ihr Baby hätten gar nicht in Deutschland sein sollen. Ihr Mann, ein Lkw-Mechaniker, der für eine Pioniertruppe bei der Armee arbeitete, war für ein Jahr im Auslandseinsatz. Doch sie folgte ihm. Gerade mal 21 Jahre alt, frisch verheiratet und ganz frisch Mutter geworden, wollte sie bei ihm sein. Also zog sie zu ihm nach Dexheim in Deutschland. Ich war als Arzt für die in Dexheim stationierte Armeeeinheit, einen kleinen amerikanischen Außenposten, zuständig. Sarah und ihr Mann stammten aus Kansas, und jetzt hatte Sarah eine Depression. Angesichts ihrer Umgebung überraschte das nicht weiter. Sie wohnte abseits des Stützpunktes in einer heruntergekommenen Wohnung. Sie hatte kein Abitur und konnte kein Deutsch. Sie hatte gerade erst ihr Baby bekommen. Und sie war weit fort von zu Hause. Wenn ihr Mann nach tagelangem Einsatz nach Hause kam, fand er die Wohnung oft unaufgeräumt und seine Frau schlafend oder weinend mit dem Baby im Bett vor. Sie baten mich um Hilfe.

Ich diagnostizierte eine postnatale Depression, beriet sie therapeutisch und stellte sie auf ein Antidepressivum ein, einen sogenannten Serotonin-Wiederaufnahmehemmer. Etwa einen Monat später kam sie wieder, um mir zu sagen, sie habe das Medikament abgesetzt. Direkt nach Beginn der Einnahme habe sie jedes Interesse an Sex oder Intimität verloren, während das vor der Geburt des Kindes eine wichtige Rolle für sie und ihren Mann gespielt habe. Sie war sich sicher, dass es an dem Medikament lag.

»Herr Doktor«, sagte sie, »meine Stimmung ist zwar jetzt etwas besser, aber unsere Ehe leidet darunter. Mein Mann ist verständnisvoll, aber haben Sie nicht noch etwas anderes, Besseres?«

Ich hatte so meine Zweifel, ob das Abnehmen ihres Wunsches nach Intimität mit dem Medikament zusammenhing. Ich hielt es eher für ein weiteres Symptom ihrer postnatalen Depression. Doch wäre es sicher kontraproduktiv gewesen, ihr zu widersprechen. Ich bat sie, eine Woche später zusammen mit ihrem Mann vorbeizukommen, damit wir die Sache in einem therapeutischen Gespräch gemeinsam besprechen könnten.

Ein paar Tage darauf war ich bei einem Ärztekongress und fragte einen meiner Kollegen um Rat. Die kleine Praxis, die ich leitete, befand sich in einem abgelegenen Teil Deutschlands, und deutsche Ärzte übernahmen den Bereitschaftsdienst, wenn bei uns am Militärstützpunkt Autounfälle oder Drogenüberdosen auftraten. Das kam etwa einmal im Monat vor. Seit ich als Kind in Deutschland gelebt hatte, konnte ich Deutsch und kannte viele der Ärzte vor Ort. Ich sprach wegen Sarah einen deutschen Kollegen an, mit dem ich gut bekannt und vertraut war. »O ja«, sagte er, »solche Frauen habe ich oft erlebt – so weit weg von zu Hause und krank vor Heimweh. Jung und ohne ein soziales Netzwerk, das sie unterstützt, tragen sie plötzlich die volle Verantwortung für ein Baby und meinen außerdem, den Ansprüchen des Ehemanns genügen zu müssen.«

Der Arzt riet mir zweierlei. »Geben Sie ihr als Erstes das homöopathische Mittel *Gelsemium* und fügen Sie dann *Hypericum perforatum* hinzu«, sagte er. »Der gebräuchliche Name ist Johanniskraut. Es funktioniert ebenso gut wie ein Antidepressivum, ohne dass es die von Ihnen beschriebenen Nebenwirkungen hätte. Erklären Sie dabei unbedingt, wofür die Mittel sind und was sie bewirken sollen.«

Ich hatte noch nie von diesen Mitteln gehört. Wieder zurück in meiner Praxis suchte ich nach Forschungsberichten. *Gelsemium* war ein homöopathisches Mittel, das zwar nicht wissenschaftlich untersucht worden war, wegen seiner geringen Konzentration aber ein Placebo sein musste. Die homöopathischen Nachschlagwerke besagten, es sei gut gegen Heimweh, und beschrieben – allerdings ohne jeden Test oder Nachweis – ähnliche Fälle wie Sarah. Das Johanniskraut dagegen war verschiedentlich gegen Depression getestet worden und hatte in den randomisierten, kontrollierten Versuchen etwas besser abgeschnitten als das Placebo. Es besaß ein gutes Sicherheitsprofil. Da die Mittel kaum Nachteile aufzuweisen schienen, notierte ich sie mir als zusätzliche Tools für mein nächstes Treffen mit Sarah und ihrem Mann.

Weil ihr Mann die Unordnung und Vernachlässigung der Wohnung beschrieben hatte, fragte ich, ob sie nicht eine Haushaltshilfe einstellen wollten. Außerdem fragte ich, ob sie einverstanden wären, ein paarmal die Woche eine Babysitterin zu engagieren, damit Sarah zu Veranstaltungen auf dem Stützpunkt gehen könnte. Sie stimmten zu. Dann erzählte ich ihnen von den beiden Heilmitteln, die mir mein deutscher Kollege empfohlen hatte. Ich las ihnen die Angaben über *Gelsemium* (gut gegen Heimweh) aus dem Buch vor und übersetzte die Beschreibung des Johanniskrauts aus einem deutschen Flyer. Es war »ein altes Heilkraut mit einer wunderschönen gelben Blüte – eine Pflanze mit Sonnenstrahl«. Nicht nur bewiesen Studien, dass es die Stimmung hebe, es sorge auch weniger wahrscheinlich für einen Abfall des sexuellen Interesses. Als die beiden hörten, dass diese Mittel nicht die von Sarah angenommenen Nebenwirkungen des Antidepressivums hervorriefen, sagten sie: »Unbedingt, Herr Doktor, das wollen wir ausprobieren.«

In der Apotheke am Stützpunkt waren die Mittel nicht vorrätig. Ich sagte ihnen also, sie sollten sie sich bei dem deutschen Apotheker vor Ort holen. Nach drei Wochen sollten sie wieder bei mir hereinschauen.

Bei ihrem nächsten Besuch berichtete Sarah, es gehe ihr viel besser. Ihr Mann sei zwar wieder irgendwo draußen bei einem Einsatz, aber sie weine nicht mehr so viel und sei inzwischen schon mehrfach bei offenen Frauentreffs am Stützpunkt gewesen. »Ich habe eine Frau aus Kansas kennengelernt«, sagte sie. »Sie ist nur ein paar Stunden von mir entfernt aufgewachsen. Wir treffen uns jetzt immer zwischen den Gruppentreffen auf einen Kaffee. Und stellen Sie sich vor«, fügte sie mit einer Lebhaftigkeit hinzu, die ich bis dahin bei ihr noch nicht erlebt hatte. »Sie ist im vierten Monat schwanger!«

Sarah wollte jetzt während der Abwesenheit ihres Mannes zusammen mit einer Freundin die Wohnung putzen. Ich bat sie, die Mittel weiterhin zu nehmen und in drei Wochen wiederzukommen, dann aber zusammen mit ihrem Mann. Drei Wochen später – inzwischen also sechs Wochen nach der Veränderung der Umgebung und der Medikamentenumstellung – kamen die beiden lächelnd herein. »Doc«, sagte ihr Mann, »dieses Johanniszeugs funktioniert wirklich! Sie fühlt sich viel besser. Haben Sie tausend Dank.«

Auch wenn sie nie darüber berichteten, nahm ich an, dass ihr Liebesleben nun besser lief. Ich begleitete die beiden noch sechs Monate, bis sie in die USA zurückkehrten. Sarah ging es immer besser, und das Baby wuchs und gedieh. Bei einem ihrer letzten Besuche vor der Heimkehr erfuhr ich, dass sie gut zurechtkam, obwohl sie sowohl das *Gelsemium* wie auch das Johanniskraut abgesetzt hatte.

Irgendetwas hatte Sarah offensichtlich geholfen. Vielleicht war es die Veränderung der Umgebung, nachdem sie ihre Haushaltshilfe eingestellt hatte. Vielleicht war es die neue Freundin. Vielleicht lag es an dem wieder funktionierenden Intimleben. Vielleicht auch an dem homöopathischen *Gelsemium* (höchstwahrscheinlich einem Placebo) oder an dem Johanniskraut (einem milden Antidepressivum). Dennoch fragte ich mich: Konnte es das Johanniskraut sein? Sarahs Zustand hatte sich wirklich drastisch gebessert. Der einschlägigen Literatur zufolge half das Heilkraut zwar bei einer leichten bis gemäßigten Depression, doch war die Wirkung kaum stärker, als sie bei einem Placebo gewesen wäre. War es nun also das Heilkraut, die Freundin, die saubere Wohnung oder die mutmaßliche Intimität, die sie geheilt hatten? Und warum hatte das funktioniert und nicht das Medikament, das ich zuerst gegeben hatte?

JOHANNISKRAUT

Einige Jahre später hatte ich das große Glück, diese Frage direkt untersuchen zu dürfen, denn ich konnte eine große klinische Studie über ebenjenes Heilkraut gegen Depression mitentwickeln und finanzieren, das ich Sarah gegeben hatte. Es war eine ungewöhnliche Studie, strenger angelegt als üblicherweise die meisten Arzneimittelprüfungen. In der Regel werden neue Medikamente mittels einer zweiarmigen Studie getestet, bei der die Probanden nach dem Zufallsprinzip in zwei Gruppen eingeteilt werden. Die eine erhält das aktive Medikament (oder das Heilkraut), das getestet werden soll, die andere ein identisch aussehendes Placebo. Solche klinischen Studien sind teuer. Bevor also Arzneimittelprüfungen unternommen werden, versucht man normalerweise erst mit einer Reihe von Labortests zu beweisen, dass das Medikament vom Gehirn aufgenommen wird und die chemischen Stoffe beeinflusst, die mutmaßlich mit Depression zu tun haben. Ohne erstere Tests gibt es in der Regel auch keine klinischen Studien.

Die Wissenschaftskreise waren skeptisch, was die Wirksamkeit von Johanniskraut anging, denn entweder hatten derartige Vorstudien nicht stattgefunden oder ein Nachweis direkter Auswirkungen des Heilkrauts auf das Gehirn war ausgeblieben. Während Antidepressiva wegen der bekannten Wirkung, die sie auf bestimmte chemische Stoffe im Gehirn ausübten, erklärbar waren – Serotonin-Wiederaufnahmehemmer beeinflussen zum Beispiel den Neurotransmitter Serotonin –, gab es im Johanniskraut keinen einzelnen chemischen Stoff in ausreichender Menge, der irgendeinen bekannten depressionsrelevanten chemischen Stoff im Gehirn hätte beeinflussen können. Das Heilkraut enthielt zwar kleine Mengen verschiedener chemischer Wirkstoffe, von denen vor allem einer – *Hypericin* – das Gehirn auf unterschiedliche Weise zu beeinflussen schien. Doch waren die im Johanniskraut enthaltenen Hypericinmengen – so auch die Menge, die ich Sarah verschrieben hatte – zu gering, um diese Wirkung ausreichend zu erklären. Die meisten Wissenschaftler der USA hielten die in Deutschland von den Herstellerfirmen selbst durchgeführten Studien für voreingenommen, die Daten, die den Nutzen bewiesen, mussten also falsch sein. Obwohl ich anbot, die Studie aus dem Budget meines NIH-Instituts zu finanzieren, zögerten die anderen NIH-Institute, die Prüfung vorzunehmen.

Schließlich fand Bob Temple, einer der angesehensten Forscher an der Food and Drug Administration (FDA – Behörde für Lebens- und Arzneimittel) eine Lösung. Wir sollten eine dreiarmige Studie durchführen, bei der die Probanden, nach dem Zufallsprinzip in drei Gruppen aufgeteilt, Johanniskraut, ein Placebo oder ein nachgewiesenes und von der FDA anerkanntes Antidepressivum mit dem Wirkstoff *Sertralin* (Handelsname Zoloft) erhielten, einem der Serotonin-Wiederaufnahmehemmer mit bekanntem Wirkmechanismus, den ich auch Sarah verschrieben hatte. Zu einer solchen Ausrichtung der Studie willigte der Direktor des National Institute of Mental Health ein, das zu den National Institutes of Health gehört. Als Leiter eines auf psychische Störungen spezialisierten Forschungszentrums hatte er immer gewollt, dass an seinem Institut eine unabhängige Medikamentenstudie zum Thema Depression stattfände (die meisten wurden von den Pharmafirmen durchgeführt), und ein direkter Placebovergleich mit dem Heilkraut hatte noch nie stattgefunden.

Wir konnten mit Jonathan Davidson von der Duke University einen der angesehensten Forscher des Landes als Leiter der Studie gewinnen. Ich kannte ihn bereits seit Jahren. Ursprünglich aus England gekommen, war er nicht nur ein großartiger Forscher, sondern auch ein wunderbarer Psychiater und mitfühlender, sorgfältiger Arzt, der seinen Patienten sehr genau zuhörte und die nötige Zeit für sie aufbrachte. Wie Manu besaß er eine ungewöhnliche – heilsame – Präsenz, und sein britischer Akzent verlieh jeder Begegnung einen Touch von Raffinesse und Autorität.

Davidson baute die Studie sorgfältig auf, damit die Heilwirkung des Placebos von der des Heilkrauts und des Medikaments unterscheidbar wäre. Als wir jedoch die jeweiligen Firmen um eine Lieferung der Kräuter und des Medikaments baten, sperrte sich die Medikamentenfirma dagegen. Sie wollte an der Studie nicht teilnehmen. An dem Verkauf des Sertralins verdiente sie über eine Milliarde Dollar pro Jahr. Als ich ankündigte, ihre Weigerung zur Zusammenarbeit publik zu machen, lenkte sie ein. Bevor jedoch die NIH-Studie überhaupt begonnen hatte, startete sie eine eigene, zweiarmige Studie, bei der Heilkraut und Placebo verglichen wurden – also die Art Studie, die die FDA gerade nicht gewollt hatte, weil sie ohne positive Kontrollgruppe (mit geprüftem Medikament) vorgenommen wurde.

In ihrer Studie wurden Probanden mit schwereren Depressionen ausgewählt, als wir es geplant hatten, schwerer, als es bei Sarah oder bei den Probanden der deutschen Studien der Fall gewesen war. Es waren Probanden, die mit geringerer Wahrscheinlichkeit auf das Heilkraut reagieren würden. Mit hohem finanziellen Aufwand peitschte die Firma die Studie durch, um die NIH zu schlagen und zu beweisen, dass das Johanniskraut nicht wirkte. Und das gelang. Tatsächlich veröffentlichte sie eine negative Studie – die Wirkung des Johanniskrauts und des Placebos war gleich – ein ganzes Jahr, bevor die NIH-Studie abgeschlossen war. Die Ergebnisse dieser Studie – dass nämlich Johanniskraut nicht wirkte – wurden breit gestreut. Der Verkauf des Heilkrauts ging zurück.

Anders als die Öffentlichkeit warteten meine Kollegen die Ergebnisse der strengeren, dreiarmigen Studie Davidsons ab. Hier wurden die richtigen Probanden ausgesucht, man gab ihnen jeweils die korrekte Dosis, führte die Verblindung mit dem Placebo korrekt durch, sodass keiner wusste, wer das Heilkraut, wer das Medikament und wer das Placebo erhielt, und band insgesamt eine so große Probandenzahl ein, dass ein Zufall ausgeschlossen werden konnte. Was würde die Studie ergeben? Würde das Johanniskraut das Medikament schlagen? Eher nicht, dachte ich. Würde es das Placebo schlagen? Das sollte es. Würde es weniger Nebenwirkungen ergeben als das Medikament? Falls Sarahs Erfahrung irgendetwas aussagte, ja.

Ich wartete gespannt auf die Datenanalyse nach Brechen des Verblindungscodes. Es war fast zehn Jahre her, seit ich Sarah mit dem Medikament und danach dem Heilkraut behandelt hatte, und die Dauer der Studie betrug insgesamt drei Jahre. Ich wettete darauf, dass Medikament und Heilkraut besser funktionierten als das Placebo und dass das Heilkraut nicht so gut abschneiden, aber weniger Nebenwirkungen aufweisen würde als das Medikament. Ich täuschte mich. Alle drei Gruppen zeigten, egal ob sie das Heilkraut, das Medikament oder das Placebo einnahmen, denselben Besserungsgrad. Es gab keinerlei graduelle Unterschiede, was die Besserung der Depression anbelangte. Heilkraut und Placebo wiesen jedoch weniger Nebenwirkungen auf als das Medikament, was meine Erfahrung mit Sarah bestätigte.

Ich war perplex. Als die Studie in dem renommierten *Journal of American Medical Association (JAMA)* veröffentlicht wurde, berichteten die Schlagzeilen überall auf der Welt, eine große NIH-Studie habe bewiesen, dass das Johanniskraut nicht wirke. Die Verkaufszahlen für das Heilkraut gingen weiter zurück. Was nur wenige aufgriffen, war die Tatsache, dass *auch das geprüfte Medikament nicht besser funktioniert hatte als das Placebo.* Die wichtigste Erkenntnis der Studie wurde komplett übersehen. Der Heileffekt des Rituals – der an der Kontrollgruppe sichtbar wurde – war ebenso bedeutsam wie der von Medikament und Heilkraut.

Da ich Davidson und seinen Umgang mit Kranken kannte, erstaunte es mich nicht, dass es vielen der Probanden besser ging, auch denen aus der Kontrollgruppe, die das Placebo erhalten hatte. Das hatte ich in meinen eigenen Studien und mit Patienten wie Norma selbst erlebt. Doch die Wissenschaftler und die Öffentlichkeit waren so fixiert auf die Frage, ob das Heilkraut oder das Medikament auch nur das kleinste bisschen mehr Wirkung zeigten als das Placebo, dass die eigentlichen Heilungsursachen völlig übersehen wurden. Etwas an der grundlegenden Art und Weise, wie wir mit unserer Wissenschaft umgingen, wie wir versuchten, sie auf den kleinsten, spezifischsten Fokus zu reduzieren, brachte uns dazu, das Thema Heilung selbst zu verfehlen.

DER DECLINE-EFFEKT

Die Werbung rund um die im *JAMA* gemeldete Studie ließ durchscheinen, dass die medikamentöse Behandlung wirksamer sei als das Johanniskraut. Dies erhöhte die Wahrscheinlichkeit, dass die Ärzte eher das Medikament als das Heilkraut verschreiben würden. Wie viele meiner Kollegen am FDA interpretierte ich die Studie jedoch ganz anders. Für uns war sie ein weiterer Beweis dafür, dass etwas anderes als der Wirkstoff Heilung bewirkte. Schon frühere Forschungsarbeiten hatten nachgewiesen, dass 70 bis 80 Prozent der in klinischen Studien sowohl bei Johanniskraut als auch bei Antidepressiva festgestellten Besserung ebenfalls bei Probanden auftraten, die ein Placebo einnahmen. Davidsons Einzelstudie hatte dies bestätigt. Und wie sich zeigt, ist dies öfter die Regel als die Ausnahme. Für fast jeden Wirkstoff gilt: Je strenger die Maßstäbe, mit denen man ihn betrachtet, umso kleiner wird die Wirkgröße im Vergleich zum Placebo; je genauer und spezifischer die Wissenschaft wird, desto kleiner fällt der Unterschied zwischen Placebo und tatsächlichem Wirkstoff aus.

Das nennt sich »Decline-Effekt«. Wir erleben es wieder und wieder in der klinischen Forschung. Je strenger die Maßstäbe und je größer eine Studie, umso geringer fällt der faktische Beitrag des Wirkstoffs aus. Erste Versuche, vor allem kleinere Pilotstudien, weisen häufig große Erfolge auf, die Ärzte und Patienten gleichermaßen zu einer Behandlung mit dem Mittel animieren. In der Regel reichen solche Studien als Sorgfaltsmaßstab für eine FDA-Anerkennung oder eine Akzeptanz des Mainstreams nicht aus; deshalb folgen weitere, größer angelegte Studien. Mit solchen größeren, auf der Grundlage von strengeren Maßstäben durchgeführten Studien verringern sich die Erfolge. Stellt man die Ergebnisse dieser Studien dann mit einer Methode zusammen, die sich Metaanalyse nennt, fallen die Erfolge oft so gering aus, dass sie für einen praktischen Nutzen irrelevant werden. Hinzu kommt, dass sich die Erfolge auch bei nachgewiesenen Arzneimitteln oft nicht von anderen replizieren lassen, sobald sie nicht mehr in den Händen der Erstprüfer dieser Mittel sind.

Über dieses »Replikationsproblem« haben John Ioannidis, Direktor der Medizinischen Fakultät an der Stanford University, und andere eingehend berichtet. Mit einer erstaunlichen, 2012 im *Journal of the American Medical Association* veröffentlichten Analyse klinischer Studien zeigte Ioannidis, dass sich nur etwa ein Drittel aller nachgewiesenen Ergebnisse replizieren lässt. Dabei ging es nicht nur um Pilotstudien, deren Versuchsgegenstand in Nachfolgestudien häufig einen Decline-Effekt aufweist; es betraf ebenso etablierte Mittel wie das Antidepressivum, das ich Sarah verschrieben hatte. Bald fingen auch andere an, sich Studien jenseits der klinischen Medizin anzusehen, und fanden heraus, dass die Replizierbarkeit ein generell in der Wissenschaft auftretendes Problem ist. Selbst Labor- und Grundlagenforschung – wo sehr viel mehr Faktoren kontrolliert werden als in klinischen Studien – lässt sich nur in 30 bis 40 Prozent der Fälle replizieren. Während der Decline-Effekt zeigt, dass Erstversuchsergebnisse bei Folgeuntersuchungen häufig schrumpfen oder am Ende sogar ganz verschwinden, zeigt das Replikationsproblem, dass sogar die bereits geprüften Effekte in der Regel nicht wiederholbar sind. Führt jemand anders dieselbe Studie noch einmal durch, verschwinden die

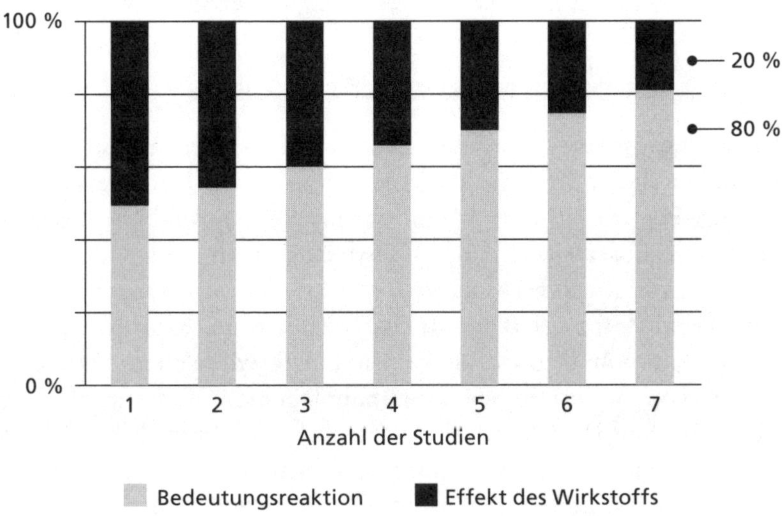

Der Decline-Effekt

Erfolge des den Wirkstoff enthaltenden Medikaments häufig. Was übrig bleibt, sind andere, unspezifische oder unbekannte Faktoren, die an verschiedenen Stellen dem »Placebo-Effekt« zugeschrieben werden. Wie ich weiter unten erklären werde, nenne ich diese Faktoren – die Komponenten, die zum Großteil Heilung bewirken – »Bedeutungsreaktion«.

Sarah und ihrem Mann half nicht etwa die Tatsache, dass das Johanniskraut als Antidepressivum funktionierte; geholfen hatten die Art und Weise, auf die ich es ihnen übergeben hatte, und die Rituale und sozialen Ereignisse, die folgten: ein aufgeräumtes Heim, eine neue Freundin und die wiedergewonnene Intimität. Das half ihr aus der Depression heraus und schob den Heilungsprozess an. Ich konnte nicht sagen, ob ihre Stimmungsaufhellung von dem Gelsemium, dem Johanniskraut oder dem Sertralin kam. Wohl aber konnte ich sagen, dass ihr die Art und Weise, wie sie sich auf die Behandlung einließ, ermöglichte, das Bett zu verlassen und ihre Heilung selbst in die Hand zu nehmen. Wie ich auch schon bei anderen Patienten erlebt hatte, waren der Behandlungskontext und die eigene Bedeutungsreaktion wichtiger als die Frage, ob das spezifische Mittel nach strengen Forschungsmaßstäben auf die seelische Verfassung getestet war, in der sie sich befand.

DIE GEWISSHEIT LÖST SICH AUF

Depression ist eine der am meisten verbreiteten und belastendsten Krankheiten der Welt. Sie verursacht eine Menge Leid und ist eine häufige Begleiterscheinung von chronischen Krankheiten. Sarah bekam nach der Geburt ihres Babys eine Depression. Bill wurde wegen seiner Rückenschmerzen depressiv. Sergeant Martin steckte nach seiner Hirnverletzung in einer Depression. Morbus Parkinson ist oft von Depression begleitet. Die weltweiten Verkaufszahlen von Serotonin-Wiederaufnahmehemmern betragen über 11 Milliarden Dollar im Jahr. Johanniskraut verkauft sich, trotz all der negativen Reklame durch die NIH-Studien, immer noch mit über 50 Millionen Dollar im Jahr. Aber wozu kaufen wir uns eigentlich ein Medikament, ein Heilkraut oder sonstiges Mittel, wenn doch die Depressionsminderung zu mehr als 80 Prozent auf das Ritual zurückzuführen ist, also auf die Art und Weise, auf die ein Mittel verabreicht wird? Wenn wir das Mittel also nicht zur Maximierung der Bedeutungsreaktion verwenden, bezahlen wir dann mit seinem Kauf nicht *womöglich* vor allem *für die Nebenwirkungen*, die es produziert?

Auch wissenschaftlich erprobte Mittel, die spezifische molekulare Bahnen anzielen und so den beabsichtigten Effekt erreichen, haben in der Regel zugleich eine nicht beabsichtigte Auswirkung auf andere Ziele und verursachen auf diese Weise Nebenwirkungen. Daher sorgen die tatsächlich funktionierenden Mittel – die in randomisierten Studien einen Nutzen von 20 bis 30 Prozent ergeben – auch für ungewünschte Effekte. Diese ungewünschten Effekte beeinflussen häufig 50 bis 70 Prozent derer, die sie einnehmen, natürlich auch dann, wenn das Mittel nicht funktioniert hat. Kurz: In komplexen Systemen, wie es der menschliche Körper ist, richten »spezifische« Mittel mit hoher Wahrscheinlichkeit mehr Schaden als Gutes an. Die Beurteilung, ob das Gute den Schaden aufwiegt, stellt in der Medizin insgesamt die größte Herausforderung dar.

Von 100 Personen, die über einen Zeitraum von 5 Jahren täglich Statin einnehmen, werden …
5 bis 20 schwere Nebenwirkungen erleiden
98 keinen Nutzen daraus ziehen
2 einen Herzinfarkt vermeiden

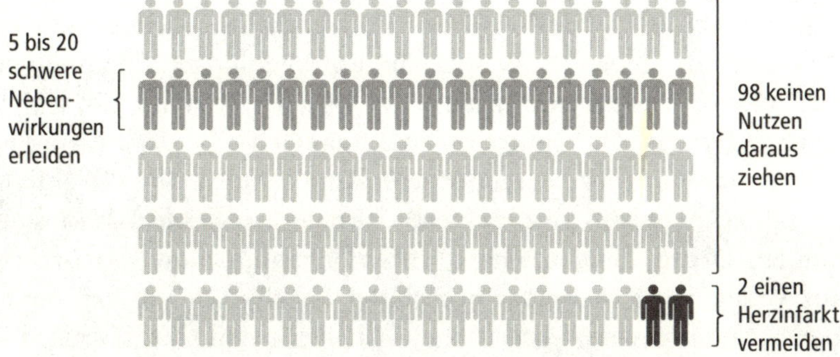

Nebenwirkungen von Statin

Die Grafik veranschaulicht dies anhand eines der am weitesten verbreiteten nützlichen Wirkstoffe, die uns zur Prävention gegen den Killer Nr. 1 – Herz-Kreislauf-Erkrankungen – in den Ländern der Ersten Welt zur Verfügung stehen. Der Wirkstoff reduziert den Cholesterinspiegel. Von 100 Leuten, die Statin einnehmen, werden zwei vor einem potenziellen Tod durch Herzinfarkt bewahrt, 98 Prozent hingegen werden keinen Nutzen daraus ziehen. Die meisten derselben 100 Leute werden Nebenwirkungen in irgendeiner Form bekommen, und 15 bis 20 von ihnen werden sogar schwere Nebenwirkungen wie bedeutende Muskelschmerzen oder Diabetes Typ 2 entwickeln.

Nicht nur geriet mein Vertrauen in das, was mir mit viel Druck beigebracht worden war, ins Wanken, dasselbe galt auch für die wissenschaftliche Grundlage dieses ganzen Wissens. In seinem 2015 erschienenen Buch *Gesetze der Medizin. Anmerkungen zu einer ungewissen Wissenschaft* sagt der Pulitzer-Preisgewinner Siddhartha Mukherjee, die Gesetze der Medizin seien »in Wahrheit Gesetze der Ungewissheit, der Ungenauigkeit und Unvollständigkeit. Sie lassen sich auf alle Wissensgebiete anwenden, in denen diese Kräfte wirken. Es sind Gesetze der Unvollkommenheit.« Er beschreibt weiter, dass eine streng wissenschaftliche Praxis in der Gesundheitsfürsorge als Grundlage von Entscheidungen oft zu kurz greift. Selbst nach strengen Maßstäben durchgeführte Versuche schenken uns nur mögliche Ergebnisse oder Verschiebungen in der Wahrscheinlichkeit eines Nutzens. Und auch wenn man strenge Forschungskriterien und kritisches Denken in der Wissenschaft anwendet, werden die Entscheidungen doch immer jede Menge Tendenzen statistischer, klinischer, sprachlicher, wahrnehmungsbedingter, regulativer und finanzieller Natur aufweisen, die verzerrend wirken und unsere Bemühungen um Objektivität und Gewissheit unterminieren können. Außerdem lässt sich nur ein Drittel dessen, was veröffentlicht und mittels rigoroser, auf Versuchen basierender Forschung »nachgewiesen« ist, replizieren, sodass zwei Drittel Ungewissheit für den Goldstandard – die besten von den besten Belegen – bestehen bleiben.

Und schließlich kommen negative Auswirkungen dieser Wirkstoffe auf die ganze Person – mit all ihren komplexen Reaktionen – häufig vor, sie sind von Mensch zu Mensch verschieden und werden oft nur unzureichend erkannt. Worauf ich meine gesamte medizinische Karriere aufgebaut, was ich meine Studenten gelehrt und womit ich meine Patienten behandelt hatte, wurde jetzt Schicht um Schicht von Ungewissheit überlagert. Wenn die Mittel, die ich verschrieb, nur zu einem geringen Teil zum Heilen beitrugen, ignorierte ich dann nicht, wenn ich immer nur nach den kleinen Partikularwirkungen Ausschau hielt, den größten Anteil des Heilungspotenzials und richtete womöglich sogar Schaden an?

Diese Art Wissenschaft wird zu allem Übel auch noch durch – viel – Geld von den Herstellerfirmen gestützt, die auch dann eine Genehmigung für ihre Produkte bekommen wollen, wenn diese womöglich mehr Schaden anrichten, als Gutes zu bewirken. Medikamente erhalten die Arzneimittelzulassung, wenn sie nachweislich auch nur geringfügig mehr Nutzen aufweisen als ein Placebo. Dazu sind sehr große, teure Studien notwendig, denn der Nachweis muss ja erbracht werden. Ein »echtes« Mittel muss sich von den täglichen Heilprozessen unterscheiden lassen. Es waren Patienten wie Aadi und Sergeant Martin, die diese Regeln der evidenzbasierten Medizin hinter sich ließen und mich auf die tiefer liegenden Gesetze hinwiesen, die Heilung bewirken. Erst sie brachten mich auf den Gedanken, dass es einen besseren Weg in die Heilung geben muss.

Kapitel 4

Eine Wissenschaft für das Heilen

Eine Wissenschaft des Großen und Ganzen

Bevor es die Wissenschaft gab, hatten wir als Leitfaden für die Wahrheit nur Aberglaube oder Intuition. Beides hatte Nachteile, wenn es ums Heilen ging. Die Wissenschaft ermöglicht es uns, unsere Vorstellungen kleinteilig zu testen und unsere Erkenntnisse schrittweise zu erweitern. Gelegentlich führte das zu so bahnbrechenden Entdeckungen wie der des Penicillins oder der Impfstoffe. Vor der Wissenschaft galt eine Epidemie als höhere Gewalt. Heute liegt die Herausforderung darin, sie einzudämmen. Wir können jetzt mehr tun als nur beten.

Nun ist die Wissenschaft zwar gegenüber dem Aberglauben ein Fortschritt, sie beseitigt aber nicht unsere Ungewissheiten, was Heilung angeht. Das verlieren wir manchmal aus dem Auge und meinen, wir könnten durch das präzise Bestimmen und Klassifizieren einer Krankheit, durch strenge Messungen und die Einführung stabiler Kontrollen auch die besten Behandlungsformen bestimmen, um die nachhaltigsten Ergebnisse zu erzielen. Bei vielen Krankheiten ist das tatsächlich der Fall. Die biomedizinische Wissenschaft kann entscheidend helfen, vor allem dann, wenn eine Erkrankung eine einfache oder einzelne Ursache hat: zum Beispiel einen Infektionserreger, ein Trauma oder die plötzliche anatomische Manifestation eines chronischen Vorgangs wie bei einem Herzanfall. In solchen Fällen glänzt die Wissenschaft und lässt sich in der Gesundheitsfürsorge hervorragend anwenden. Wir finden Wunderkuren und stellen Allheilmittel her. Wir halten dank solcher Entdeckungen im Gesundheitswesen Millionen von Menschen am Leben, die sonst auf dem Schlachtfeld, auf der Autobahn oder an ihrem Lebensende gestorben wären.

Natürlich ist die Verlockung groß, diese Art Wissenschaft auf alle Krankheiten anzuwenden. Wir bilden unsere Wissenschaftler und Ärzte dazu aus, nach geeigneten Mitteln zu suchen. Wir strukturieren unser Gesundheitssystem dementsprechend und behandeln alle Krankheiten und Störungen so, als hätten wir die Gegenmittel gefunden. Wir bezahlen für sie, selbst wenn ihr Nutzen gering, die Risiken groß und die möglichen Schäden noch kaum bekannt sind. Wir lieben diese Wissenschaft vom Kleinen und Partikulären. Wir lieben sie so sehr, dass wir sie auch dann anwenden, wenn wir es lieber bleiben lassen sollten. Auf unsere eigene Intuition gestellt werden wir, statt zu heilen oder Vorsorge zu betreiben, fast immer versuchen, das Symptom zu behandeln. Wie der Fuchs, der nur den einen laufenden Hasen sieht und nicht die hundert anderen, die sich im hohen Gras versteckt halten, haben auch wir die Tendenz, erst dann wahrzunehmen, was in unserem Leben vor sich geht, wenn sich etwas verändert. Solange wir uns nicht das große Ganze ins Blickfeld rücken, wird das meiste im Hintergrund verborgen bleiben.

Daher funktioniert eine Wissenschaft, die Infektionen erfolgreich zu stoppen, Traumata zu behandeln und uns das Leben bei akuten Erkrankungen zu retten vermag, bei chronischen Krankheiten nicht so gut. Und nicht nur das, sie kann uns durch Teilbehandlungen auch in die Irre führen und schaden, indem sie Nebenwirkungen produziert, die dann wiederum selbst einer Behandlung bedürfen. Und indem sie uns verleitet, einfachere Ansätze zu missachten, mit denen sich umfassendere, ganzheitliche Wirkungen erzielen lassen würden. So kommt es, dass wir durch den Einsatz eines tollen neuen Mittels gegen eine chronische Erkrankung meist nur bescheidene Erfolge – im Durchschnitt 20 bis 30 Prozent – erzielen. Manche Gesundheitssysteme und Patienten erzielen viel bessere Ergebnisse, weil sie die anderen 70 bis 80 Prozent dessen nutzen, was möglich ist. An der »inkrementellen Wissenschaft« an sich ist nichts auszusetzen, schon aber daran, wie wir diese Wissenschaft auf das Heilen ansetzen.

DIE GESAMTSYSTEMISCHE WISSENSCHAFT

Stellen Sie sich einmal die chemischen, energetischen, psychologischen und sozialen Vorgänge in einem Menschen wie eine als

Geflecht geformte Kugel vor, die aus Millionen von sekündlich stattfindenden Wechselwirkungen besteht. Im optimalen Zustand ist die Kugel komplett rund, ein Geflecht aus verschalteten Verbindungen oder Bahnen, in dem sich in einem Netzwerk aus Knotenpunkten oder Schnittstellen die Wechselwirkungen mit großer Geschwindigkeit ereignen. Das Hauptziel dieser Wechselwirkungen besteht darin, den geschmeidigen Fluss im Netz – und damit die Form der Kugel – zu erhalten, selbst dann, wenn von außen Traumata einwirken und im Innern Bahnen versagen. Ist die Kugel auch bei Belastung durch Stress oder Trauma widerstandsfähig, dann springt sie trotz aller Störungen in ihre bekannte Form und Funktion zurück und behält ihre Ganzheit und Gesundheit bei. Das ist verkörperte Widerstandsfähigkeit.

Das Netzwerk des Geflechts besitzt in seinem Inneren außerdem zahlreiche Ersatzbahnen, über die der chemische, energetische, psychologische und soziale Fluss instand gehalten wird, falls sich eine der individuellen Verbindungen verlangsamt oder unterbrochen werden sollte. Starke Bahnen können die schwächsten Verbindungen ausgleichen.

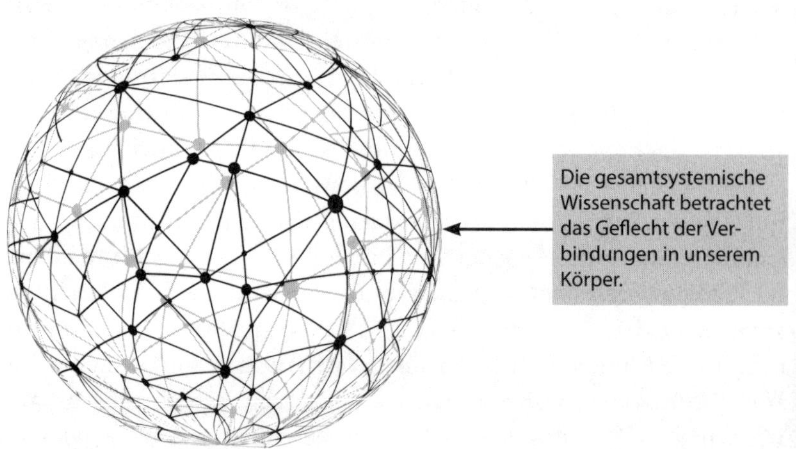

Gesamtsystemische Wissenschaft

Jeder Knotenpunkt und jede Verbindung in dem Geflecht umfasst Hunderttausende ineinandergreifender Wechselwirkungen, die einen komplexen chemischen und energetischen Austausch hervorrufen. Es sind Milliarden gleichzeitig stattfindender Interaktionen, die alle dazu dienen, uns in ihrem ganz spezifischen Geflecht am Leben und funktionsfähig zu halten und gedeihlich leben zu lassen. Bleiben Fluss und Form erhalten, sind wir gesund. Bei einer Störung oder einem Versagen fühlen wir uns unwohl oder krank. Diese Wechselwirkungen können sich als Körpergefühle und -reaktionen, als Körpersymptome und -dysfunktionen, Emotionen und Gefühle, Gedanken und Empfindungen, als sozialer Austausch mit anderen, manchmal auch als Kontakt zu unbegreiflichen Kräften jenseits von uns zeigen und uns auf diese Weise spirituelle Erfahrungen und Erkenntnisse schenken.

Wenn wir gesund und widerstandsfähig sind, befindet sich dieses Geflecht aus Wechselwirkungen in einem dynamischen Gleichgewicht und in Schwingung. Denken Sie nur an ein kleines Kind, wie es sich spielerisch für seine Umgebung interessiert; an ein vorpubertäres Kind, wie es neugierig sich und die Welt erkundet; einen Sportler oder eine Künstlerin in Bestform und ganz in ihrem Element. Das kennen wir alle, wir haben es gesehen und selbst erlebt. Wenn wir lieben, Wertschätzung, Frieden, Freude und Ehrfurcht empfinden, gut verbunden sind mit Körper, Geist und sozialem Umfeld und unser Leben als sinnvoll wahrnehmen, dann wissen wir, was Gesundheit und Wohlbefinden bedeuten. Es ist der Zustand, den Körper und Geist ständig zu erhalten bestrebt sind.

Dabei sind wir nicht einfach nur ein Sack voller Chemikalien. Öffnen wir die Kugel, dann sehen wir, dass es mindestens vier Dimensionen gibt, die den Menschen zu einem Ganzen machen. Als Manu mir anhand von Aadi und seiner Parkinson-Erkrankung den ayurvedischen Ansatz erklärte, malte er mir eine aus drei Dimensionen bestehende Version des ganzen Menschen an sein Whiteboard. Die moderne Wissenschaft hat ähnliche (und noch mehr) Dimensionen entdeckt, die wir zum Heilen nutzen. Stellen wir uns den Menschen noch einmal als Geflecht in Form einer Kugel vor und schneiden diese Kugel durch, dann können wir sehen, dass ihr Netzwerk außen aus einem Körperbereich besteht (den ich Körper nenne), darunter aus einer Reihe von Verhaltensweisen, dann einem Netzwerk sozialer und emotionaler

Wechselwirkungen und schließlich einem »inneren Bereich«, der aus unseren Gedanken, Erwartungen, Absichten und persönlichen Erfahrungen besteht und den wir Geist oder Seele nennen.

Behandeln wir bei jemandem nur einen dieser Aspekte, also zum Beispiel die körperliche oder geistige Dimension, dann erhalten wir auch nur Teilerfolge, während auf anderen Ebenen (oft ungewollte) Nachwirkungen entstehen. Damit wir voll und ganz heilen und gesund sein können, müssen wir unsere Verbindungen zwischen allen vier Dimensionen – Körper-, Verhaltens-, sozialer und spiritueller Dimension – fördern. Heilung geschieht, wenn wir diese Verbindungen stärken und uns insgesamt empfänglicher für die Welt machen.

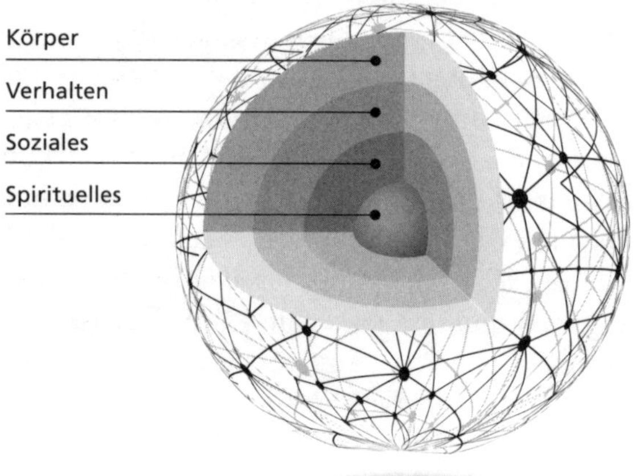

Der ganze Mensch aus der Perspektive der gesamtsystemischen Wissenschaft

Bei jedem von uns gibt es eine automatische Abfolge von Prozessen, durch die Gleichgewicht und Schwingung in und zwischen all diesen Dimensionen beibehalten und die Unversehrtheit des gesamten Netzwerks gewährleistet werden sollen. Ziel des gesamtsystemischen Ansatzes ist es, dies alles im Gleichgewicht zu halten, solange wir gesund sind (in der Sprache der Medizin nennt sich das Prävention); das Gleichgewicht wiederherzustellen, wenn wir es verloren haben (das heißt dann Genesung); und auch dann zu wachsen, im Austausch zu sein und gedeihlich zu leben, wenn wir eine chronische Krankheit haben. Letztgenannter Zustand wird oft auch Wohlbefinden genannt und kann selbst dann eintreten, wenn wir unheilbar krank oder an unserem Lebensende angelangt sind.

Dieses Gefühl, ganz zu sein, in Schwingung und im Gleichgewicht zu sein, hat jeder von uns schon erlebt, und sei es auch nur für einen kurzen Augenblick. Es nennt sich Gesundheit und Wohlbefinden. Heilen ist der Prozess, mittels dessen unser System beständig danach strebt, uns, solange wir gesund sind, in diesem Zustand zu halten und uns dorthin zurückzuführen, wenn wir ein Trauma, Stress oder eine Krankheit erlitten haben. In der Medizin heißt dieser Ansatz »biopsychosozial« oder auch »ganzheitliches« Modell der Gesundheitsfürsorge. Die hier angewendete Wissenschaft wird als »gesamtsystemische Wissenschaft« bezeichnet und ist eine Wissenschaft des Großen und Ganzen, die in der Zukunft als Grundlage der Gesundheitsfürsorge dienen wird. Aber auch heute können Sie sie bereits nutzen.

Was passiert also, wenn die Dinge nicht ordnungsgemäß laufen und wir nicht in die Selbstregulierung zurückfinden? Chronische Krankheiten entstehen, wenn etwas im System schiefläuft, wenn sich unser Gesundheits- und Heilungsgeflecht gewissermaßen verzerrt hat.

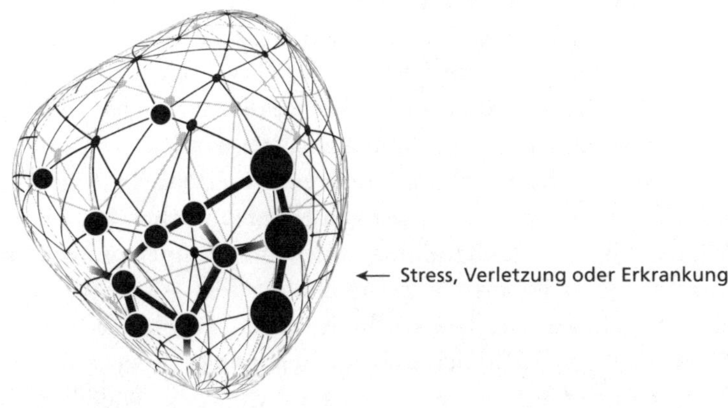

Unwohlsein deformiert das Gesundheitsgeflecht, es lässt Verbindungen zusammenbrechen, und die Knotenpunkte entzünden sich.

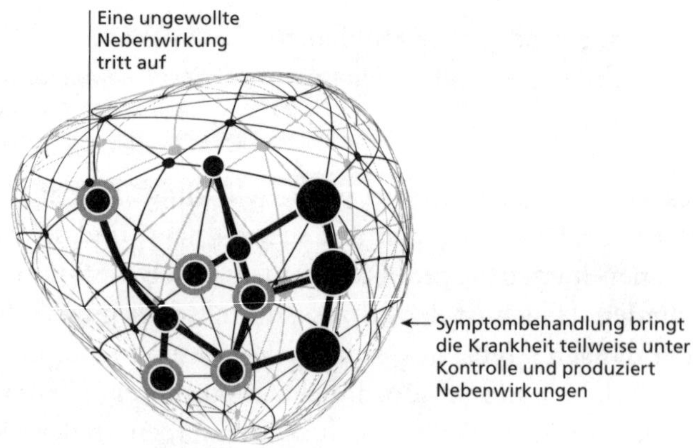

Krankheitsbezogener Ansatz

Aus der Perspektive der gesamtsystemischen Wissenschaft ist Krankheit eine Verzerrung der Form oder des Geflechts aus Leitbahnen. Wenn von außen eine Störung wie Stress oder ein Trauma auftritt, werden Symptome produziert, während das System versucht, wieder ins Gleichgewicht zu finden, sich zu reparieren, zu ordnen und zu harmonisieren. Ist die Störung auf eine einzige Ursache oder ein bestimmtes Ereignis zurückzuführen, wie zum Beispiel auf ein akutes Trauma oder eine Infektion, dann wird die betreffende Person durch Behebung dieser konkreten Ursache sehr schnell wieder zur Harmonie zurückfinden können. Gibt es jedoch viele Ursachen, wie das meist bei chronischen Krankheiten der Fall ist, dann werden die Versuche, die wichtigsten Verwerfungen zu beseitigen, die Krankheit zwar teilweise unter Kontrolle bringen, aber in der Regel nur eine kleine oder bescheidene Reaktion hervorrufen, wie wir im vorigen Kapitel gesehen haben.

Mit der Symptombehandlung sollen die Hauptsymptome der Krankheit unter Kontrolle gebracht werden. Auch wenn das vielleicht gelingt, werden dadurch doch zugleich ungewollte Nebenwirkungen in anderen Bereichen von Körper und Geist hervorgerufen. Und am Ende müssen wir viele Medikamente einnehmen, jedes für ein bestimmtes Symptom. So funktioniert jedenfalls unsere normal angewandte Wissenschaft vom Kleinen und Partikulären.

DIE BEDEUTUNGSREAKTION

Die gesamtsystemische Wissenschaft und das biopsychosoziale Modell bieten einen anderen Heilansatz, der sich die einem Gesamtsystem innewohnende Fähigkeit zunutze macht, ins Gleichgewicht zurückzufinden, seine Unversehrtheit zu wahren – und die noch fehlenden 70 bis 80 Prozent zum Heilungsprozess beizutragen. Mit diesem Ansatz wird der Mensch als Ganzes stimuliert und unterstützt; alle vier Dimensionen verbinden sich und schieben das System zur Wiederherstellung von Genesung, Gleichgewicht und Harmonie an, genau so wie sie vor der Krankheit existierten.

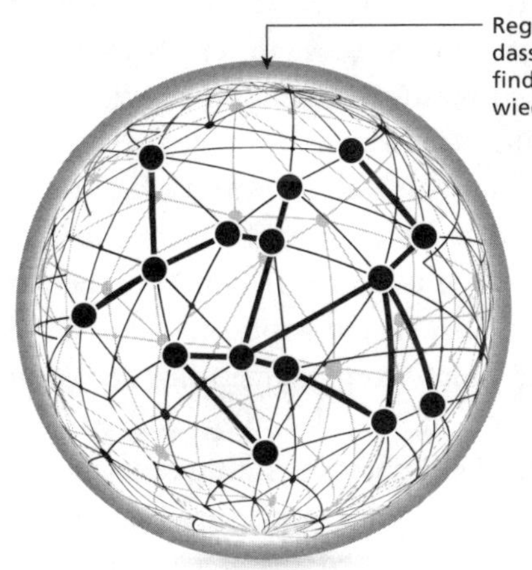

Heilungsbezogener Ansatz

Diesen Heilungsvorgang nenne ich »Bedeutungsreaktion«. Das englische »meaning« entspricht im Deutschen in etwa »Bedeutung, Sinn, Sinnstiftung, Bedeutungsgehalt« und Ähnlichem. Doch gibt das nicht wirklich wieder, was tatsächlich im Heilungsprozess geschieht. Es geht um die »Reaktion« (response) auf einen Reiz, egal ob es sich dabei um eine äußere Umgebung, eine Verhaltensänderung, sozialen Austausch, ein medizinisches oder spirituelles Ritual oder ein Wort handelt. Kombiniert man »Bedeutung« mit »Reaktion«, kommen wir der dynamischen Natur dessen schon näher, was meine Patienten erlebten und was gut aufgestellte Gesundheitsfürsorgesysteme liefern können. Bedeutungsreaktion heißt, dass der ganze Mensch – und nicht nur ein bestimmter Teil von ihm – dahingehend stimuliert und unterstützt wird, dass er zu Gleichgewicht, Gesundheit und Wohlbefinden zurückfinden kann.

Das hatten meine Patienten entdeckt und mich gelehrt, auch wenn es der etablierten Medizin und meiner damaligen Auffassung widersprach. Heilung geschieht mithilfe der Bedeutungsreaktion: Die Verbindungen zwischen den unterschiedlichen Dimensionen des Menschen verbessern sich, weil sie durch Bedeutungsgehalt zu einer Reaktion angeregt werden.

Aufgrund unseres komplexen, reichhaltig vorhandenen Bahnengeflechts kann sich der Weg jedes Einzelnen zur Einleitung einer Bedeutungsreaktion unterscheiden und unter Nutzung unterschiedlicher Tools und Bedingungen vonstattengehen. Manche gehen, wie Norma, mithilfe von Pillen und Arzneitränken auf ihren Weg in die Heilung. Manche stellen, wie Aadi, ihre Lebensumstände komplett um. Manche finden, wie Bill, heraus, dass sie ihre Haltung ändern müssen, um sich auf den Weg begeben zu können. Was auch immer als Ausgangspunkt genutzt werden mag – Körper/Äußeres, Verhalten/Lebensführung, Soziales/Emotionales oder Spirituelles/Mentales –, der Weg und die Prozesse hin zur Freisetzung unserer Selbstheilungsfähigkeit sind für alle ähnlich. Zuerst wird, oft mithilfe eines Behandlungsrituals, eine Erfahrung gefunden, die eine tiefere Bedeutung für uns beinhaltet. Das hilft uns, den für uns besten und nachhaltigsten Weg zu finden. In einem zweiten Schritt machen wir uns unsere Kerndimensionen bewusst: Körper/Äußeres, Verhalten/Lebensführung, Soziales/Emotionales und Spirituelles/Mentales. Das unterstützt die komplexen Heilungsprozesse in vollem Maß und hilft uns, so viele der reichlich vorhandenen Bahnen wie möglich zu nutzen. Und schließlich greifen wir einen heilenden Reiz auf – in der Regel einen Stressor oder eine Herausforderung – und beseitigen diesen Reiz, um dann zu ruhen, ins Gleichgewicht zurückzufedern und uns zu erholen. Eine regelmäßige Wiederholung dieses Reizes macht Körper und Geist widerstandsfähig und empfänglich und lässt uns vom Weg in die Heilung nicht abkommen.

Damit sich dies leichter angehen lässt, habe ich für meine Arbeit mit den Patienten und für Sie die vier Dimensionen von Heilung –

Körper/Äußeres, Verhalten/Lebensführung, Soziales/Emotionales und Spirituelles/Mentales – definiert, innerhalb derer sich viele mögliche Ansätze, Tools und Wirkmittel finden lassen. Außerdem nutze ich drei Prozesse, um diese Dimensionen zu aktivieren: Bedeutung, Unterstützung und Reiz. Egal ob man gesund ist und gesund bleiben möchte, krank ist und wieder gesund werden möchte oder im Sterben liegt und seinen Frieden finden möchte – für den jeweiligen Weg in die Heilung gilt es die vier Dimensionen zu erkunden und sich auf die drei Prozesse einzulassen. Dann kann Heilung spontan entstehen und die Ordnung wird wiederhergestellt, wie bei einem Kind nach einer Erkältung, bei einem Sportler nach einer Verletzung oder bei einem alten Menschen, wenn er in Frieden stirbt.

Heilungsansätze, die sich auf die gesamtsystemische Wissenschaft stützen, stehen in der Gesundheitsfürsorge gerade erst am Anfang ihrer Entwicklung. Wie alle neuen Disziplinen tauchen sie derzeit unter vielen Namen auf, so zum Beispiel als biopsychosoziale Medizin, Wissenschaft der komplexen Systeme, Systembiologie, Systemmedizin, personalisierte Medizin und seit Neuestem als Präzisionsmedizin und Präzisionsgesundheit.

Die NIH haben die gesamtsystemische Wissenschaft kürzlich mit ihrer Initiative *Precision Medicine Initiative* (PMI) aufgenommen. Die PMI sammelt fortlaufend Daten von über einer Million Menschen mit fast allen ihren Funktionsbereichen – von der Genetik bis hin zur Epigenetik, inklusive Verhalten, medizinischer Behandlung und sozialem Umfeld. Ist die Sammlung einmal abgeschlossen, wird diese Datenbank eine reiche Informationsquelle für einen besseren Einsatz der gesamtsystemischen Wissenschaft und der Bedeutungsreaktion in der Gesundheitsfürsorge sein.

In der Zwischenzeit aber gibt es bereits Beispiele für ihre wirkungsvolle Anwendung. Auch diese Erfahrungen laufen unter verschiedenen Namen: als personenzentrierter Therapieansatz, systemische Wellness, wissenschaftliche Wellness, Präzisionswellness, funktionelle Medizin und integrative Medizin. (Im zweiten Abschnitt des vorliegenden Buches beschreibe ich einige dieser Systeme.)

Der bedeutende Psychologieprofessor und Forscher an den NIH und inzwischen verstorbene David D. Price und der weltbekannte italienische Neurowissenschaftler und Professor Fabrizio Benedetti haben sämtliche Forschungsergebnisse darüber analysiert, wie Bedeutungsgehalt und Kontext chronische Krankheiten beeinflussen. Dabei geht es um Schmerzerkrankungen wie bei Norma und Bill, um Parkinson wie bei Aadi oder Depression wie bei Sarah. Sie und andere haben gezeigt, dass unser Gehirn große Mengen an Schmerzmitteln, anti-Parkinson'schen Neurotransmittern, antidepressiv wirkenden chemischen Stoffen und Immunmodulatoren ausschütten kann – eine innere Apotheke, die dank der Bedeutungsreaktion zum Heilen verwendet wird. Diese chemischen Stoffe werden mithilfe von Ritualen und Verhaltensweisen ins Gehirn induziert, die nicht nur unsere Überzeugungen und Erwartungen beeinflussen, sondern auch unseren Körper so stimulieren und konditionieren, dass er auf diese Rituale und Verhaltensweisen reagiert. Oft gehören therapeutische Mittel wie Pillen oder Arzneitränke, Medikamente oder Kräuter, Nadeln, chirurgische Skalpelle und sogar ausgefeilte Technologien wie implantierte Elektroden oder Zellentransplantate beziehungsweise sanftere Methoden wie Massagen oder Physiotherapien zu derlei Ritualen. Aus der Perspektive der gesamtsystemischen Wissenschaft spielt bei der Heilung chronischer Krankheiten das spezifisch verwendete Mittel keine so starke Rolle wie die Art und Weise, auf die es verabreicht wird. Es kommt also vor allem darauf an, wie das Heilritual aufgebaut ist und ob damit eine Bedeutungsreaktion ausgelöst wird.

Mit dem Wissen, das ich nun über die gesamtsystemische Wissenschaft und die Macht der Bedeutungsreaktion besaß, war mir klar, dass die beachtlichen Heilerfolge, die ich miterlebt hatte, mich und andere mit Tools versahen, mit denen auch andere Menschen geheilt werden konnten. Das Geheimnis, warum Heilung geschieht oder nicht, war gelüftet.

ZURÜCK ZU NORMA

Als es Norma – dank ihrer Teilnahme an der klinischen Studie – mit ihrer Arthritis und Depression gleich so viel besser ging, dachte ich zuerst, sie nehme das tatsächliche Medikament und ich hätte ein wirksames Mittel gegen Arthritis gefunden. Doch dann fand ich heraus, dass sie das Placebo bekommen hatte. Nun ging ich davon aus, ihre Besserung sei darauf zurückzuführen, dass ich ein guter Heiler und sie suggestibel war. Dass sie genesen war und sich nun wieder wohlfühlte, musste doch damit zusammenhängen, dass ich ein guter Kommunikator war: Ich musste ihr das Vertrauen eingeflößt haben, dass sie gesund werden konnte, und hatte diesen Glauben bestimmt mithilfe des Mittels gestärkt und sie mithin davon überzeugt, dass es ihr besser gehen konnte. Also war ich ein Meister des biopsychosozialen Heilens.

Eines der einflussreichsten Medizinbücher der letzten 50 Jahre ist ein Buch des Psychiaters Jerome Frank mit dem Titel *Die Heiler. Wirkungsweisen psychotherapeutischer Beeinflussung. Vom Schamanismus bis zu den modernen Therapien.* Ich hatte das Buch während des Studiums gelesen und es hatte mich sehr beeindruckt. Frank bewies, dass jede Psychotherapieform irgendwelche Grundzüge besitzt, die ihre Wirksamkeit erklären: eine zugewandte Beziehung (ich war Normas Lieblingsarzt), eine heilende Umgebung (die Praxis und das Krankenhaus, wo wir zusammenkamen) und ein Grundprinzip oder eine Grundannahme, der oder die die Symptome und den Prozess erklärte, mit dem sie sich beheben ließen (meine These lautete, mit dem Vitamin könne man die Arthritis auskurieren).

Wenn es einem Patienten besser geht, denken die meisten Ärzte, das sei ihrer Behandlung und Fürsorge zu verdanken. Das hält uns in Schwung und befriedigt uns. Doch bald fand ich heraus, dass die eigentliche Erklärung für Normas Genesung weder in dem Vitamin lag, das ich ihr gegeben hatte, noch in meiner wundersamen Überzeugungskraft. Die Erklärung war sehr viel banaler und weniger märchenhaft. Als ich Norma darüber aufklärte, dass sie das Placebo eingenommen hatte, war gerade ihre Tochter bei ihr. Sie erzählte mir, zum jetzigen Zeitpunkt sei es für ihre Mutter am wichtigsten, dass sie ihre ehrenamtliche Tätigkeit im Krankenhaus wieder habe aufnehmen können. Vor der Studie hatte sie sich schon lange nicht mehr dazu in der Lage gefühlt und stattdessen zu Hause herumgesessen. Das hatte ihren Zustand verschlimmert. Bald nach Beginn der Studie und der Einnahme des Placebos redete Norma sich ein, es gehe ihr schon besser, und zwang sich, das Ehrenamt wieder aufzunehmen. Schon bevor die Wirkung überhaupt hätte eintreten können, war sie deutlich aktiver geworden. Direkt nach Beginn der Pilleneinnahme ging sie bereits wieder regelmäßig ins Krankenhaus, zuerst nur einmal die Woche, dann dreimal und schließlich wieder jeden Tag.

Nun wissen wir, dass einer der effektivsten Wege zur Prävention gegen Arthritis oder sogar zu einer Besserung darin besteht, dass man aktiv bleibt. Körperliche Betätigung reduziert den Schmerz, hebt die Stimmung und verlangsamt eine Verschlechterung fast aller Krankheiten samt Arthritis und Depression oder bessert sie sogar. Es ist ein genereller Heilungsimpuls. Norma strebte ein wichtiges Ziel an (die Arbeit im Krankenhaus), und durch die Teilnahme an der Studie hatte sie dieses Ziel mit einem Verhalten (Bewegung) verbunden, das ihren Körper einem Stress aussetzte, wodurch sich wiederum Schmerz und Körperfunktion besserten und die Seele durch die sozialen Kontakte genährt wurde. Ihre erstaunliche Genesung hatte nur wenig mit dem Vitamin oder etwa meinen Überzeugungskünsten zu tun. Sie passierte, weil Norma ein unwiderstehliches Lebensziel – den Bedeutungsgehalt – nutzte, um ihre physische Komfortzone zu verlassen, und dank der körperlichen Bewegung ihre natürlichen Genesungskräfte mobilisierte. Außerdem entdeckte ich noch etwas anderes, das zu ihrer Besserung beitrug: Sie nahm die Pillen viermal täglich.

In vielen Gesundheitssystemen sind medizinische Behandlungen mit der Einnahme von Pillen und Arzneigetränken verbunden, egal ob es sich dabei um Medikamente, Kräuter, Vitamine oder rezeptfreie Essenzen und Tinkturen handelt. Es erzeugt eine »bedingte Reaktion«, wenn wir eine Substanz einnehmen, vor allem dann, wenn wir das Gefühl haben, dass sich unser Zustand bessert. Die Tatsache, dass wir etwas tun, vor allem wenn es mit einer physischen Handlung einhergeht oder wenn es sich um eine Substanz mit einem eigenen Geruch oder Geschmack handelt, trainiert den Körper, auf eine Weise zu reagieren, die die Besserung verstärkt. Wie die Pawlow'schen Hunde, die darauf konditioniert waren, beim Klingeln einer Glocke Speichel zu produzieren, lernen wir zu heilen, wenn wir eine Pille schlucken, und sei es auch nur ein Placebo. Der bedingte Reiz (das Ereignis, das die Reaktion auslöst) kann fast alles sein, ob Pille oder Spritze, Geschmack oder Geruch, Nadel, chirurgisches Skalpell oder Berührung; selbst Energiereize wie Licht, Klang, Hitze oder Kälte funktionieren. Der bedingte Reiz ist da, wenn unsere Überzeugung oder der Bedeutungsgehalt – also der Grund, aus dem wir Heilung suchen – regelmäßig und dauerhaft mit einer physischen Reaktion im Körper verbunden wird.

William Kaufman, der Verfasser des Buches über die Verwendung des Vitamins Niacinamid (das ich als Mittel gegen Arthritis getestet hatte), sagte mir, die Patienten müssten unbedingt mindestens viermal am Tag eine Dosis einnehmen statt weniger häufig eine langsamer absorbierende Menge des Vitamins. Seiner Meinung nach muss das Vitamin aktiv im Blut fluktuieren, damit sich die Entzündung in den Gelenken legen kann. Er hatte Verarbeitungsformen des Vitamins mit einer retardierten Wirkung getestet, sodass es weniger häufig eingenommen zu werden brauchte, und hatte festgestellt, dass sie nicht ebenso gut wirkten. Doch zeigten spätere Studien, dass seine Schlussfolgerung falsch war. Er war hier wahrscheinlich ganz einfach auf das universelle Heilungsprinzip gestoßen, nach dem die häufige Einnahme Heilung durch Konditionierung bessert.

Tatsächlich ist es bei manchen Störungen so, dass ein Arzt, wenn er die tägliche Dosis von vier auf zwei Pillen reduziert, zwölf Patienten zusätzlich behandeln muss, um bei einem einzigen dieselbe Besserung hervorzurufen. Statistiker nennen das die »Anzahl der notwendigen Behandlungen« (engl. number needed to treat, NNT). Das gilt auch für andere Krankheiten. Die Wirkung zeigt sich nicht nur bei »leichten« Störungen wie Schmerz oder Depression, sie unterscheidet sich sogar in den Todesraten. Verschiedene Studien haben gezeigt, dass Patienten mit Herz-Kreislauf-Erkrankungen, die ihre sämtlichen Herzmittel nehmen, eine niedrigere Todesrate aufweisen als diejenigen, die nicht alle ihre Mittel nehmen – auch dann, wenn es sich bei diesen Mitteln um Placebos handelt. Sie schneiden wie Norma besser ab, wenn sie es häufiger tun.

Norma nahm während der Studie nicht nur viermal pro Tag ihre Pillen, sie war auch eine meiner eifrigsten, folgsamsten Patientinnen. Zumindest konnte ich mich doch damit trösten, dass sie durch den Austausch mit mir ihre Schmerzen überwunden und ihren Weg in die Heilung gefunden hatte. Tatsächlich passiert war aber Folgendes: Norma hatte ihren Heilungsprozess auf allen Ebenen ihres Seins in Gang gesetzt. Sie begann sich mehr zu bewegen (Körper), nahm mehr Pillen, an die wir beide glaubten (Verhalten), hatte in ihrem Ehrenamt mit anderen Menschen zu tun (Soziales) und verband sich wieder mit dem, was ihr einen Sinn im Leben verschaffte, sie half anderen (Spirituelles). Ihre Heilung kam nicht von dem Wirkstoff, den sie einnahm; sie kam daher, dass sie ihren eigenen Weg gefunden hatte.

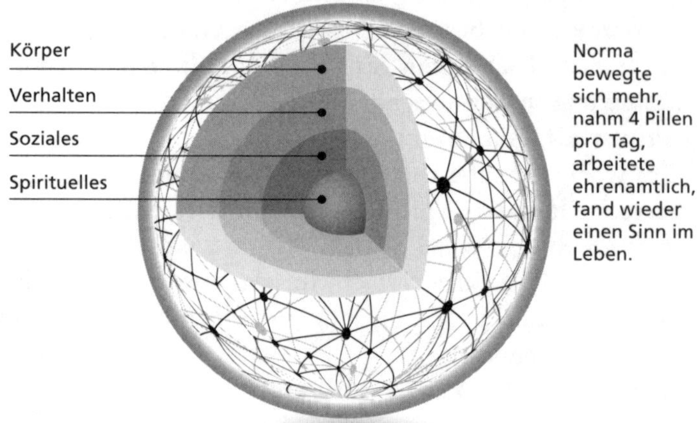

Normas Weg in die Heilung

Sergeant Martin fand einen anderen Weg für sich, doch nutzte er denselben Vorgang: Er fand Bedeutungsgehalt, ganzheitliche Unterstützung und einen Reiz als Auslöser für seine Heilung.

ZURÜCK ZU SERGEANT MARTIN

Sergeant Martin hasste mich. Das war nicht immer so gewesen. Über ein Jahr hatten er und ich auf der Suche nach der besten Behandlung für seine traumatische Hirnverletzung und gegen die posttraumatische Belastungsstörung gemeinsam mit verschiedenen Medikamenten, psychologischen Beratern und Sozialarbeitern jongliert. Wir hatten es sogar mit Meditation und »Konfrontationstherapie« probiert, der wissenschaftlich erprobten Standardversorgung bei PTBS, bei der der Patient schrittweise genau den Belastungen ausgesetzt wird, die bei ihm Angst und Albträume auslösen, und zwar so lange, bis er lernt, nicht mehr darauf zu reagieren. Nach zwei Sitzungen brach er die Therapie ab. »Es war schrecklich«, bekannte er. »Warum sollte ich diese Erfahrung noch einmal durchleben wollen?« Ich fand es schade, dass er abbrach, weil die Therapie ja nachweislich funktionierte. Nun verwies ich ihn als Nächstes auf Musiktherapie, bei der er Beethovens Neunte kennenlernte. Diese Musik hatte anscheinend etwas, das ihn veränderte, wie der Musiktherapeut sagte. Vielleicht konnte sich Sergeant Martin mit Beethoven identifizieren, weil dieser aufgrund seiner Taubheit mit Komposition und Aufführung so sehr zu kämpfen gehabt hatte. Sergeant Martin hörte sich die Sinfonie immer wieder an.

Bald darauf kam er zusammen mit seinem Vater in die Praxis. Sie bestanden darauf, ich solle ihm ein Rezept für HBO-Therapie – hyperbare Sauerstofftherapie – verschreiben. Diesmal musste ich eine Grenze ziehen. Die Wissenschaft ließ keinen Zweifel: Die HBO-Therapie funktionierte nicht, und ich würde keine Quacksalberei verschreiben. Sergeant Martin und sein Vater verließen wütend meine Praxis. Das letzte Wort war, glaube ich, ein Kraftausdruck. Meine Überzeugungskraft und Empathie schlugen bei ihnen offenkundig nicht an. Es war nicht meine Sternstunde als Heiler.

Als ich Sergeant Martin fast ein Jahr später zufällig im Krankenhauskorridor begegnete, hatte er alle Medikamente abgesetzt, und es ging ihm wesentlich besser. Doch wollte er nicht so recht mit mir reden. Da ich aber ehrlich wissen wollte, wie es zu dieser Besserung gekommen war, ließ er sich schließlich auf ein Gespräch ein. Hatte Sergeant Martin, fragte ich mich, trotz einer wirkungslosen Therapie und entgegen meinem Rat ebenfalls zu den Grundelementen gefunden, die Heilung ermöglichen, also zu einem Bedeutungsgehalt, einer Unterstützung und einem Reiz?

»Um die Wahrheit zu sagen, Doc«, bekannte er schließlich, »war ich mit meinem Latein am Ende, als ich damals mit meinem Vater Ihre Praxis verließ. Ich war so weit, dass ich alles aufgeben wollte. Ich wollte mir das Leben nehmen. Aber mein Vater überredete mich, trotzdem ins HBO-Zentrum zu gehen, und sagte, er werde die Kosten übernehmen. Mir war sehr unangenehm, wie er Sie beschimpft hatte, aber was konnte ich machen? Nach über einem Jahr vergeblicher Mühen hatten Sie Ihre Chance vertan.«

Ich wusste, dass er recht hatte. Wir hatten nichts von dem unversucht gelassen, was meinen Kenntnissen nach hätte helfen können.

»Als ich im HBO-Zentrum ankam«, fuhr Sergeant Martin fort, »fühlte ich mich sofort wie zu Hause. Da waren Männer genau wie ich, die behaupteten, dass ihnen die Sauerstoffbehandlung half, und die sich ihr Leben zurückeroberten. Zum ersten Mal verspürte ich die Hoffnung, dass ich vielleicht doch gesund werden und ein halbwegs normales Leben führen könnte.«

Mein erster Gedanke war, dass Sergeant Martin dort etwas gefunden hatte, woran er glaubte, ebenso wie eine Gruppe, die diesen Glauben bestärkte. Doch wagte ich nichts zu sagen, ich hörte lieber zu. Sergeant Martin fuhr fort: »Nach meiner ersten Sauerstoffbehandlung ging es mir besser. Da gab es dieses Rauschen in meinen Ohren und die frische Luft in meinen Lungen. Mein Kopf war danach klarer, ich hatte mehr Energie. Ich brachte sogar ein kleines Lächeln zustande. Und es wurde mit jedem Mal besser. Bald merkte ich, dass plötzlich ich derjenige war, der Hoffnung verbreitete, wenn wieder neue Militärangehörige – völlig verzweifelte Jungs mit Hirnverletzung und PTBS – kamen. Ich sagte ihnen, sie sollten tapfer bleiben. Plötzlich war ich nicht mehr derjenige, der ständig seine Geschichte erzählte, sondern ich konnte anderen zuhören. Ich konnte ihnen helfen.«

Sergeant Martin erklärte mir die (wissenschaftlich widerlegte) Funktionsweise der hyperbaren Sauerstofftherapie. Es gebe aufgrund der Verletzung Bereiche des Gehirns, die sich die normale Sauerstoffzufuhr nicht mehr zunutze machen könnten. Wenn also nun unter Druck Sauerstoff ins System gepresst würde, dann »erwachten« die entsprechenden Gehirnbereiche und würden wieder funktionieren. Wissenschaftlich widerlegt, sage ich, weil gute Studien gezeigt haben, dass auch das Atmen von Raumluft bei niedrigem Druck und ohne erhöhte Sauerstoffkonzentration die

Gehirnfunktion verbessern kann. Den Probanden ging es auch besser, obwohl ihr Gehirn nicht mehr Sauerstoff als sonst bekam. Tatsächlich haben andere Studien gezeigt, dass sogar kleine ischämische, also *sauerstoffarme* Dosen eine heilende Wirkung im Gehirn auslösen können. Es war der kleine physiologische Stress, der die Heilung stimulierte. Benedetti, dessen Forschung über Placebo, Schmerz und Leistung ich weiter oben beschrieben habe, hat bewiesen, dass sich viele der physiologischen, funktionalen Wirkungen, die beim Einatmen von 100 Prozent Sauerstoff erzeugt werden, sogar bei in großen Höhen arbeitenden Probanden auch mithilfe von Raumluft bewirken lassen, wenn sie kollektiv glauben, dass sie 100 Prozent Sauerstoff erhalten und davon profitieren werden.

Während Sergeant Martin an seine eigene Erklärung, in sein Gehirn gelange mehr Sauerstoff, glaubte, empfing sein Körper in Wirklichkeit in einer positiven Umgebung einen geringfügig Stress auslösenden Reiz, der ihn, genau wie es bei Norma der Fall war, auf eine Besserung hin konditionierte. Bei Norma hatte die Einnahme einer unwirksamen Pille dafür gesorgt, dass sie Bewegungsschmerz auf sich nahm, durch den ein körperlicher Reiz ausgelöst wurde. Sergeant Martins Körper dagegen erhielt einen Ruck durch ein mildes Toxin – den konzentrierten Sauerstoff –, und dieser brachte eine Wiederherstellungsreaktion in Gang. Die Zuführung hochkonzentrierten Sauerstoffs mag kontraintuitiv klingen. Ist Sauerstoff etwa nicht gut für uns? Sergeant Martin glaubte, sein Gehirn erhalte den Sauerstoff, den es brauchte (das sagten auch die Spezialisten im Zentrum). Doch hat die Luft normalerweise eine Sauerstoffkonzentration in Höhe von 20 Prozent, an diese Menge ist der Körper gewöhnt. Hundertprozentiger Sauerstoff, unter Hochdruck verabreicht (wie bei Sergeant Martin), ist für den Körper in Wahrheit leicht toxisch. Er schützt sich also durch eine erhöhte Produktion von Antioxidantien und weitere Wiederherstellungsmaßnahmen, was eine Heilung beschleunigt. Dieselbe heilende Reaktion lässt sich ohne erhöhte Sauerstoffkonzentration oder sogar durch Sauerstoffarmut oder auch durch andere Stressoren erzeugen.

In einem späteren Kapitel werde ich das Ritual, das Sergeant Martin durchlief, detaillierter beschreiben. Was ich zu diesem Zeitpunkt begriff, war, dass er, genau wie Norma, einen sinnstiftenden Weg gefunden hatte, sich selbst zu heilen, indem er anderen Angehörigen der Streitkräfte mit Hirnverletzung und PTBS half. Auch wenn sich seine Erkrankung und die Behandlungsmethoden komplett von denen Normas unterschieden, waren doch die von ihm verwendeten Heilungsprozesse dieselben. Er hatte sich eine sinnstiftende Behandlung organisiert, an die er glaubte, sie in einer unterstützenden Umgebung durchgeführt und nutzte hochkonzentrierten Sauerstoff als physischen Reiz für die Konditionierung einer Genesungsreaktion. All das war ihm in der Zusammenarbeit mit mir nicht gelungen.

ZURÜCK ZU BILL

Wir leben in einer erbarmungslosen Welt. Ständig scheinen wir zermürbenden Traumata und Belastungen ausgesetzt zu sein, nur um gleich von noch schwereren Schicksalsschlägen getroffen zu werden. Manchmal kommen sie scheinbar alle auf einmal: der Tod eines geliebten Menschen, ein Jobverlust, ein Autounfall, eine ernste Krankheit. Zu anderen Zeiten geht es eher zu wie bei der Wasserfolter: ständige kleine Belastungen, Tropfen auf Tropfen, sie lassen nicht nach, kein Ende ist in Sicht. Egal auf welche Weise uns das Leben Traumata bringt, noch so viele Mittel werden das Leid nicht fortwischen, solange wir nicht unsere Widerstandskraft und die Fähigkeit stärken, uns zu erholen. Es gibt kein Wunderheilmittel gegen Leid, doch haben wir die Fähigkeit, uns zu erholen und glücklich zu sein, wenn wir denn bereit sind, das Labyrinth des Heilens zu betreten und die uns zur Verfügung stehenden Tools dafür zu nutzen. Die gesamtsystemische Wissenschaft und die Bedeutungsreaktion lehren uns, dass wir über eine bunte Mischung aus – wissenschaftlich erprobten und nicht erprobten – Heilungsoptionen verfügen, wenn wir uns an einige wenige Grundprinzipien halten.

Bill zeigte mir mehr als jeder andere Patient, wie man sich den Weg durch dieses Labyrinth bahnen kann. Anders als Norma war

Bill nicht jemand, der an irgendeine Behandlungsform geglaubt hätte. Ebenso wenig war ich sein Lieblingsarzt. Anders als Sergeant Martin war er mir gegenüber auch nicht feindselig eingestellt und suchte nach keiner besonderen Behandlungsmethode, egal ob alternativ oder klassisch. Natürlich wollte er möglichst die wissenschaftlich beste Behandlung für seine Rückenschmerzen, doch vor allem wollte er, dass es ihm besser ging. Er hatte so viele sanfte Behandlungsmethoden ausprobiert, dass er, wie er sagte, jetzt etwas »Stärkeres« brauchte.

Nun könnte man denken, dass ein Familienmitglied mit festen Überzeugungen wie seine Frau – mit ihrem Glauben an die Akupunktur – den eigenen Glauben stärkt und so womöglich heilend mitwirkt. Aber das ist nicht immer der Fall. Familienmitglieder wollen, genau wie Ärzte, jemanden mit einer chronischen Krankheit oft »in Ordnung bringen«. Er soll zum Arzt gehen, eine neue Methode ausprobieren, sein Verhalten ändern. Dieser Druck kann auch nach hinten losgehen, Widerstand gegen die Ratschläge wecken oder gar, wenn eine Behandlung nicht wirkt, die Verzweiflung umso größer werden lassen, dass jede Hoffnung auf Genesung zwecklos ist.

Über die Jahre war Bill in den besten Schmerzkliniken der Welt gewesen – im Walter-Reed-Militärkrankenhaus, Johns Hopkins Hospital und in verschiedenen Krankenhäusern für Veteranen. Er hatte seine Schmerzgeschichte Hunderte von Malen erzählt, und jedes Mal hatte ihm irgendwer mit einer oder mehreren Behandlungsformen zu helfen versucht. Mit der Zeit, erzählte mir Bill, als er zur präoperativen Evaluation zu mir kam, habe er etwas Stärkeres gebraucht, weil er über die Jahre eins mit seinen Rückenschmerzen geworden sei. Sie würden sein Leben bestimmen. Und die anderen würden das noch mit all ihren Behandlungsmethoden bestärken. Am Ende sei er nicht mehr zum Arzt gegangen, bis seine Frau ihm zur Akupunktur geraten hätte. Doch auch diese hatte, wie alles andere bisher, kaum gewirkt. Die Operation war jetzt seine größte Hoffnung. Er wollte sich »die Schmerzen herausschneiden«, wie er sagte. Und eine Weile funktionierte das auch. Bill erfuhr durch die Operation eine sofortige Besserung, die neun Monate anhielt. Dann kehrten die Schmerzen zurück.

Warum hatte es zunächst funktioniert? Warum kehrten die Schmerzen zurück? Bill glaubte an die OP. Ebenso seine Ärzte. Kulturell ist der Glaube an operative Eingriffe heute weit verbreitet. Die OP hatte ihm geholfen, das zu tun, was ihm am meisten bedeutete: seine Enkel zu sehen. Aber ein Eingriff der Art, wie Bill ihn für seinen Rücken erfuhr, ist tatsächlich, wie durch streng wissenschaftliche Tests belegt, nicht effektiver als Scheinchirurgie. Dennoch kann die Chirurgie einen hervorragenden Reiz zur Selbstheilung setzen. Ebenso wie andere Methoden kann sie gut funktionieren, wenn die Heilungskomponenten – Bedeutungsgehalt, Unterstützung und Reiz – aufeinander abgestimmt sind. Ein solcher Eingriff wird jedoch in der Regel insgesamt nur ein- oder höchstens zweimal durchgeführt. Anders als Norma mit ihren täglichen vier Pillen und der regelmäßigen Bewegung oder Sergeant Martin mit seiner regelmäßigen Sauerstoffzufuhr und sozialen Bestärkung konnte Bill also den Reiz nicht erneuern.

Nach seinem Rückfall kam Bill wieder zu mir, diesmal aber nicht wieder für eine »Reparatur«, sondern um sich auf den harten Weg durch das Labyrinth des Heilungsprozesses zu begeben, so lange, bis er die individuelle Kombination finden würde, die ihm zur Selbstheilung verhelfen könnte. Dieser Weg war lang, und Bill musste sich dabei einigen tiefen Traumata seiner Kindheit stellen, die er mir, nachdem er begonnen hatte, Tagebuch zu führen, bei einer unserer Sitzungen enthüllte. Die Rückbesinnung auf sich selbst und darauf, welchen Sinn er für sich im Leben sah, half ihm, zwischen Körper und Emotionen eine Verbindung herzustellen und in einen tieferen Heilungsprozess einzusteigen.

Als Bill begriffen hatte, dass seine Kindheitstraumata und seine Körperreaktionen etwas miteinander zu tun hatten, fiel es ihm leichter, die Dinge zu tun, die seine Rückenschmerzen in Schach hielten. So zum Beispiel die Regulierung seines Schlafes und verminderter Alkoholkonsum, regelmäßige körperliche Betätigung, Dehnübungen und periodische Massagen. Schritt für Schritt befreite er sich von seiner Medikamentenabhängigkeit und lernte, wie er sich in seinem Heilungsprozess selbst unterstützen und herausfordern konnte. Er hielt Wort, dokumentierte seinen Weg schriftlich und sprach von Anfang bis Ende in regelmäßigen

Abständen mit mir, sodass ich seinen persönlichen Heilungsweg besser verstehen konnte. Eines Tages sagte er bei einem unserer Gespräche ganz offen: »Kaum hatte ich aufgehört, nach dem einen Allheilmittel zu suchen, wurde mir klar, dass diese ganzen wohlmeinenden Leute und wunderbaren Methoden mich eigentlich nur noch kränker machten. Erst seit ich beschlossen habe herauszufinden, was ich insgesamt für ein besseres Leben brauche, gehen meine Schmerzen langsam zurück.« Bill wurde selbst zum »Agens«, zum »Wirkstoff« seiner Heilung.

ZURÜCK ZU AADI

Inzwischen schon mit einigen Tools aus der gesamtsystemischen Wissenschaft ausgestattet, machte ich mich wieder auf den Weg nach Indien, um mit ihrer Hilfe zu erkunden, was bei Aadi und seiner Parkinson-Erkrankung vor sich ging und ob auch das zu den Heilungskomponenten und Konzepten der gesamtsystemischen Wissenschaft passte, denen ich auf der Spur war. Mit meiner neuen Brille tauchte ich tief in die alte ayurvedische Medizin ein.

Wie Bill war Aadi weder ein religiöser noch besonders selbstreflektierender Mensch. Er ging an alles geschäftsmäßig heran, wollte wissen, was zu tun war und wie. Wie Bill ging er Probleme lösungsorientiert an, um sich dann dem nächsten Thema widmen zu können. Er wollte den Wohlstand für sich und seine Familie messbar steigern. Als ihn der Parkinson traf, war seine Haltung klar. Auch das Problem musste gelöst werden, und die Ärzte waren bereit, ihm genau dabei zu helfen. Als er jedoch trotz all der Besuche bei den besten Ärzten der Welt und trotz ihrer Behandlungen nicht arbeiten konnte, schlug sich das auf seine Stimmung nieder, und seine Frau beschloss, das ayurvedische Krankenhaus aufzusuchen, um dort eine astrologische Beratung für ihn zu erbitten. Ihrem Gefühl nach musste seine Krankheit aus einem anderen Blickwinkel betrachtet werden, damit man herausfinden konnte, warum die Behandlungen nicht anschlugen. Aadi hielt das für lächerlich. Er hatte keine Zeit für »Pseudowissenschaften« wie die Astrologie oder Gebete an die Götter der Hindus, an die er nicht glaubte. Wie Bill ließ er sich nur auf das Krankenhaus ein, um

Ruhe vor seiner Frau zu haben. Außerdem dachte er, er könne sich dort immerhin ein wenig ausruhen. Und dass er Ruhe brauchte, konnte er sich immerhin eingestehen.

Genau wie ich war auch Aadi bei seiner ersten Begegnung mit Dr. Manu erstaunt über dessen untadeliges Englisch und die Kenntnisse über die Wissenschaft des Westens. Manu sagte, Aadi brauche an keine der Behandlungen zu glauben. »Ayurveda hat über Tausende Jahre Feinschliff hinter sich und kann eine grundlegende Veränderung in Ihrem Geist und Ihrem Körper bewirken«, sagte er. »Sie müssen sich nur mindestens 30 Tage auf diese Behandlungen einlassen. Morbus Parkinson ist ein ernst zu nehmendes Problem, daher ist jede Behandlung von essenzieller Bedeutung für die Wiederherstellung des Gleichgewichts und für die Genesung.«

Aadi stimmte zu. Außerdem gefiel ihm die Vorstellung, dass ich mit meinem Team dabei war, um die eventuellen biologischen Auswirkungen dessen, was er da tat, zu dokumentieren. Mittels der Wissenschaft vom Kleinen und Partikulären jedoch ließ sich kaum etwas beweisen. Zum einen gab es keinerlei Belege, dass Aadis Behandlungen und seine Lebensstiländerung spezifisch gegen den Parkinson helfen konnten. Auch wenn er viel schlief, war der Vorgang insgesamt kein Spaziergang. Aadi stand jeden Morgen früh auf, um an einer Gebetszeremonie mit einer langen Reihe von Gesängen und Ritualen teilzunehmen, die von einem Hindu-Priester angeleitet wurden. Aadi glaubte zwar nicht an die Götter, zu denen dort gebetet wurde, der rhythmische Klang und die monotonen Bewegungen aber hatten eine beruhigende Wirkung und bildeten einen guten Start in den Tag. Da Alkohol verboten war, fühlte er sich bald viel klarer im Kopf als zu Hause. Schon in der zweiten Woche freute er sich auf diesen Tagesanfang. Nach zwei Wochen ließen die Sorgen um seine Arbeit und die Familie nach. Der Schlaf besserte sich; er wachte morgens früh frisch und mit einem klaren Kopf ganz von selbst auf.

Manu sagte, im Ayurveda sei der Name für diesen Geisteszustand »Sattva«. Dieser Geisteszustand, sagte er, sei eines der Kernziele aller ayurvedischen Behandlungen und eine Grundlage für die Heilung. Im Westen ist der Begriff, der dem am nächsten kommt, Entspannungsantwort *(relaxation response)*, ein Ausdruck, der in den 1970er-Jahren von Herbert Benson geprägt wurde. Benson arbeitete an der Harvard Medical School und untersuchte als einer der ersten Wissenschaftler Mönche in Indien, die viele Stunden am Tag meditierten. In den 1960er-Jahren maß er die daraus erwachsenden tiefen Veränderungen an Gehirn und Körper. Seitdem haben er und andere gezeigt, dass bestimmte Mind-Body-Techniken die sogenannte *relaxation response,* oder zu Deutsch die Entspannungsreaktion, auslösen, dank derer sich Physiologie, Biochemie und Genstruktur bei einer ganzen Reihe von Krankheiten bessern lassen. Acht Wochen achtsamkeitsbasierte Stressreduktion (eine Methode, mit der sich die Entspannungsreaktion hervorrufen lässt) bringen zum Beispiel nachweislich bestimmte Bereiche des Gehirns dazu zu wachsen, die bei Morbus Parkinson häufig schrumpfen.

Darüber hinaus aber versetzten die Morgenzeremonie und weitere Sattva-Übungen Aadi in die Lage, intensiver der Frage nachzugehen, warum ihm geschäftlicher Erfolg so viel bedeutete. Er war das zweite von fünf Kindern; sein Vater hatte immer den älteren Bruder für seine Schulleistungen und seinen Unternehmergeist gelobt und ihm Geld für die Entwicklung eines kleinen Geschäfts gegeben. Der vier Jahre jüngere Aadi konnte den Erwartungen des Vaters nie gerecht werden. Also hatte er sich noch mehr Mühe gegeben. Nun war er zwar ein äußerst erfolgreicher Geschäftsmann geworden, doch war der Vater vorzeitig gestorben und hatte es nicht mehr miterlebt. Das Muster war seit jungen Jahren tief verankert: Kopf einziehen, hart arbeiten, in Konkurrenz gehen und Reichtum anhäufen. Am Ende seines dreißigtägigen Aufenthalts im ayurvedischen Krankenhaus begriff Aadi, dass er diesen Drang verinnerlicht hatte, der ihn oft anderen gegenüber verhärtete und den Schmerz der Menschen, die er liebte, wie auch jeden eigenen Schmerz ignorieren ließ. Er begann über seine Familie nachzudenken und darüber, was ihm im Leben eigentlich wichtig und wozu er auf der Welt war.

Für diese Erkenntnisse allein hätte Aadi nicht viel mehr als eine Psychotherapie gebraucht. Doch förderten weitere Übungen seine Entspannung und führten eine körperliche Reaktion auf die seelischen Veränderungen herbei. Ziel war es, den Lebenssinn oder Bedeutungsgehalt, den er da gerade fand, in einer Körperreaktion zu verankern. Die Methode bestand im Wesentlichen aus Yoga und einer Diät. Eine Stunde Yoga pro Tag unterstützte nicht nur die Entspannungsreaktion und förderte den Blutkreislauf in jedem Winkel von Aadis Körper, sondern es stärkte auch seine Muskeln und verringerte den Tremor ebenso wie die Standunsicherheit. Es fiel ihm nicht leicht, im Gegenteil: Am Anfang war es richtig stressig für ihn.

»Ich mochte Yoga nicht«, gab Aadi zu. »Ich habe Sport nie gemocht, und das war richtig hart. In den ersten zwei Wochen taten mir nach dem Yoga jedes Mal die Muskeln weh.« Yoga war für Aadi, was für Norma Bewegung war: Es versetzte ihm einen leichten traumatischen Reiz, der die Heilungsreaktion anstieß. Im Verlauf der 30 Tage machte Aadi Fortschritte, was seine Beweglichkeit, Kraft, Gelenkigkeit und das Gleichgewicht anging, und Teile dieser Übungen – vor allem das Ende – begannen ihm ans Herz zu wachsen.

»Ich liebte das Ende der Yoga-Stunden«, sagte er. »Da gibt es eine Haltung, die nennt sich »Savasana« (Todesstellung). Du liegst einfach nur auf dem Rücken, die Arme ausgestreckt, mit den Handflächen nach oben. Da hat mich immer eine Welle der Liebe durchströmt. Ich hab mir immer meine Frau und meine Kinder und unsere ganze gegenseitige Liebe vorgestellt. Das war wunderbar. Dort hab ich gesehen und gespürt, was wirklich wichtig ist für mich.« Und schließlich wurde sein Sattva-Geist einmal in der Woche durch eine Ölmassage mit seinem Körper verbunden. Dabei entspricht die ayurvedische Ölmassage nicht den Kurbehandlungen im Westen. Zwei Masseure rieben ihm von beiden Seiten in einem genau koordinierten Rhythmus den Körper mit warmem Sesamöl ein und wärmten ihn. Darauf folgte ein dünner Strahl warmes Öl direkt auf die Stirn (das Verfahren nennt sich *shirodhara*) mit dem Ziel, Entspannung und mentale Klarheit zu erzeugen. Ich fragte Manu nach dieser mir seltsam vorkommenden Praxis.

»Yoga und Shirodhara werden zum selben Zweck gemacht«, antwortete er. »Es geht darum, Körper und Geist zu reinigen und die Erkenntnisse, die Aadi durch Gebet und Meditation gewinnt, mit seinem Körper zu verbinden, damit geistiges und physisches Leben im Gleichgewicht sind und im Einklang miteinander funktionieren.«

Diese Erklärung nahm ich ihm nicht ab. Wenn wir uns diese und andere Übungen ansahen, die Aadi machte, stellten wir fest, dass die molekularen Veränderungen, die sie hervorriefen, nichts mit Reinigung zu tun hatten. Stattdessen schienen sie alle darauf ausgerichtet zu sein, mithilfe von wiederholtem sanftem Stress und Trauma unspezifische Veränderungen in Aadis seelischen und körperlichen Heilreaktionen hervorzurufen. Danach folgte immer eine Tiefenentspannung, in der sich die Erholung vollzog. Dasselbe geschah durch seine Diät und Heilkräuterbehandlungen. Dem Gebet folgte ein leichtes Frühstück, dann Yoga, ein Mittagessen und manchmal Abführmittel und Einläufe mit dem Ziel einer »Reinigung«, wie Manu erklärte. Doch unterschied sich das Essen, das Aadi bei seinem Aufenthalt bekam, sehr von seiner normalen Ernährung. Es war rein vegetarisch und enthielt viel Kurkuma, Knoblauch und andere indische Gewürze. Auch Fasten gehörte dazu. Einmal pro Woche fastete er volle 24 Stunden, während derer er nur Gemüsebrühe und Wasser zu sich nahm. Im Prinzip wurde Aadi einer kontrollierten Aushungerung unterzogen. Ich war schockiert. Wie konnte sanfte Aushungerung dazu beitragen, Parkinson zu heilen?

DER HEILUNGSREIZ

Regelmäßiges Aushungern klingt vielleicht brutal und nicht gerade heilsam, doch zeigen Studien genau das Gegenteil – solange sie sorgfältig durchgeführt werden. Ausgiebige Untersuchungen an großen Menschengruppen sowie kontrollierte Versuche an Tieren und Menschen haben gezeigt, dass eine regelmäßig wiederholte kalorienarme Ernährung – egal ob kalorienarmes Essen (Obst und Gemüse), Fasten oder einfach der kurzzeitige Verzicht auf Proteine – sehr schnell für eine Reihe von Heilreaktionen sorgt. Würden kurze Fastenzeiten und proteinarme Diäten, wie bei Aadi, die biochemischen Mechanismen verbessern, die vor nahrungsbedingtem Schaden schützen oder diesen beilegen?

Mit dieser Frage trat ich an Mark Mattson heran, Senior Scientist am National Institute of Aging, das zu den NIH gehört. Er hat mehr als 30 Jahre lang die Auswirkungen von Diät und Fasten auf Heilvorgänge und Alterungsprozesse untersucht. Mattson ist einer der meistzitierten Wissenschaftler der Welt. Ich fragte ihn, ob regelmäßiges Fasten und kalorienarme oder proteinarme Ernährung wie bei Aadi einen Nutzen haben könnten.

Mattson hatte eine lange, detaillierte Antwort parat. Die kurze Version war ein entschiedenes Ja. Nahrungsmittel nähren den Körper und verursachen zugleich Schaden. Sie unterstützen und versorgen den Körper mit Nährstoffen, regen aber auch oxidative und entzündliche Prozesse an, die, über ein Leben verteilt, Alterungsprozesse beschleunigen und den Organen schaden können. Für die Heilung mancher Krankheiten ist es hilfreich, auf das Essen oder auf bestimmte Nahrungsmittel zu verzichten, und es reduziert das Risiko chronischer Krankheiten. Das richtige Maß von Nahrungsaufnahme und Nahrungsverzicht ist der Schlüssel zu Heilung und einem langen Leben. Periodisches Fasten (nicht anhaltendes Aushungern) fördert laut Mattson und anderen Hirnforschern ein ganzes Bündel an Genen und biochemischen Faktoren, die mit besserer Gesundheit, weniger Krankheitsrisiko und einem längeren Leben assoziiert werden. Es fördert auch die geistige Funktion und mindert das Risiko von verschiedenen Alterskrankheiten wie Diabetes, Herz-Kreislauf-Erkrankungen, geistigem Abbau und Krebs. Aadis geringerer Protein- und Kalorienkonsum sorgte, ebenso wie seine körperliche Aktivität, für einen periodischen Heilungsreiz, was ein regelmäßiges Muster konditionierte.

»Das Problem war«, gab Aadi gleich zu, »dass es mir sehr schwerfiel, dieses Verhalten zu Hause beizubehalten. Dort habe ich mich mehr auf die Nahrungsergänzungsmittel und die Heilkräuter verlassen.« Und er fügte hinzu: »Aber die waren nicht so wirksam wie das, was ich im Krankenhaus bekommen hatte. Deshalb komme ich jedes Jahr zum Auffrischen wieder her.« Dann fragte er mich: »Was haben Sie denn nun über diese Behandlungsmaßnahmen herausgefunden? Sind sie irgendwie wissenschaftlich nachweisbar, oder ist das alles nur Magie?«

Es war keine Magie, aber mit der Wissenschaft vom Kleinen und

Partikulären ließen sie sich auch nicht nachweisen. Waren die Heiltränke und Pillen, die er bekam, spezifische Mittel gegen Parkinson? Eher nicht, sagte ich nach dem, was ich in der Medikamenten- und Kräuterforschung zu Morbus Parkinson gelesen hatte. Doch aus der systemwissenschaftlichen Perspektive ergab das Prinzip, das diesen Behandlungsweisen zugrunde lag, sehr viel Sinn. Die meisten der Kräuter, die Aadi verabreicht wurden, hatten eine entzündungshemmende Wirkung, dasselbe galt für die Gewürze in seinem Essen. Eines davon, ein Pulver aus einer tropischen Hülsenfrucht namens *Mucuna pruriens*, war wegen seines L-Dopa-Gehalts auf seine Wirkung aufs Gehirn wissenschaftlich untersucht worden, doch war der Gehalt zu gering, als dass er die enormen gesundheitlichen Fortschritte von Aadi hätte hervorrufen können.

Beim Zusammensetzen der verschiedenen Behandlungen, denen Aadi bei seinem Aufenthalt im ayurvedischen Krankenhaus unterzogen wurde, ergab sich für mich als wahrscheinlichste Erklärung seiner Genesung, dass dieselben Faktoren wie bei Norma, Sergeant Martin und Bill eine Rolle spielten, auch wenn sie sich anders zusammensetzten und der Kontext ein anderer war. Sie hatten Aadi geholfen, einen Lebenssinn zu finden, obwohl er weder an Astrologie noch an die Götter der Hindus glaubte. Raum und Zeit zum Reflektieren, Nachdenken und Reden; besserer Schlaf; kein Alkohol – all das hatte ihm zu Einsichten und zum Wachstum neuer Hirnzellen verholfen. Es half ihm, einen Lebenssinn zu finden und zu heilen. Er trieb mehr Sport und ernährte sich gesünder auf der Grundlage einer pflanzlichen, gewürzbetonten Diät. Die durch die Ölmassagen verabreichten Omega-3- und Omega-6-Fettsäuren reduzierten die entzündlichen Prozesse im Gehirn und nährten seine Neuronen. Die Kräuter und Ergänzungsmittel ließen den Dopaminspiegel ansteigen, auch wenn das vor allem auf den Placebo-Effekt zurückzuführen war, der aus dem puren Einnahmeritual resultierte. Und schließlich erhielt Aadi zahlreiche Anwendungen, mit denen niedrig dosierte Stressoren regelmäßig die Heilreaktion auslösten. Yoga, Fasten, Abführmittel, Massagen, Wärme und Einläufe sorgten in rhythmischen Abständen für eine anhaltende Reaktion. Aus der Sicht der gesamtsystemischen Wissenschaft aktivieren diese kleinen Herausforderungen

Stressproteine und Gene, die der Körper zur Regeneration und Selbstverteidigung nutzt. Mit diesen Anstößen wurde in Aadis Gesamtsystem die Heilung ausgelöst.

Das Problem bei den traditionellen Systemen ist nur, dass die jeweiligen Fachleute nicht wissen, ob das, was sie da mit den Patienten tun, wirklich richtig dosiert ist. Tatsächlich gab es bei verschiedenen Heilansätzen Faktoren, die das Heilen befördern konnten, doch wurden die Effekte dieser Ansätze, abgesehen von subjektiven Berichten seitens der Patienten, nicht gemessen. Keinerlei moderne wissenschaftliche Methoden waren bisher auf sie angesetzt worden. Natürlich heißt das nicht, dass sich so etwas nicht machen ließe. In einer wachsenden Zahl von Studien werden in jüngster Zeit die Überschneidungen von gesamtsystemischer Wissenschaft und traditionellen medizinischen Systemen untersucht. Ein Beispiel dieser zunehmenden Überschneidung ist ein Kurs, den V.A. Shiva Ayyadurai, CEO einer systemwissenschaftlichen Firma namens CytoSolve, in Harvard und am Massachusetts Institute of Technology gibt. Der Kurs untersucht die Beziehung von gesamtsystemischer Wissenschaft und Ayurveda. Ebenso haben klinische Überprüfungen dieser Konzepte begonnen. Eine 2016 durchgeführte Studie von Forschern an der University of California in San Diego hat über fünfzig Stoffwechselwege untersucht, die sich durch eine sechstägige Behandlung mit ayurvedischen Methoden verändert hatten, wie sie bei Aadi angewendet worden waren.

HEILUNGSPRINZIPIEN

Bei einer Krankheit nach der anderen, einem System und einem Patienten nach dem anderen stieß ich auf drei allen gemeinsame Faktoren, die zu einer Heilung führten: (1) die Rituale, die dazu beitrugen, dass der- oder diejenige eine für ihn oder sie bedeutende Erfahrung machte, (2) die Unterstützung des Menschen als ein Ganzes und (3) die regelmäßige Stimulierung einer biologischen Reaktion. Die spezifisch angewendeten Behandlungen und Wirkstoffe unterschieden sich je nach Patient, Kultur, Theorie und Ort, doch die Prozesse waren dieselben. Die gesamtsystemische Wissenschaft hat uns gezeigt, dass der Mensch ein Ökosystem ist, *nicht vergleichbar mit einem Auto, das repariert werden muss, sondern viel eher mit einem Garten, der der Pflege bedarf.* In der gesamtsystemischen Wissenschaft zeigen sich die sichersten und größten Erfolge, wenn beim Menschen als Ganzem eine Bedeutungsreaktion in Gang gesetzt wird; dabei wird das universelle Bedürfnis nach einer dynamischen Stabilität als heilende Kraft angesprochen. Statt nur die Netzwerkknotenpunkte zu manipulieren und spezifische Wirkungen (und Nebenwirkungen) hervorrufen zu wollen, stärken wir unsere Netzwerkverbindungen und stimulieren unsere Selbstheilungskräfte auf unspezifische Weise, um so eine tiefere, anhaltendere Heilung zu erreichen.

Heilung entsteht, wenn wir unsere inneren Verbindungen – Körper, Verhalten, Soziales und Spirituelles – stützen und stärken. Das macht uns ganz. Mithilfe der Wissenschaft des Großen und Ganzen verstehen wir inzwischen, dass Heilung und Ganzsein dieselben Prozesse beinhalten und dass die Herbeiführung einer Bedeutungsreaktion beides ermöglicht.

Die gesamtsystemische Wissenschaft, die biopsychosoziale Medizin und die Bedeutungsreaktion ermöglichen es uns außerdem, Heilung mithilfe von fast jedem Behandlungswirkstoff oder Verhalten exakt auf die jeweilige Person abzustimmen. Dieses Verständnis eröffnet Welten neuer Möglichkeiten. Behandlungsmethoden, die normalerweise ausgeschlossen werden, weil sie nicht in die Wissenschaft vom Kleinen und Partikulären passen, werden jetzt auf ganz neue Art und Weise effektiv nutzbar. Wir wissen, dass es sowohl vor als auch nach einer Diagnose und in den unterschiedlichen Krankheits- und Heilungsstadien gesundheitsfördernde Umstände und Handlungsmöglichkeiten gibt, die chronische Krankheiten verhindern, verlangsamen oder umkehrbar machen können, die die allgemeine Gesundheit zu stärken, die Funktionalität und Lebensqualität zu steigern und eine umfassende Widerstandsfähigkeit wie auch das Befinden zu fördern vermögen. Wir sind in der Lage, Leid unabhängig von der Krankheit oder dem Lebensstadium eines Patienten zu lindern, vorausgesetzt, unser Verhalten ergibt einen Sinn, unterstützt und nährt uns, und wir motivieren uns selbst zu einer Reaktion.

So geschieht Heilung.

II.
DIE DIMENSIONEN DES HEILENS

Kapitel 5

Nach Hause kommen

Der Ort, an dem Sie leben, kann heilen.

Unser äußeres Umfeld beeinflusst Körper und Seele auf heilende oder schädliche Art und Weise. Meist geschieht das unbewusst. Manchmal brauchen wir einfach bloß in eine heilsame Umgebung einzutauchen, schon reagiert der Körper, und es geht uns besser. Und manchmal macht uns unsere Umgebung krank. Es gibt ganz unterschiedliche Kulturen auf der Welt mit Systemen, die Raum und Umfeld so gestalten, dass sie Körper, Geist, Seele und Befinden beeinflussen. Der japanische Teegarten ist ein berühmtes Beispiel dafür. Andernorts gibt es heilige Geometrie, heilendes Design, Feng Shui, anthroposophische oder ayurvedische Systeme, die sich der Raumgestaltung widmen. Bis vor Kurzem hat die moderne Gesundheitsfürsoge die Wirkung des Raums auf Gesundheit und Wohlbefinden weitgehend ignoriert. Dabei kann jeder Orte nennen, an denen er sich wohl und ganz im Einklang mit sich fühlt. Und manch einer von uns hat schon Zeit in »kranken Gebäuden« verbracht.

Um das äußere Umfeld so nutzen zu können, dass es unser Wohlbefinden stärkt, müssen wir die körperlichen Anteile unseres Lebens – also das, was wir sehen, riechen, hören und anfassen können – mit unseren inneren Anteilen verbinden, mit dem, was unserem Leben tieferen Sinn und Wert schenkt. Dazu müssen wir der Art und Weise Aufmerksamkeit schenken, wie Körper und Seele schon allein auf das Umfeld reagieren, und die Elemente darin dann so gestalten, dass es unsere Gesundheit fördert und erhält. Damit schaffen wir uns sozusagen unsere eigene Bühne, auf der das Schauspiel unserer Heilung vonstattengehen kann.

Als ich mich hinsetzte, um diesen Teil des Buches zu schreiben, waren meine Frau Susan und ich gerade dabei, uns noch einmal mit diesem Heilungsweg auseinanderzusetzen. Sie hat mir die Erlaubnis gegeben, unsere Geschichte zu erzählen.

SUSAN

Es war unser drei Monate alter Enkel, der Susans Brustkrebs entdeckte. Natürlich nicht direkt, doch fand Susan den Krebs, weil sie sich um das Baby kümmerte. Sie trug ihn auf dem Arm, als das Köpfchen genau an der vom Krebs betroffenen Stelle gegen ihre linke Brust drückte. So stellte sie den Knoten fest. Jahrelang hatten wir uns auf ein Enkelkind gefreut und waren überglücklich, als es da war. Doch hatte die Mutter nach der Geburt einige Komplikationen, und meine Frau stellte sich für die Zeit ihrer Genesung begeistert zur Verfügung. Sosehr Susan die Arbeit mit dem Baby auch erschöpfte, sie liebte es, das Baby tagsüber und sogar teilweise nachts mit sich herumzutragen.

»Er muss mir die Brust gequetscht haben«, sagte sie eines Abends. »Ich hab da eine wunde Stelle, wo sein Köpfchen dran-drückt, und sie geht nicht weg.«

Wir vermuteten sofort etwas Schlimmeres, denn Susan hatte schon einmal Brustkrebs gehabt, 25 Jahre davor, an derselben Stelle. Überhaupt gab es in ihrer Geschichte und in der Familie viel Krebs. Ihr Vater war im Alter von 57 Jahren an Lungenkrebs gestorben. Ihre Tante väterlicherseits und eine Cousine waren in jungen Jahren an Brustkrebs gestorben. Sie selbst hatte schon fünfmal Krebs in irgendeiner Form gehabt – als Brustkrebs, Melanom, Basalzellenkarzinom und Plattenepithelkarzinom. Beim Auftreten ihres ersten Brustkrebses war sie 35 Jahre alt gewesen. Wir hatten damals drei kleine Kinder und weinten tagelang. Ihr Vater hatte während seines voranschreitenden Lungenkrebses sehr gelitten, diese Erfahrung und sein Tod lagen erst wenige Jahre hinter uns.

Wir hatten eine Behandlungsform und ein Heilritual gefunden, die ihr halfen zu genesen und 25 Jahre krebsfrei zu bleiben. Als nun MRT und Biopsie erneut die Krebsdiagnose bestätigten – diesmal war es ein anderer Typ, vermutlich durch die Behandlungen des ersten hervorgerufen –, wussten wir ziemlich genau, womit wir es zu tun hatten.

Die neuen Behandlungen – drei Arten von Chemotherapie, beidseitige Brustamputation, gefolgt von Antiöstrogenen – würden Susan viel abverlangen. Sie musste sich gut mit ihren Selbstheilungskräften verbinden, nicht einmal in erster Linie, um den Krebs loszuwerden, sondern vor allem, um sich von den Therapien zu erholen. Wie so oft in der heutigen Gesundheitsfürsorge brauchen wir Heilung ebenso im Umgang mit einer Krankheit wie zur Regeneration von der jeweiligen Behandlung. Wir leben in einem Zeitalter heroischer Medizin, wo der Grat zwischen Behandlungsnutzen und -schaden sehr schmal ist. Das gilt insbesondere für Krebsbehandlungen, wo der Umgang mit Krankheit *und* Behandlung Widerstandskraft und individuelle Genesungsfähigkeit erfordert. Und wir mussten dafür sorgen, dass Susan ihre Selbstheilungskräfte aktivieren konnte.

KINDER UND ENKEL ALS BABYS

Meist denkt man nach einer Krebsdiagnose zuerst ans blanke Überleben. Fast die gesamte Medizin und biomedizinische Wissenschaft sind nur darauf ausgerichtet. »Finde ein Mittel gegen Krebs« ist ein konstantes Mantra der Medizin, das uns zu einer unserer extremsten Behandlungsformen antreibt. Die Linderung von Leid nimmt da eher einen zweitrangigen Platz ein. Man sieht es an der Reaktion der Leute, wenn sie die Diagnose bekommen, und man hört es den Worten an, die unsere Kultur in diesem Zusammenhang verwendet: den Krebs bekämpfen, herausschneiden, herausbrennen, vergiften, loswerden, Krebs ist der Feind, den Krebs besiegen. Onkologen konzentrieren sich auf die Behandlungserfolgszahlen, indem sie vor allem große Studien vornehmen, um die Fünfjahres- oder Zehnjahresüberlebensraten bei den verschiedenen Medikamenten zu berechnen. Man ist nur dann geheilt, wenn die Krankheit fort ist, und zwar auf lange Sicht.

Wenn eine Patientin erfährt, dass sie Krebs hat, sucht sie nach dem Allheilmittel, egal um was es sich dabei handelt. Hauptsache, es beseitigt nachweislich die Krankheit. Viele Medikamente haben dauerhafte Nachwirkungen, mit denen die Menschen für den Rest ihres Lebens zu kämpfen haben. In der Regel akzeptieren wir das, selbst wenn der Nutzen klein und die Nebenwirkungen enorm sind (und auch dann, wenn die Beseitigung des Tumors gar nicht das Wichtigste für uns ist). Susan aber dachte zuallererst an ihr Enkelkind und nicht daran, wie sie den Krebs loswerden könnte.

Es war nicht so, dass Susan etwa nicht lange genug leben wollte, um sich an Kind und Familie zu erfreuen oder überhaupt noch Zeit für anderes zu haben. Sie merkte nur einfach, dass das Leben nicht nur Quantität, sondern auch Qualität bedeutet. Weil sie bereits Erfahrung mit Krebs und den entsprechenden Behandlungen hatte, waren ihr die lebenslangen Folgen von Chemotherapie, Bestrahlung und Chirurgie aus erster Hand vertraut. Und ihr Interesse an einem langen Leben ist heute etwas anders gelagert als damals, denn unsere Kinder sind inzwischen erwachsen und wohlauf. Außerdem weiß sie aus Erfahrung, wie wenig die Behandlungen zu den Überlebensraten beitragen. Vor 25 Jahren wusste man noch gar nicht, ob Chemotherapie bei einem Krebs in dem Stadium und von der Art, wie sie ihn hatte, irgendeinen Nutzen hätte. Heute kann man präziser sagen, inwieweit diese Therapie die längerfristigen Überlebenschancen erhöhen würde. Doch wie auch immer Susans Beweggründe waren, die Qualität des *Jetzt* wurde für sie ebenso wichtig wie die Wahrscheinlichkeit einer *Zukunft*.

Keiner der Ärzte fragte sie, was sie sich von einer Behandlung versprach. Sie gingen davon aus, dass sie den Empfehlungen, wie sie ihre Überlebenschancen auch nur um ein Geringes erhöhen könnte, um jeden Preis folgen würde. Sie fragten nicht, was Susan in diesem Lebensabschnitt am wichtigsten wäre. Sie fragten nicht, ob sie die Behandlungsschäden gegen den potenziellen Nutzen abwägen wollte. Sie wussten nichts von dem Enkel. Dabei war es gerade unser Enkel, aufgrund dessen Susan die meisten ihrer Entscheidungen hinsichtlich der Wahl und des Zeitpunkts der Behandlungen sowie der Gestaltung ihrer Heilrituale traf. Ohne ein Wort half unser Enkelkind nicht nur, den Krebs zu finden, sondern es beeinflusste auch den Umgang damit. Die wichtigste Frage für Susan wurde, wie sie die Intensivbehandlungen durchstehen und trotzdem noch Zeit für die Fürsorge ihres Enkels finden konnte. Die Antwort lag nicht so ohne Weiteres auf der Hand.

KURIEREN ODER HEILEN?

Susan und ich haben immer sehr unterschiedlich auf ihren Krebs reagiert. Ich bin wie die meisten Ärzte der Macher und höre nicht auf zu suchen, was jemanden gesund machen könnte. Susan ist eher jemand, der den Wert solcher Ratschläge gegen seine eigenen Wünsche und Werte abwiegt. Ich will angesichts einer Herausforderung instinktiv sofort in Aktion treten und mich überall informieren. Gibt es auch nur den kleinsten Hauch eines Beweises, dass etwas nützen könnte, will ich es ausprobieren, sofern die Risiken nicht zu hoch sind. Meine Frau dagegen ist Minimalistin, sie lebt nach dem Prinzip: »Sag mir, was ich unbedingt tun muss, dann tue ich es zwar wohl oder übel, ziehe mich aber ansonsten zurück in mein Schneckenhaus und schlafe, bis es vorbei ist.«

Für eine Heilung sind beide Reaktionen in ausgewogenem Maß notwendig. Und vor allen Dingen muss die Person, die Heilung braucht, das richtige Maß selbst finden, es muss für sie persönlich einen Sinn ergeben. Egal ob man alles Mögliche ausprobiert oder sich im Bett verkriecht – es sind nichts weiter als Methoden, Techniken, um sich in dem Labyrinth aus unterschiedlichsten Reaktionen zurechtzufinden, in das wir geraten, wenn unsere Gesundheit oder unser Leben auf dem Spiel steht.

Bei ihrem ersten Brustkrebs 25 Jahre zuvor hatte sie als Erstes instinktiv Freunde und Familie um Unterstützung gebeten, damit die Kinder während ihrer Behandlungen versorgt waren. Zum Glück gingen diese an eine Schule, die der ganzen Familie gegenüber sehr verständnisvoll war und sich in dieser Zeit sehr um sie kümmerte. Außerdem hatte Susan eine ältere Freundin, die zur Ersatzgroßmutter avancierte und die ganze Familie »adoptierte«. Sie war eine fröhliche, einfühlsame Frau und half nicht nur Susan während ihrer Chemotherapie, Operation und Bestrahlung, sie hatte auch den Kindern etwas zu geben. Dieses unterstützende Netzwerk (und ihre Jugend) halfen Susan, die intensive Chemotherapie zu überstehen und sich ziemlich schnell davon zu erholen. Was blieb, waren Langzeitnebenwirkungen wie Gewichtszunahme, frühes Eintreten der Menopause, kognitive Beeinträchtigungen (in der Fachliteratur auch Chemobrain genannt),

Lymphödem und eine leichte Nervenbeschädigung – eine periphere Neuropathie, bei der Finger und Zehen taub werden und kribbeln.

In der Zwischenzeit suchte ich nach Behandlungsmöglichkeiten. Damals war ich voll auf der biomedizinischen Schiene. Ich war überzeugt, dass es genug evidenzbasierte Krebsbehandlungen gab. Ich las alles darüber und sammelte die einschlägigen Artikel und Bücher. Ich sprach mit meinen Kollegen, um auch von ihnen Anregungen zu bekommen. Ich drängte Susan zu vielen dieser Behandlungen. Oft waren sie vor Ort nicht durchführbar. Eine Weile gab sie nach, wir reisten herum und probierten viele davon aus – ich auf der Suche nach dem Allheilmittel, sie eher widerstrebend. Viele der Behandlungen erwiesen sich als nutzlos, manche verringerten sogar ihre – und meine – Lebensqualität. Damals verstand ich noch nichts von dem Decline-Effekt, nach dem Behandlungen zunächst förderlich scheinen, sich aber später, wie die Forschung zeigt, als sehr begrenzt in ihrer Wirkung erweisen. Ich fing damals gerade erst an zu begreifen, welche Rolle die Bedeutungsreaktion in der Heilung spielt.

Als bei Susan nun zum zweiten Mal Brustkrebs diagnostiziert wurde, versuchte ich zunächst herauszufinden, ob neben der konventionellen Chemo und OP weitere Therapien infrage kämen. Ich zog Nahrungsergänzungsmittel zur Prävention gegen Neuropathie und Chemobrain in Betracht, Immuntherapien zur Vorbeugung gegen ein Rezidiv sowie Lebensstiländerungen wie körperliche Betätigung und Diät zur Unterstützung des Gesamtbefindens und der Genesung. Doch waren diese Ansätze nur kaum oder gar nicht nachweislich wirksam. Außerdem waren die Onkologen vor Ort mit diesen Ansätzen nicht vertraut; man hätte reisen müssen, um jemanden zu finden. Susan wollte sich um das Baby kümmern, wie sie es unserem Sohn und unserer Schwiegertochter versprochen hatte. Es kam daher nicht infrage, sich auf einen anderen Erdteil zu begeben, um noch weitere Behandlungen und Tests auszuprobieren. Schon allein die Wahl solcher Behandlungsmethoden hätte ihr genommen, was ihr mit am wichtigsten im Leben war.

»Wir müssen etwas anderes finden«, sagte sie mir, »hier bei uns in der Nähe und ebenso gut.« Und dann brachten die Fortschritte im Brustkrebsmanagement eine noch ganz anders geartete Herausforderung mit sich.

In den letzten 25 Jahren hat es große Fortschritte im Brustkrebsmanagement gegeben. Die neuen Ansätze sind durch Gentests bestimmt. Diese können bei vielen Patienten helfen zu bestimmen, inwieweit Chemotherapie ihre Überlebenschancen verbessert. Somit werden nur die Leute die Therapie erhalten, denen sie auch helfen wird, und man vermeidet für alle anderen den Schaden. Susan unterzog sich diesen Tests in der Hoffnung, sie würde keine Chemotherapie brauchen. Unglücklicherweise stellte sich jedoch heraus, dass bei ihr ein Wiederauftreten des Tumors mehr als wahrscheinlich war. Durch neue Chemotherapien wie Paclitaxel, die es vor 25 Jahren noch nicht gab, würde sich dieses Risiko womöglich minimieren lassen. Der zusätzliche Nutzen von Chemotherapien war zwar bescheiden, sie würden ihre Überlebenschancen auf zehn Jahre im Voraus von 88 auf 95 Prozent um 7 Prozent heben. Außerdem zeigten neue, ausgefeilte Bildgebungsverfahren, dass sich in der anderen Brust atypische Zellen befanden, die eines Tages entarten könnten. Die Betonung lag hier auf *könnten*. Wir wussten nicht, ob das der Fall sein würde.

30 bis 50 Prozent der durch diese neuen Bildgebungsverfahren festgestellten Brustkrebsarten werden sich höchstwahrscheinlich nicht weiterentwickeln oder problematisch werden. Da wir aber nicht wissen, bei welchen der Patienten das der Fall sein wird, behandeln wir sie alle so, als wären sie hoch gefährdet. Gentests helfen uns herauszufinden, welche der Patienten von einer Behandlung profitieren könnten und welchen sie eher schaden würde, doch für viele bleibt die Ungewissheit bestehen.

Immerhin war nichts davon vor 25 Jahren bekannt. Susan wusste jedenfalls schnell, was sie tun wollte. Eine Chemotherapie würde die Gefahr eines Rezidivs um 7 Prozent senken. Die Gentests, die atypischen Zellen in der anderen Brust wie auch ihre persönliche und die familiäre Krebsgeschichte bewegten sie zu der Entscheidung, eine Reihe harter Behandlungen anzugehen. Das Risiko eines Rezidivs war hoch bei ihr, also beschloss sie, alle Mittel einzusetzen: drei verschiedene Chemos über 20 Wochen, gefolgt von einer doppelten Mastektomie, gefolgt von zehn Jahren

Antiöstrogenbehandlung. Sie würde ihre Selbstheilungskräfte dringend benötigen, um das überhaupt zu überstehen. Es würde eine echte Herausforderung werden, davon zu heilen. Und ebenso, für das Baby zu sorgen. Wie sollte sie all diese Behandlungen durchstehen, Ergänzungsmittel und Lebensstiländerungen angehen und dann noch Zeit für das Baby haben? Es waren drei scheinbar unvereinbare Kräfte, die da bei ihr aufeinandertrafen. Wie sollte sie zwischen ihrem Enkel, dessen Fürsorge ihr das Allerwichtigste im Leben war, und der Dampfwalze medizinischer Behandlungen navigieren, die sie kurzfristig und langfristig weitgehend außer Kraft setzen würden? Wie konnte sie da den richtigen Weg in die Heilung finden?

Susan hatte es jetzt mit einem Dilemma zu tun, dem sich viele von einer chronischen Krankheit betroffenen Menschen gegenübersehen: der Kollision zweier Systeme mit sehr unterschiedlichen Zielen. Unsere auf das Therapieren fokussierten Gesundheitssysteme sind – ausgestattet mit ihren gut ausgebildeten Experten und verstärkt durch die besten (und trotzdem immer unsicheren) Beweise, die sich mit dem Geld der modernen medizinischen Forschung kaufen lassen – mit Abstand die dominante Kraft. Nur selten steckt dieses System Zeit oder Geld in die Untersuchung oder Fürsorge dessen, was der ganze Mensch zu seiner Heilung braucht: nämlich in seine soziale und emotionale Lage; in seine physische, ernährungsbedingte, geistige Eignung; in die Ressourcen, die ihm in Lebensführung und Verhalten für eine Heilung zur Verfügung stehen; wie auch in die Werte und Ziele, die ihm ein sinnerfülltes Leben ermöglichen. Wir haben kein integratives Gesundheitssystem, das sich sowohl um Therapie wie Heilung von Krebs kümmern und die evidenzbasierte Medizin mit einem personenzentrierten Behandlungsansatz verbinden würde.

Susan und ich sprachen über dieses Dilemma, als sie im OP-Kittel auf einem Bett im OP-Vorbereitungsraum lag und darauf wartete, dass man ihr einen Port und Katheter bis zur Brust legte, durch den sie ihre wöchentliche Chemotherapie erhalten sollte. Schwestern und Pfleger, Techniker und Ärzte kamen und gingen. Sie kontrollierten die Markierungen am Hals, wo sie den Katheter in die Venen einführen würden. Der Port würde jede Woche verwendet werden, um ihr Blut zu entnehmen und die Zahl der weißen Blutkörperchen zu prüfen wie auch die drei verschiedenen Chemotherapien zu verabreichen. Wir fragten uns, wie sie unter diesen Umständen einen Weg für sich nach vorn finden sollte, ohne das Gefühl für den Sinn ihres Lebens und die Freude daran zu verlieren. Das war gar nicht selbstverständlich.

Statt jedoch um eine Entscheidung zu kämpfen, hielt sie im Jetzt inne, meditierte und horchte nach ihrem innersten Selbst. Sie wollte in ihrem aktuellen Zustand mit seinen Herausforderungen eine Verbindung zu ihrer Seele finden. Als sie in den OP-Saal gerollt wurde, lief in der Sprechanlage zufällig gerade ein Lied, das sie in dem Sommer davor auf dem Jakobsweg gehört hatte, den sie mit unserer Tochter in Frankreich und Spanien gegangen war. Es handelte sich um »All of Me« von John Legend, und plötzlich erinnerte sie sich an diese wunderbare spirituelle Wanderung. Trotz ihrer äußerst schwierigen Lebenslage fühlte sie sich plötzlich zutiefst geliebt, nicht nur von den Menschen, die sie umgaben, sondern auch von ihrem Gott. Sie entspannte sich und ließ die Sorgen über das Dilemma los, in dem sie sich befand. Während sie unter den Anästhetika abdriftete, überkam sie mit einem Mal eine Erkenntnis. Um ihre Heilung mit Sinn zu füllen und eine innere Verbindung zur Krebsbehandlung zu finden, würde sie bei uns zu Hause einen heilenden Raum benötigen. Wir würden unser Schlafzimmer umgestalten müssen.

HEILENDE RÄUME

Vielleicht klingt es komisch, wenn eine plötzliche, fast spirituelle Erkenntnis auf dem Weg in den OP darin besteht, dass dein Schlafzimmer einer Veränderung bedarf. Doch erweisen sich solche unerwartet auftauchenden Erkenntnisse, denen meine Frau inzwischen vertraute, als die besten Wegweiser für einen sinnerfüllten Weg in die Heilung. Um solche Erkenntnisprozesse bei den Patienten zu fördern, arbeite ich oft mit Methoden wie Tagebuch führen, Achtsamkeitspraxis oder Gespräch. Das trägt dazu bei, die Befundlage mit der Intuition und die Therapie mit dem Heilvorgang auf eine Linie zu bringen. Freude und Intuition, also die

Verbindung zur eigenen emotionalen und spirituellen Dimension, sind einerseits wichtige Bestandteile eines Menschen, doch muss der volle Heileffekt auch mit seiner äußeren Dimension verbunden sein, also den physisch vorhandenen Räumen, die sich wiederum auf den Körper auswirken. Oft ist es hilfreich, den Weg in die Heilung mit dem physischen Raum zu beginnen. Physische Räume sind leicht zu erkennen und zu verändern. Fast jeder kennt die beruhigende Wirkung eines schönen Ausblicks, eines sonnigen Tages oder des Rauschens von fließendem Wasser. Wir haben genug wissenschaftliche Beweise dafür, dass physische Räume bei vielen chronischen Krankheiten einen heilenden Einfluss haben. Und das Verständnis dafür, welche Mechanismen unseres Gehirns dies bewirken, wächst.

Die Neurowissenschaftlerin und Immunologin Esther Sternberg hat 30 Jahre an den NIH erforscht, welche Verbindungen zwischen Stress, Stressmanagement, unserem äußeren Umfeld und unserer geistigen und körperlichen Gesundheit bestehen. Sie entdeckte, dass die physische Umgebung unsere Fähigkeit zu heilen direkt beeinflusst, unabhängig davon, was dort vor sich geht. Während uns Price, Kaptchuk und Benedetti gezeigt haben, welchen Einfluss Rituale in der medizinischen Versorgung auf die Fähigkeit unseres Gehirns haben, mit Schmerzen, Depression, Parkinson, Immunkrankheiten und anderen Störungen umzugehen, zeigt uns Sternberg, dass der Raum selbst dasselbe bewirkt. In ihrem Buch *Healing Spaces: The Science of Space and Well-Being* fasst sie einen Großteil ihrer Forschungsergebnisse zusammen und zeigt, wie die äußere Umgebung die »inneren Apotheken des Gehirns« ansprechen und uns entsprechend krank machen oder unsere Leiden heilen kann. Sie und andere haben bewiesen, dass das Gehirn so konstruiert ist, dass es ständig direkt und unbewusst auf den Ort reagiert, an dem wir uns befinden.

Der Teil des Gehirns, der direkt auf unser Umfeld anspricht, ist der Hippocampus, der auch den Schlüssel zur Bildung unserer Erinnerungen liefert. Er stellt außerdem fest, ob der physische Ort, an dem wir uns befinden, keine Gefahren birgt, und teilt uns mit, ob wir uns in Sicherheit bringen müssen oder uns an Ort und Stelle entspannen können. Er kombiniert die Signale aus den Sinneseindrücken, also aus dem, was wir sehen, hören und riechen, um ein Gespür für den Ort zu bekommen. Er befindet sich ganz in der Nähe einer weiteren Hirnstruktur, der Amygdala, und kommuniziert ständig mit ihr. Die Amygdala ist für die Gefühlsregungen und -reaktionen zuständig, die meist als Kampf-oder-Flucht-Reaktion bezeichnet werden. Auf diese Weise stellt der Hippocampus einen Sinneseindruck von dem Ort her, an dem wir uns befinden, und verbindet diesen Eindruck mit eventuellen emotional geladenen Erinnerungen, die dann dafür sorgen, dass wir reagieren oder uns entspannen. Man könnte ihn das GPS des Gehirns nennen, das uns nicht nur im physischen, sondern auch im emotionalen Raum verortet und beide zusammenführt.

Diese ständige Erregungs- oder Entspannungsreaktion aufgrund unseres äußeren Standorts signalisiert wiederum den Organen – darunter Herz, Darm und Immunsystem –, ob wir wachsam sein müssen oder uns auf Ruhe und Erholung konzentrieren können. Dies passiert großteils jenseits unseres Bewusstseins. Der Hippocampus reagiert auf unseren Standort und beeinflusst den Mind-Body-Effekt, indem er den äußeren Raum mit Erinnerungen vergleicht, die entweder Angst oder Sicherheitsgefühle hervorrufen. Dank dieses Mechanismus versetzt die äußere Umgebung unseren Körper durch ständige Ausschüttung eines Stroms von chemischen Stoffen, die verletzend oder heilend wirken können, entweder in Alarmbereitschaft oder in den Erholungsmodus. Der Ort, an dem wir uns befinden, ist ein machtvolles Mittel zur inneren Heilung.

Solange die Wissenschaft diesen Prozess nicht verstand, blieb der Einfluss der Krankenhausumgebung auf unsere Selbstheilungskräfte weitgehend unbeachtet. Krankenhäuser wurden für die Ärzte gebaut, damit sie ihre Behandlungen verabreichen konnten. Das Krankenhaus, in dem ich meine Ausbildung erhielt, war dafür ein typisches Beispiel. Sechs Etagen mit in der Regel Zwei- bis Vierbettzimmern, eins nach dem anderen, das Gebäude an einer lauten Straße gelegen, an der es keine Parkplätze gab. Die Ärzte hatten einen eigenen Hintereingang, der Eingang zur Notaufnahme beherrschte die Vorderseite. Tag und Nacht ertönten Sirenen. Zwei Flügel dieses Betonblocks formten das Zentrum des

Krankenhauses, das ohne besondere Berücksichtigung von Licht, Lärmbelastung, Farben, Durchlüftung oder natürlicher Umgebung gebaut worden war. Als es erweitert werden musste, fügte man weitere Flügel hinzu, in der Regel verbunden durch lange, vom Hauptfoyer ausgehende Korridore. Nach ein paar solchen Erweiterungen wurde das Ganze zu einem verwirrenden Netz von Gängen, oft ohne klare Hinweisschilder für die Patienten. Je weiter das Krankenhaus ausgebaut wurde, umso verwirrender wurde es, und es hatte nicht etwa eine heilende Atmosphäre, sondern wirkte eher wie ein Warenlager.

Das war das typische Krankenhaus bis fast zum Ende des 20. Jahrhunderts. Bis 1984 der Umweltpsychologe Roger Ulrich eine Pionierstudie mit dem Titel »The View from a Window« (Der Blick aus einem Fenster) unternahm. In diesem Experiment ordnete man nach dem Zufallsprinzip den Post-OP-Patienten entweder ein Zimmer mit Blick auf eine Backsteinwand oder auf eine Baumgruppe zu. Alle waren überrascht, als die Patienten mit dem Baumblick in jeder Hinsicht besser abschnitten. Sie hatten weniger Schmerzen, brauchten weniger Schmerzmittel und weniger Krankenpflege, beklagten sich weniger über ihre Pflege und erholten sich schneller. Sie verließen das Krankenhaus im Durchschnitt einen ganzen Tag früher als die mit dem Blick auf die Wand.

Ulrich startete eine Feldstudie, die sich mit der Wirkung des Raums auf Heilungsziele befasste. Bisher hat dieser zunehmende Forschungsbereich ergeben, dass:

- Einbettzimmer in Krankenhäusern die Infektionsrate und Stürze reduzieren, den Patientenschlaf und die Kommunikation zwischen Patient, Familie und Belegschaft und die Zufriedenheit mit der Versorgung bessern können.
- natürliches Licht Behandlungsfehler und Aufenthaltsdauer reduzieren, Schlaf, Depression und Schmerzen bessern, Frühgeborene schneller an Gewicht zunehmen lassen und die Zufriedenheit von Patient und Familie verbessern kann.
- Natureinwirkung Schmerzen und klinikbedingten Stress lindern, die Länge des Krankenhausaufenthalts beeinflussen und die Patientenzufriedenheit vergrößern kann.

Es gibt noch weitere Eigenschaften von Raum und Umwelt, die die Gesundheit beeinflussen. Lärm, Belüftung, Kunst, Möbelanordnung, die Nähe der Familie und Rückzugsorte gehören dazu. Die neuere Forschung zeigt, dass in der medizinischen Versorgung durch das räumliche Umfeld Geld gespart und die Angestelltenfluktuation reduziert werden können und die Attraktivität des Ortes für Patienten steigt – ein rundum gutes Fazit. Diese Forschung ist inzwischen bekannt unter dem Namen evidenzbasiertes Design und (optimale) heilungsfördernde Umgebung oder Healing-Environment-Ansatz, ein Thema, mit dem auch ich mich eingehend beschäftigt habe (mehr dazu weiter unten).

Die meisten Änderungen zur Schaffung einer heilungsfördernden Umgebung wurden bislang in der Akutversorgung vorgenommen. Doch auch bei chronischen Krankheiten kann, wie es viele Kulturen über Jahrhunderte gezeigt haben, der Einfluss des Healing-Environment-Ansatzes eine bemerkenswerte und nachhaltige Heilung bewirken. Clara, Patientin eines Kollegen von mir, nutzte diese äußere Dimension für ihre Selbstheilung, als selbst die beste Medizin versagte.

CLARA

Clara war als lebhafte Lehrerin an einer Schule für Waisenkinder in Baltimore heiß geliebt gewesen. Mit drei erwachsenen Kindern und einem sie unterstützenden Ehemann war sie in den Ruhestand getreten, um nun ihre Zeit gemeinnütziger Arbeit zu widmen. Alles lief gut, bis sie plötzlich von einer seltsamen Krankheit befallen wurde. Es ging mit Erschöpfungszuständen los, dann kamen Muskelschwäche und schließlich Muskelschwund hinzu. Sie verlor alarmierend an Gewicht und wurde depressiv. Die gemeinnützige Arbeit war ihr wichtig, doch die fortschreitende Krankheit zwang sie, die Arbeit aufzugeben und immer mehr Zeit im Bett zu verbringen. Schon der Gang in die Küche, um das Frühstück zu bereiten, erschöpfte sie. »Was ist bloß los mit mir?«, klagte sie.

Mithilfe ihres Mannes machte sie sich auf die Suche nach Abhilfe. Sie suchte Spezialisten im ganzen Land auf: im Johns Hopkins Hospital, an der Columbia, Harvard, Wisconsin und

Stanford University und der University of California. Zahlreiche Hypothesen wurden aufgestellt. Sie erhielt eine Menge Diagnosen und probierte ebenso viele Behandlungen aus, manche ausreichend evidenzbasiert, manche experimentell. Was war es denn nun? Ein chronisches Erschöpfungssyndrom oder eine Myalgische Enzephalomyelitis? Eine Autoimmun-Myositis oder Prionerkrankung? Eine vielfache Chemikalienunverträglichkeit? Mitochondriopathie? Depression oder psychosomatische Störung? Clara brauchte einen Namen für ihren Zustand, aber niemand konnte ihr den liefern.

Die Haare begannen ihr auszufallen. Bald musste sie jemanden einstellen, der ihr beim Anziehen, Hausputz und bei Ausgängen behilflich war. Dann ging sie zu Ärzten, die sich mit Ernährung und alternativer Medizin befassten und wieder andere mögliche Gründe anführten. Nahrungsallergie? Fehlernährung? Nebenniereninsuffizienz? Ein Pilz? Dysbiose? Qi-Ungleichgewicht? Dosha-Ungleichgewicht? Seelenverlust? Sie bekam einen Haufen Namen genannt, ohne Erleichterung zu finden. Es war umso mysteriöser, als Clara doch in ihrem Leben über alle Elemente zu verfügen schien, die Gesundheit und Heilung ausmachen: eine Familie und Freunde, die sie unterstützten, gesunde Ernährung, ein schönes Zuhause und Zugang zur besten klassischen wie komplementären Gesundheitsfürsorge. Dennoch konnte sie kaum noch etwas selber machen.

Eines Tages war eine Freundin zu Besuch. Sie unterhielten sich über die neuesten Ereignisse vor Ort und über Claras Zukunft. Statt weitere Alternativen in Betracht zu ziehen, fragte die Freundin Clara, ob sie einen Lieblingsort habe, an dem sie sich richtig glücklich und wohl fühle. Clara reagierte sofort. »Aber ja«, sagte sie. »Es gibt da einen Ort in den Bergen. Mein Mann und ich haben eine kleine Hütte in New England. Ich bin sehr gerne dort. Sie liegt tief im Wald an einem kleinen See. Tiere kommen uns da besuchen. Ständig sind Licht und Klangkulisse neu. Die Stille ist wunderbar. Von der Veranda hinterm Haus kann ich die Berge sehen. Es tut mir jedes Mal in der Seele wohl, wenn ich dort bin. Aber jetzt war ich wegen meines Zustands schon lange nicht mehr dort.« Sie hielt inne, und die Freundin ließ ihr Zeit.

Da wusste Clara plötzlich, was sie tun würde. Sie musste in die Berge fahren. Es würde schwierig werden, da sie kaum in der Lage war, für sich selbst zu sorgen. Doch sie würde ihre Pflegerin mitnehmen, und mit ihr und der Unterstützung von Familie und Freunden wäre sie vielleicht in der Lage, eine Weile dort zu bleiben.

»Aber was wird mit deinen Arztbesuchen und Behandlungen?«, fragte ihre Freundin. »Was passiert, wenn du damit aufhörst?«

Clara dachte einen Moment nach. »Ich weiß nicht.« Sie holte tief Luft. »Alle bisherigen Diagnosen und Therapien haben mir nichts gebracht. Ich glaube, jetzt muss ich die Dinge selbst in die Hand nehmen.« Mit der Hilfe von Freunden und Familie machte sie sich also auf den Weg in ihre Berghütte, fest entschlossen, so lange zu bleiben, bis sie entweder wieder gesund oder tot sein würde.

Der Genesungsprozess begann so gut wie unmittelbar. Zunächst wollte sie Tag und Nacht nichts als schlafen. »Es war«, erzählte sie später, »als wäre ich die meiste Zeit tot gewesen. Außer wenn ich aufwachte, dann waren da Frieden und Stille, das saubere Wasser und frische, kalte Luft. Das ließ mich tiefer schlafen als all die Monate davor. Und wenn ich wach war … ach, war das schön. Ich fühlte mich, als würde ich in einem Gedicht von Mary Oliver leben. Ich konnte die Fenster öffnen und die Green Mountains leuchten sehen. In der Nähe hörte ich den Bach plätschern, nachts spürte ich das sanfte Licht des Mondes. Alles änderte sich von Minute zu Minute. Tiere, klein und groß, kreuzten mein Blickfeld. Regen und Sonne – Feuer und Wasser – wechselten sich über mir ab. Der Wind bewegte die Blätter in den Bäumen, die in ein ständiges Gebet versunken schienen.« Freunde und eine Pflegerin halfen ihr beim Essen, Waschen, Anziehen und bei Gängen ins Freie.

Zwei Wochen lang betrachtete sie all die Schönheit, ohne dass sich ihr Zustand geändert hätte. Doch dann ging es ihr langsam besser. Es war keine plötzliche, wundersame Heilung. Es passierte langsam wie das Zunehmen und Abnehmen des Mondes. Mit jedem Tag ein wenig anders. Ein wenig mehr Energie. Etwas weniger Schmerzen. Nach weiteren zwei Wochen konnte sie eigenständig auf die Veranda hinterm Haus gehen. Vier Wochen später konnte sie die 270 Meter zum Bach hinterm Haus gehen. Nach sechs Wochen schaffte sie es – mit Hilfe – bis in den nächsten Ort. Nach acht Wochen konnte sie es ganz allein. Ebenso reduzierte sie ihre Medikamente, die Schmerztabletten, Antidepressiva, Steroide. Sie hoffte, dass sie deshalb nicht wieder zurückfallen würde, und tatsächlich war das nicht der Fall. Nach drei Monaten in den Bergen stand Clara eines Morgens auf und machte sich eine Tasse Kaffee, bevor sie merkte, dass sie noch gar nicht über ihren Zustand nachgedacht hatte. In diesem Augenblick wusste sie, dass sie endgültig auf dem Weg der Genesung war.

In jenen drei Monaten kam noch einiges in ihrem Leben zusammen: die Erkenntnis, dass sie ihre Familie wirklich liebte und mehr Zeit mit ihr verbringen wollte; die Einsicht, wie hoch der Preis dafür gewesen war, dass sie sich für andere – zuerst durch ihre Tätigkeit als Lehrerin, dann im Dienst an der Gemeinschaft – aufgeopfert hatte; eine tiefe Wertschätzung für die Fähigkeit, sich körperlich bewegen und Körperübungen machen zu können, während sie früher beides nicht gemocht hatte. Sie liebte ihren Körper jetzt mehr, egal wie beschädigt und dysfunktional er oft sein mochte. Als sie nach Hause zurückkehrte, empfand sie ihre emotionale, körperliche und spirituelle Selbstfürsorge nicht mehr als lästige Aufgabe, sondern als Privileg, ja sogar Notwendigkeit für ihr Leben.

Jahre später bekannte Clara mir gegenüber: »Ich weiß nicht, warum ich krank wurde. Ich verstand meinen Zustand keinen Deut besser als die Ärzte. Aber ich weiß, dass ich gesund wurde, weil ich das tat, was ich am meisten liebte. Und in diesem Prozess wurde ich auch mehr ich selbst – ganzer, wenn man so will –, als ich es je gewesen war.« Es war ein entscheidender, sinnerfüllter Orts- und Raumwechsel, der Clara auf den Weg in dieses Gefühl des Ganzseins – und in die Heilung – brachte.

OPTIMALE HEILUNGSFÖRDERNDE UMGEBUNG

»Seit es die Menschheit gibt«, schreibt Architekt Marc Schweitzer, der Daten über die Auswirkung des Raum- und Umgebungsdesigns auf die Gesundheit analysiert hat, »scheinen sich die Menschen Schutz und Obdach gesucht zu haben, um zu heilen.« Einfache

Veränderungen im Raum können Heilung, Funktionalität und Wohlbefinden innerhalb und außerhalb der Gesundheitsfürsorge fördern – zu Hause, am Arbeitsplatz, in Schulen. Patienten in einem Raum mit Aussicht erholten sich nach einer Operation einen ganzen Tag schneller. Wurden sie wegen psychischer Probleme eingewiesen, waren es sogar zweieinhalb Tage. Frühgeborene Babys nehmen, wenn sie einem vollen Lichtspektrum ausgesetzt werden, das dem natürlichen Tag-Nacht-Kreislauf folgt, schneller an Gewicht zu als Babys unter ständiger Lichtzufuhr, selbst dann, wenn sie tatsächlich noch nie echtes Tageslicht gesehen haben. Schüler in Klassenzimmern mit Fenstern, die sich öffnen lassen, zeigen laut standardisierten Tests innerhalb eines Jahres 7 bis 8 Prozent bessere Lernergebnisse als Schüler in Klassenzimmern mit Fenstern, die sich nicht öffnen lassen. Kinder, die während der Schule draußen spielen dürfen, weisen weniger Verhaltensstörungen auf und zeigen, auch bei Klassenarbeiten, bessere Lernergebnisse. Richard Louv resümiert in seinem Buch *Das letzte Kind im Wald? Geben wir unseren Kindern die Natur zurück!*, welch beachtlichen Einfluss die Einwirkung der Natur (oder ihr Fehlen) auf Gesundheit, Funktionalität und Wohlbefinden von Kindern hat. (Das Buch ist ein absolutes Muss für Eltern und Lehrer.)

Eine wachsende Zahl von Krankenhäusern in den USA werden jetzt zu so heilungsfördernden Umgebungen, wie ich weiter oben beschrieben habe. Das Samueli Institute, das ich 15 Jahre geleitet habe, erarbeitete ein Modell, nach dem sich messen lässt, ob die Umgebung einer Gesundheitsfürsorgeeinrichtung Heilung und nicht nur Behandlung fördert. Wir konnten zeigen, dass spezifische bauliche Elemente – darunter Beleuchtung und Innendesign – Stress und Angst reduzieren, die Patientenzufriedenheit steigern, die geistig-seelische Verfassung und die Leistung der in der Gesundheitsfürsorge Beschäftigten stärken wie auch Gesundheit und Heilung der Patienten begünstigen können. Heilungsfördernde Umgebungen stärken nicht nur das Wohlbefinden und verbessern die klinischen Erfolge, sie sparen auch Geld.

Laut unserer Definition ist eine heilungsfördernde Umgebung ein System oder ein Ort, das oder der die Fähigkeiten seiner Bewohner dabei unterstützt, sich selbst zu heilen und für das eigene

Wohlbefinden zu sorgen. Kurz, ein solches Umfeld bietet, zusammen mit den medizinischen Behandlungen, heilungsorientierte Praktiken und Umgebungen (healing-oriented practices and environments, kurz HOPE). An späterer Stelle werde ich zeigen, wie ich HOPE nutze. Vorerst möge es genügen zu wissen, dass eine heilungsfördernde Umgebung einen ganzheitlich funktionierenden Rahmen darstellt, der sich auf alle Organisationen und Systeme der Gesundheitsfürsorge anwenden lässt. In Übereinstimmung mit ihrer vorbeugenden und palliativen Funktion lässt sie sich auch in Schulen, am Arbeitsplatz und in öffentlichen Räumen anwenden. Es ist eine Möglichkeit, viele Arten der Fürsorge zu verbinden, die ähnliche Ziele und Philosophien verfolgen, also Modelle wie beziehungs-, patienten-, familienzentrierte oder ganzheitliche Fürsorge, integrative Medizin, *Patient-Centered Medical Home* (das patientenzentrierte medizinische Zuhause), ebenso wie Wohlbefinden am Arbeitsplatz und optimale Lernumgebung. Im nächsten Abschnitt werde ich kurz umreißen, was heilungsfördernde Umgebungen ausmacht.

DIE VIER BEREICHE DER OPTIMALEN HEILUNGSFÖRDERNDEN UMGEBUNG

Diese Bereiche entsprechen wohlgemerkt den Bereichen, die Manu auf sein Whiteboard gemalt hatte (s. S. 68), und ebenso auch den Dimensionen, die die gesamtsystemische Wissenschaft als elementar für die Gesundheit des Menschen identifiziert hat: Körper, Verhalten, Soziales und Spirituelles. Auch bei der optimalen heilungsfördernden Umgebung spielen vier Bereiche eine Rolle: der innere, zwischenmenschliche, verhaltensbezogene und äußere Bereich.

Innerer Bereich

Heilende Intention: der bewusste Entschluss, die eigene und die Gesundheit eines anderen Menschen zu fördern. Dazu gehören die Erwartung einer Besserung des Wohlbefindens, die Hoffnung, dass ein gewünschtes Heilungsziel erreicht werden kann, das Verständnis über den persönlichen Hintergrund von Krankheit und

Leid und die Überzeugung, dass Heilung und Wohlbefinden eintreten werden.

Individuelles Ganzsein: ein Wohlbefinden, das eintritt, wenn Körper, Geist und Seele übereinstimmen und harmonieren. Dieses Gefühl von Ganzsein lässt sich durch Mind-Body-Techniken entwickeln und fördern, die Wohlbefinden und Genesung stärken.

Zwischenmenschlicher Bereich

Heilende Beziehungen: die sozialen und beruflichen Begegnungen, die ein Gefühl der Zugehörigkeit, des Wohlbefindens und des Zusammenhalts fördern. Die Pflege heilender Beziehungen ist eine der machtvollsten Möglichkeiten zur Stimulation, Unterstützung und Beibehaltung von Wohlbefinden und Genesung.

Heilende Organisationen: Struktur und Kultur einer Organisation sind wichtig zur Herstellung und Beibehaltung einer heilungsfördernden Umgebung. Vision und Mission einer Organisation tragen zur Entwicklung einer heilsamen Kultur bei. Die erfolgreiche Organisation einer heilungsfördernden Umgebung wird strategisch geplant, sie verfügt über Führungssupport, eine sichere Finanzierung und eine flexible, nachhaltig evaluative Kultur.

Verhaltensbezogener Bereich

Gesunde Lebensweise: Gesundes Verhalten kann Wohlbefinden fördern und gegen viele Krankheiten vorbeugen, sie behandeln oder gar beheben. Eine geeignete Ernährung, Körper- und Entspannungsübungen und das Bezwingen von Süchten sind wichtig für lebenslange Gesundheit und Wohlbefinden.

Kollaborativer Ansatz in der Medizin: teambasierte Fürsorge, die sowohl personen- wie familienzentriert ist. Sie schließt auch ein, dass man – mit Bedacht – das Beste aus Komplementärmedizin und Schulmedizin miteinander verbindet.

Äußerer Bereich

Heilende Räume: ein eigens gestaltetes Umfeld, das die Versorgungsqualität, Heilerfolge und Erfahrungen von Patienten und Angestellten in der Gesundheitsfürsorge steigern und optimieren soll. Wohlbefinden und Genesung fördernde Gestaltungskomponenten sind zum Beispiel evidenzbasiertes Baudesign, Farbwahl sowie Zugang zu Natur, Musik, Kunst und Licht.

Wenn ich mit einem Krankenhaus zusammenarbeite, das den Healing-Environment-Ansatz einführen möchte, finde ich es oft am einfachsten, mit dem äußeren Bereich anzufangen und diesen dann mit den anderen zu verknüpfen. Viele Krankenhäuser sind inzwischen dabei, heilendes Design umzusetzen. Wenn Sie das nächste Mal nach einem Krankenhaus oder einer Klinik suchen oder Ihre Versicherung nach den Ersatzleistungen fragen, dann erkundigen Sie sich doch, ob dieser Ansatz dort berücksichtigt wird oder werden soll.

WIE MAN SICH ZU HAUSE EINE HEILUNGSFÖRDERNDE UMGEBUNG SCHAFFT

Um meinen Patienten bei der Entdeckung ihrer Selbstheilungskräfte beizustehen, frage ich sie immer nach ihren Lebensumständen: wo sie konkret leben, arbeiten, lernen oder spielen. Das gemeinsame Erkunden dieser Elemente hilft den Menschen, ihren eigenen physischen heilenden Raum – den Raum, den sie körperlich einnehmen – zu finden oder ihn sich herzustellen.

Während jedes einzelne Element in diesem äußeren Bereich nachweislich wertvoll ist, soll der Betreffende bei seiner Erkundung nur ein paar wenige oder auch nur einen finden, der ihm besonders viel bedeutet. Wir versuchen, den äußeren Ort, an dem er sich befindet, mit seinem inneren geistigen, emotionalen und seelischen Raum in Verbindung zu setzen und hier eine Reaktion in Gang zu bringen. Susan veränderte ihr Schlafzimmer, um besser schlafen und sich leichter um ihren Enkel kümmern zu können. Clara wechselte den Ort, um voll und ganz in die Natur einzutauchen. Beide nutzten die äußere Umgebung als Einstieg, um eine Bedeutungsreaktion für sich anzustoßen und sich den Weg zur Heilung zu ebnen.

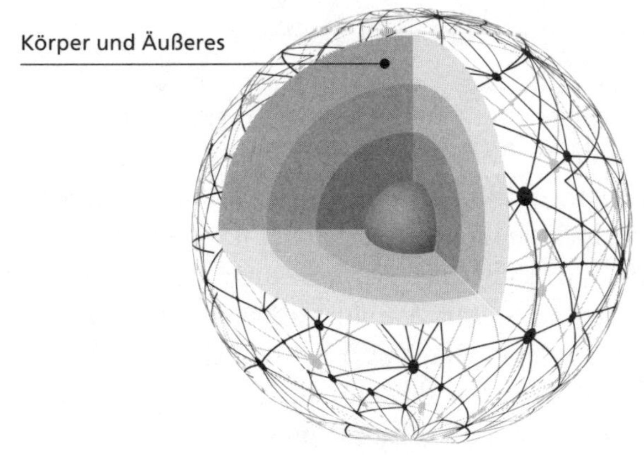

Kunst,
Schönheit,
sauberes
Wasser und
saubere Luft,
Finanzen,
Zugang zu
Nahrung,
Unterkunft,
Licht,
Musik,
Natur,
Sicherheit,
Schadstoff-
belastung

Körperelemente und äußere Dimension

Viele Heiltraditionen berücksichtigen den Raum ganz bewusst. In unseren weltweiten Studien trafen mein Forscherteam und ich auf Traditionen wie Feng Shui, wie es Xiao im Great Wall Hospital erlebte, oder *Sthapatya Veda*, die antike Heilarchitektur Indiens, wie sie in dem ayurvedischen Krankenhaus Verwendung fand, in dem Aadi behandelt wurde. In manchen Glaubenssystemen der Indianer ordnet eine »heilige Geometrie« jeder Himmelsrichtung spezifische Heileigenschaften und -bedeutungen zu. Griechische Tempel umgaben die Patienten zur Wiederherstellung ihrer inneren Harmonie und zur Förderung ihrer Heilung mit Natur, Musik und Kunst. Florence Nightingale schrieb die unterschiedlichen Überlebensraten ihrer Patienten den Unterschieden bei der Patientenanzahl, beim Licht und bei der Luftzufuhr zu. Und Clara übte, ohne es zu wissen, eine alte japanische Tradition namens *shinrin-yoku* oder »Waldbaden«.

Die Forschung hat gezeigt, dass das Eintauchen in die Natur den Körper durchaus einschneidender beeinflusst als nur Schönheit und Ruhe, so wichtig diese auch sein mögen. Bäume geben chemische Stoffe, die sogenannten *Phytonzide,* ab, die das Immunsystem stimulieren, und genau das war es höchstwahrscheinlich, was Clara brauchte. Außerdem sinken durch den Aufenthalt in der Natur Cortisolspiegel, Herzfrequenz und Blutdruck, die natürlichen Schmerzhemmer des Gehirns werden aktiviert. Die

Phytonzide verschafften Clara eine tiefere Ruhe und weniger Schmerz.

Die meisten Menschen sind die Orte, an denen sie leben, so sehr gewohnt, dass sie deren konkrete Details und ihren Einfluss auf das eigene Leben gar nicht mehr bemerken. Wenn ich sie jedoch bitte, mir eine ideale Umgebung zu nennen, die eine positive Erinnerung an Freude, Ehrfurcht oder Schönheit hervorruft, dann sind sie fast immer in der Lage, mir Antwort zu geben. Gibt es da ein Fenster, von dem aus man die Natur betrachten kann? Welche Farben haben die Wände oder die Möbel? Liegt da viel Zeug herum, das man erst beiseiteräumen muss? Was zieht sie an einem Ort an? Gibt es bestimmte Elemente, die es ihnen ermöglichen, über einen chaotischen, unaufgeräumten Raum hinaus ein Bild zu finden, das ihnen ein Gefühl von Frieden vermittelt oder ein Lächeln entlockt? Die meisten Leute können sich ihren Heilraum genau vorstellen. Und man sieht es sofort, wenn jemand einen solchen Raum gefunden hat: Das Gesicht leuchtet, die Atmung wird tiefer, die Muskeln entspannen sich. Die Zeichen einer Heilungsreaktion zeigen sich an der Haltung und am Verhalten der Person.

Mit meinem neurowissenschaftlichen Verstand sehe ich, wie der Hippocampus meines Patienten Sinnesreize des Ortes, an dem er sich befindet, mit den emotionalen Reizen verbindet, die entspannende, freudige Erinnerungen wachrufen. Er reagiert, als wäre er in mütterlicher Nähe geborgen, als hätte er sein Zuhause gefunden. Ich weiß dann, dass die Person ihr äußeres Umfeld mit den inneren Dimensionen ihres Lebens – der sozialen, emotionalen, mentalen und spirituellen Dimension – auf für sie sinnerfüllte Weise verbunden hat. Wenn sie sich daraus einen dauerhaften Raum im Leben schaffen kann, wird es ihr leichter fallen, sich die 80 Prozent Heilpotenzial zunutze zu machen, die von der Standardversorgung weitgehend ungenutzt bleiben.

DAS SCHLAFZIMMER

Als Susan den OP-Saal wieder verließ, wusste sie die Lösung für ihr Dilemma. Sie hatte erkannt, dass sie unser Schlafzimmer als heilende Zuflucht nutzen konnte, um sich von Chemotherapie und Operation zu erholen, und außerdem als Ort, an dem ihr Enkel in den schwierigsten Zeiten bei ihr sein und – natürlich mit der Hilfe anderer – spielen konnte. Sie hatte unser Schlafzimmer nie als behaglichen Ort zum Schlafen empfunden, es war ihr zu vollgestellt und nach außen, wegen einer Glastür und eines venezianischen Fensters an der einen Wand, zu offen. Und auch die Farben stimmten nicht: An manchen Stellen war es ihr zu dunkel, an anderen zu hell. Es fühlte sich für sie nicht an wie ein beruhigender, sicherer Aufenthaltsort für ein Baby oder auch für sich zum Ruhen. Angesichts ihrer erneuten Krebserkrankung und der bevorstehenden Behandlungen war für Susan das Schlafzimmer als äußeres Element der wichtigste Ort.

Nun gestaltete sie es sich zu einem einfachen, wohltuenden Raum mit natürlichem Licht, das es in einen weichen, himmlischen Schein tauchte. Ein neues, bequemeres Bett stand jetzt vor der (ihr) zu exponierten Glastür. Das erlaubte es dem Licht, indirekt von oben ins Zimmer zu dringen. Weiße, undurchsichtige Vorhänge hingen von der Decke bis zum Boden. Die Wände waren in einem hellen Blaugrau gestrichen und blieben bis auf ein einziges Bild – abstrakte Malerei, die sich von der Wand kaum abhob – nackt. Das Bild wirkte, als würden Engel aus der Ferne Licht ausstrahlen, ganz in Übereinstimmung mit der Gesamtatmosphäre im Zimmer. Ein guter Freund hatte es gemalt, was den persönlichen Wert des Bildes noch steigerte. Ein kleines Mobile aus gefalteten Papierkranichen (einem japanischen Heilsymbol, das Susan liebte) hing von der Decke herunter. Auch das hatte eine persönliche Bedeutung: Es war von Freunden aus der Schule gemacht worden, in die unsere Kinder gegangen waren und deren Vorstandsvorsitzende sie nach ihrer ersten Krebserkrankung gewesen war. Der begehbare Kleiderschrank wurde erweitert, damit die Kleider und Schuhe, die vorher im Zimmer herumgelegen hatten, einen Platz fanden. All das, wofür sie keinen Platz hatte, gab sie fort. Ein weicher grauweißer Stuhl stand in der Mitte der Garderobe.

Als die Transformation abgeschlossen war, kam mir der Raum wie ein Stückchen Himmel vor – leuchtend, ätherisch, schlicht, aufgeräumt, friedlich –, wie ein Bild aus dem Jenseits. »Das ist nur für den Fall, dass ich nicht in den Himmel komme, wenn ich sterbe«, flüsterte sie mir eines Tages zu. »Da möchte ich doch wenigstens schon mal was davon jetzt hier auf der Erde spüren.«

In einer Ecke hatte Susan einen kleinen Spielbereich für das Baby aufgebaut und ein paar Stühle hingestellt, auf die sich Besuch setzen konnte, wenn ihr Enkel da war. Als sie die Strapazen der wöchentlichen Chemotherapie und später der Operation und weiterer Medikamente auf sich nahm, verbrachte sie viel Zeit in diesem Zimmer. Oft fühlte sie sich todkrank, zugleich heilte sie sich durchgehend mit viel Schlaf, Lesen, Musikhören, visualisierte sich selbst an einem besseren Ort und verbrachte auf eine Weise Zeit mit dem Baby, die für beide sicher war. »Ich fühlte mich dort Gott nah«, sagte sie, »und all denen, die ich am meisten liebe, egal ob ich schlief oder wach war.« Sie hatte sich ihren eigenen Heilraum geschaffen.

Weitaus schwerer fiel Susan (und den meisten anderen Menschen geht es da nicht anders) die nächste heilende Dimension: eine Verhaltens- und Lebensstiländerung.

Kapitel 6

Das Richtige tun

Wie Verhalten heilt

70 Prozent aller chronischen Erkrankungen sind durch eine gesunde Lebensweise vermeidbar – dadurch, dass man nicht raucht, seinen Alkoholkonsum auf ein Minimum beschränkt, sich besser ernährt, Sport treibt und Stress minimiert. Aber welche Ernährungsweise ist die beste? Fettarm oder kohlenhydratarm? Steinzeit- oder Mittelmeerdiät? Ornish oder Atkins? Mit mäßigem Alkoholgenuss oder ganz ohne? Jahrelang hat man uns erklärt, wir sollten keine Eier und keine Butter zu uns nehmen, jetzt aber ist beides okay. Kaffee war schlecht, jetzt ist er gut. Fettarm war gut, doch jetzt ist Fett für die grassierende Adipositas verantwortlich. Sport ist gut, führt aber zu vermehrten Verletzungen. Stress ist schlecht, aber etwas Stress erzeugt Resilienz.

Das ist alles ganz schön verwirrend. Auch wenn Einigkeit besteht, dass bestimmte Verhaltensweisen wie etwa Rauchen definitiv gesundheitsschädlich sind, scheint die Wissenschaft doch in der Frage, was genau gut für uns ist, ziemlich zu schwanken. Und entscheidender noch: Selbst wenn wir wissen, welche Verhaltensweisen gesund sind, schaffen es die meisten Menschen dennoch nicht, diese in ihrem Leben zu verankern. Nicht einmal 5 Prozent aller Menschen pflegen die fünf gesündesten Verhaltensweisen. Etwas kann noch so gesund sein: Wenn man es nicht tun kann oder will, nützt es einem nichts.

Was ist das Geheimnis, das uns befähigt, uns durch eine entsprechende Lebensführung die 80 Prozent eigenes Heilpotenzial nutzbar zu machen? Eine Patientin namens Maria hat es mich gelehrt, indem sie es selbst lernte. Das Geheimnis gesunder Lebensführung ist nicht Willenskraft; es ist etwas anderes.

MARIA

»Ich glaube, wir müssen Sie auf Insulin setzen«, sagte ich etwa sieben Sekunden, nachdem sie mein Sprechzimmer betreten hatte. »Mit den jetzigen Medikamenten bekommen wir Ihren Diabetes nicht unter Kontrolle.«

Auf ihre Reaktion war ich nicht gefasst. »Nein«, sagte sie rundheraus, »das kann ich nicht.«

In ihrer Stimme lag etwas Hitziges, das ich an ihr nicht kannte. Denn Maria war immer eine nette, kooperative Patientin gewesen, die alle meine Ratschläge angenommen und umgesetzt hatte.

»Kurz nachdem mein Vater angefangen hatte, Insulin zu spritzen, hat er seine Beine verloren. Ab da ging es mit ihm bergab, und dann ist er gestorben. Ich kann das nicht! Ich tu das nicht. Tut mir leid.« Sie brach in Tränen aus.

»Aber, Maria« – ich versuchte es mit Logik, obwohl das in dem Moment offensichtlich nicht ihr Funktionsmodus war –, »die Beine mussten Ihrem Vater doch wegen des Diabetes amputiert werden, nicht wegen des Insulins.«

Es half nichts. »Tut mir leid, Herr Doktor. Sie sind doch ein guter Arzt. Gibt es denn keine andere Möglichkeit als Insulin? Ich tue alles. Was ist mit Diät? Ich kann auf Zucker verzichten«, sagte sie flehend. »Ich kann abnehmen.«

Ich war skeptisch. Maria stammte als ältestes von acht Kindern aus einer großen mexikanischen Familie. Ihre Mutter und ihre Großmutter waren ihre Rollenvorbilder in allen häuslichen Belangen. Maria hatte einen Amerikaner geheiratet und Mexiko verlassen, aber vieles von dort mitgenommen. Sie war Mutter von sechs Kindern und hatte ihrer eigenen Familie ein Heim geschaffen, auf das sie stolz war. Dass Essen eine wichtige Rolle spielte, wäre untertrieben. Sie liebte das Kochen. Und die Familie liebte ihr Essen. Sie bereitete es hingebungsvoll zu, ohne Fertigprodukte, dreimal täglich, sieben Tage die Woche. Oft brachten Familienmitglieder Gäste zu Marias köstlichen Mahlzeiten mit. Maria verköstigte alle, weil sie selbst so aufgewachsen war, weil sie sich darauf verstand und weil es sie und andere glücklich machte. Sie liebte das Essen, und sie liebte das Kochen. Leider war ihr umgekehrt das Essen weniger wohlgesinnt – es hatte sie zuckerkrank gemacht.

Maria war fast schon ihr Leben lang übergewichtig. Ihr Diabetes bestand seit sieben Jahren und verschlimmerte sich allmählich. Ich hatte sie zweimal ohne großen Erfolg zur Ernährungsberatung überwiesen. Würde sie eine Diät wirklich durchhalten? Die soeben beendete Studie zur Diabetesprävention zeigte, dass eine gesündere Lebensweise den Übergang von Prädiabetes in Diabetes wirksamer zu verhindern vermochte als Medikamente. Aber Maria hatte schon einen ausgewachsenen Diabetes, und meiner Meinung nach brauchte sie Insulin. Ich hatte sie bereits auf Maximaldosen eines Antidiabetikums namens Metformin gesetzt. Die neueren Antidiabetika wie SGLT2 und DPP-4 gab es damals noch nicht. Insulin war die empfohlene nächste Maßnahme.

»Na ja«, sagte ich, ohne mein Zögern verhehlen zu können, »es gibt schon zentrale Veränderungen der Ernährungs- und Lebensweise, mit denen Sie Ihren Diabetes eventuell unter Kontrolle bringen könnten. Aber die Besserung müsste sich bald zeigen. Wir könnten es einen Monat lang oder allerhöchstens zwei versuchen.«

Maria schien unbedingt mehr wissen zu wollen. Also schrieb ich ihr, ohne viel Nachdenken und mit noch weniger Hoffnung, die Titel zweier Bücher auf, mit deren Hilfe Diabetes-Patienten angeblich rasche Besserung erzielt hatten. Beide propagierten eine extrem fettarme, zuckerfreie biovegane Ernährung. Kein Fleisch, keine industriell verarbeiteten oder abgepackten Nahrungsmittel, keinerlei Zusätze.

»Schauen Sie mal, was Sie davon halten«, sagte ich, »und kommen Sie in zwei Wochen wieder, dann sehen wir ja, ob das für Sie infrage kommt.«

Trotz meiner verhaltenen Reaktion war Maria überglücklich. »Danke, Herr Doktor. Ich werde meinen Diabetes kurieren. Sie werden sehen.« Sie ging federnden Schritts hinaus. Falsche Hoffnungen, dachte ich.

Sechs Wochen erschien sie nicht. Ich hatte gerade meine Helferin gebeten, sie anzurufen und nachzuhaken, als ich ihren Namen in meinem Terminkalender erblickte.

Sie sah ganz anders aus. »Ich hab's geschafft!«, waren ihre ersten Worte. »Ich habe meinen Diabetes mit Ihrer Diät kuriert.«

Maria hatte fünfzehn Pfund abgenommen, und ihr Kurzzeitzucker war normal. Ich war immer noch skeptisch, aber erfreut. »Das ist toll, Maria«, sagte ich. »Jetzt messen wir auch noch Ihren Langzeitblutzucker.«

Auch dieser Wert hatte sich gebessert. Er war immer noch anormal, aber besser. Ich war beeindruckt und ein wenig optimistischer. »Wie fühlen Sie sich?«, fragte ich.

»Prima, Herr Doktor. Komme ich jetzt um das Insulin herum?«

Wir vereinbarten, dass sie so weitermachte und einmal im Monat zu mir kam. Allmonatlich kontrollierten wir ihr Gewicht und den Langzeitblutzuckerwert, genannt HbA1c. Die nächsten fünf Monate änderte sich ihr Gewicht kaum, aber ihr Blutzucker blieb stabil und besserte sich weiter. Doch noch etwas ging mit ihr vor, das ich nicht genau festmachen konnte. Ihr Gemütszustand hatte sich verändert. Statt der netten, fröhlichen Maria von früher hatte ich eine traurige, bedrückte Frau vor mir. Ich fragte mich, ob bei ihr zu Hause etwas Belastendes vorlag. War jemand gestorben? Verstanden sie und ihr Mann sich nicht mehr? Es vergingen noch ein paar Kontrolltermine, ehe sie schließlich mit der Sprache herauskam.

»Herr Doktor«, sagte sie tonlos und Tränen liefen ihr übers Gesicht. »Ich wollte es nicht zugeben, aber ich kann die Diät nicht mehr einhalten. Zuerst war es ja okay, alles war neu und anders. Aber in den letzten Monaten bin ich so traurig geworden. Meine Familie mag es nicht, wie ich jetzt koche, also koche ich immer zwei Essen, eins für mich und eins für die anderen. Aber ehrlich gesagt, ich mag dieses Essen auch nicht. Wir haben keine Freunde mehr zu Gast. Wenn meine Familie aus Mexiko kommt, wollen sie, dass jemand anderer kocht. Ich habe keine Energie mehr fürs Kochen. Ich kann so nicht für sie sorgen. Ich kann so nicht für mich selbst sorgen. Ich bin gescheitert. Setzen Sie mich auf Insulin. Ich verliere lieber meine Beine und mein Leben als meine Familie.«

Jetzt liefen mir die Tränen übers Gesicht. Maria klang verzweifelt. Sie hatte sich so vor dem Insulin gefürchtet und war so entschlossen gewesen, sich mit der neuen Diät zu kurieren, dass sie ihre zentrale Identität als Köchin und Hausfrau ausgehöhlt hatte. Sie hatte Angst, mit mir darüber zu reden, weil sie glaubte, ich würde nun sicher das Todesurteil sprechen: Ja, sie sei gescheitert und müsse jetzt Insulin spritzen. Außerdem hatte sie im Zuge der Diät ihren Fettverzehr so drastisch reduziert, dass es sich auf die Neurotransmitter auswirkte und zu ihrem Stimmungstief beitrug. Aber das Hauptproblem war, dass sie versucht hatte, eine Veränderung ihrer Lebensweise vorzunehmen, zu der sie nicht bereit war, eine Veränderung, die ihr Familienleben freudlos machte. Wie so oft, wenn Menschen radikale Verhaltensänderungen vornehmen wollen, ohne sie mit ihrem zentralen Lebensinhalt und -sinn abzustimmen, ließ sich das neue Verhalten nicht aufrechterhalten.

»Maria«, sagte ich sanft, »Sie sind nicht gescheitert. Sie waren erfolgreich. Ihre Blutzuckerwerte sind viel besser, und Sie brauchen kein Insulin. Aber damit das anhält, müssen Sie einen Weg finden, diese Ernährungsumstellung mit Ihrer Liebe zum Essen und zu den gemeinsamen Familienmahlzeiten zu verbinden. Lassen Sie uns zusammen nach einem Weg suchen.« Sie erklärte sich dazu bereit.

Wir vereinbarten, das Gespräch bei ihrem nächsten Termin ausführlich fortzusetzen. Aber ich hatte noch nicht die blasseste Ahnung, wie ich Maria helfen könnte. Einstweilen würde sie für sich und ihre Familie zur Feier ihres Erfolgs ein köstliches mexikanisches Mahl zubereiten – ohne sich Gedanken wegen der Bestandteile zu machen.

Als ich sie das nächste Mal sah, funkelten ihre Augen wieder. Ihr Blutzucker war ein wenig angestiegen. Wir würden, versprach ich ihr, zusammen einen Plan erarbeiten, der besser war als der letzte. Ich hatte den Verdacht, dass wir dafür nicht nur einen Ernährungsberater hinzuziehen mussten, sondern auch einen Koch, der ihr half, ihre eigenen Rezepte so abzuwandeln, dass sie gesünder würden, und einen Gesundheitscoach, der sich mit ihr kleinschrittigere und sinnvollere Ziele überlegte. Ich wusste, dass Marias gebesserte Werte zum Teil mit dem geringeren Zuckergehalt ihrer Diät zu tun hatten. Doch sie lagen auch an dem Fasteneffekt durch die radikale Veränderung der Protein- und Kalorienzufuhr. Wie Aadi hatte Maria ihren Körper veranlasst, durch eine physische Stressreaktion einen Heilungsprozess einzuleiten. Aber der Prozess konnte nicht andauern, wenn er ihr etwas so Wichtiges nahm.

LEBENSSTILMEDIZIN

Alljährlich kosten in den USA ungesunde Lebensweisen fast eine Million Menschen vorzeitig das Leben. [Deutschland liegt mit 195 vorzeitigen Todesfällen pro 100 000 Einwohner knapp unter dem EU-Durchschnitt von 201; Anm. d. Red.] Lebensstilassoziierte chronische Krankheiten entwickeln sich rapide zur weltweiten Todesursache Nummer eins und werden Infektionskrankheiten und Mangelernährung schon bald überholt haben. Verhalten ist der Hauptbeitragsfaktor zu den sechs häufigsten Todesursachen: den Herz-Kreislauf-Erkrankungen, Krebs, Schlaganfall, Atemwegserkrankungen, Unfall und Diabetes, die zusammen fast 75 Prozent aller Todesfälle ausmachen. Und dabei sind sie allesamt weitgehend vermeidbar. Die Lebensweise trägt auch zur Entstehung von Gehirnerkrankungen wie Depression und Alzheimer bei. Noch beunruhigender ist ein neuer Trend: die Zunahme von Altersdiabetes (Diabetes Typ 2) bei Kindern und Jugendlichen aufgrund von Adipositas, Bewegungsmangel und Umweltgiften.

Vorbeugen lässt sich diesen vorzeitigen Erkrankungen und Sterbeursachen durch recht simple Elemente der Lebensweise wie Nichtrauchen, minimalen Alkohol- und Drogenkonsum, Aufrechterhaltung eines angemessenen Körpergewichts, Verzehr nährstoffreicher, nicht industriell verarbeiteter Nahrungsmittel, saubere Luft und sauberes Wasser, körperliche Aktivität, stützende soziale Zusammenhänge und gutes Stressmanagement. Die meisten Leute wissen das. Populäre Bücher zu diesem Thema füllen ganze Regale. Diverse wissenschaftliche Fachgremien publizieren einschlägige Empfehlungen. Trotzdem halten sich nicht einmal 5 Prozent aller Menschen an diese elementaren Grundsätze. Und – welch ironische Übereinstimmung der Zahlen – nicht einmal 5 Prozent der Gesundheitsausgaben fließen in die Primärprävention, also in das Bemühen, Menschen zu helfen, ihr Verhalten entsprechend zu ändern. Wir bekommen, was wir bezahlen.

Die Lösung dieses Dilemmas ist nicht Willenskraft. Maria besaß eine Menge Willenskraft, stieß aber beim Versuch, durch gesundes Verhalten Heilung zu erlangen, auf soziale und persönliche Hindernisse, die ein generelles Problem sind. Auf uns selbst gestellt schaffen wir es oft nicht, das Notwendige zu tun, oder wir machen es falsch. Unser Verhalten zu ändern ist schwer, aber nicht weil wir »schwach« wären, sondern weil uns nicht bewusst ist, welchen Einfluss unser Umfeld und unsere Erfahrungen – das Gesundheitssystem, unsere Kultur, unsere persönliche Geschichte und die Medien – auf uns ausüben. Wenn wir uns dessen bewusst werden, können wir uns ein persönliches Umfeld schaffen, in dem heilungsförderndes Verhalten leichtfällt. Wir brauchen nicht zu kämpfen. Wir können uns eine neue Realität erschaffen, wie mir ein anderer Patient gezeigt hat.

JEFF

Jeffs Vater war kurz vor seinem fünfundsechzigsten Geburtstag an einem massiven Herzinfarkt gestorben. Jeff, ebenfalls Raucher, hatte Angst, dass ihn das gleiche Schicksal ereilen könnte. Das ewige Husten, der Gestank und die Kosten seiner Raucherei widerten ihn an, aber er konnte einfach nicht aufhören. Er hatte es mit Nikotinpflastern, Raucherentwöhnungskursen, E-Zigarette, Hypnose und Akupunktur versucht, aber nichts hatte länger als ein paar Wochen funktioniert. Er war physisch und psychisch abhängig. Schließlich bat er mich um Hilfe. Wir führten ein heilungsorientiertes Evaluationsgespräch (ein HOPE-Assessment, das ich an späterer Stelle beschreiben werde), bei dem ich ihm Fragen zu den heilungsrelevanten Dimensionen seines Lebens stellte: zu seiner äußeren Umgebung, seinen Verhaltensweisen, seinen Beziehungen und seinem Innenleben.

Was sich überraschenderweise aus diesem Gespräch ergab, war das Thema Laufen. Er joggte gern kurze Strecken. Er fühlte sich dann besser, war gern im Freien und mochte die rhythmische, fast schon meditative Bewegung, ja er mochte sogar die Muskelschmerzen danach. Er hatte auf der High School Baseball gespielt, war aber seit dem Schulabschluss nicht mehr in einer Sporthalle oder einem Fitnessstudio gewesen. Obwohl ihm das Joggen gefiel, war er immer weniger als zwei Kilometer gelaufen. »Ich glaube nicht, dass ich mehr schaffen würde«, bemerkte er. »Seit ich rauche, schon gar nicht.« Wenn Maria auf der »Ich schaffe das«-Skala bei zehn lag, dümpelte Jeff eher bei eins oder zwei herum.

Ich hatte von einem Programm gehört, das Leuten, die nie zuvor gelaufen waren, ein Marathon-Training anbot. Ich schlug Jeff vor, sich nicht mehr damit abzuquälen, das Rauchen aufgeben zu wollen, und sich stattdessen für dieses Programm anzumelden. »Ich kann nicht Marathon laufen, Doc«, sagte er voll Selbstverachtung. »Ich schaffe ja kaum zwei Kilometer.« Aber er ließ sich darauf ein, sich die Sache einmal anzusehen.

Beim ersten Gruppentreffen forderte der Leiter die Teilnehmer auf, ihre Uhren und Schrittzähler abzulegen und mit ihm eine kurze, leichte Strecke zu laufen. Wenn sie wollten, könnten sie jederzeit abbrechen und langsam weitergehen. Sie liefen in mäßigem Tempo los und nahmen eine Strecke, die nur eben war oder sogar bergab ging. Jeff hatte keinerlei Probleme. Im Gegenteil, es machte ihm Spaß, vor allem in Gemeinschaft zu laufen, was er noch nie getan hatte. Als sie schließlich stehen blieben, erfuhr er zu seiner Überraschung, dass er soeben mehr als sechs Kilometer gelaufen war. Das hätte er sich nie zugetraut. Er hatte eine mentale Barriere durchbrochen.

In den nächsten Wochen freundete er sich allmählich mit seinen Laufgefährten an. Er genoss die sozialen Kontakte, die Betätigung im Freien und die Trainingsdisziplin. Er bemerkte, dass er immer weniger rauchte, obwohl er es sich nicht bewusst vorgenommen hatte. Er gierte einfach nicht mehr so heftig nach Zigaretten. Stattdessen gierte er nach dem Laufen.

Es gibt biologische Erklärungen für Jeffs Reaktion. Beim Rauchen wird der Körper stimuliert, Neurotransmitter wie Dopamin, Serotonin und Noradrenalin zu produzieren. Diese übermitteln – genau wie ein Nikotin-High es tut – an Rezeptoren im Gehirn Signale, die ein angenehmes Gefühl auslösen. Nach dieser Belohnung sind Raucher süchtig. Wenn das Nikotin ausbleibt, fühlen sie sich schlecht. Doch es gibt andere Aktivitäten wie etwa intensive körperliche Betätigung, die teilweise dieselben Gehirnrezeptoren stimulieren wie das Nikotin. Viele Läufer, darunter auch ich, erleben ein sogenanntes Runner's High. Durch das Laufen befriedigte Jeff das Verlangen seines Gehirns nach Belohnung auf andere Art als durch Zigaretten. Als er nach einem Jahr seinen ersten Halbmarathon lief, hatte er drei Monate nicht mehr geraucht. Statt vergeblich gegen eine negative Sucht – das Rauchen – anzukämpfen, hatte Jeff ein neues Ritual entwickelt, das zu einer positiven – gesunden – Sucht wurde. Diese Methode funktioniert bei vielen negativen Verhaltensgewohnheiten und Süchten, so etwa Ess-, Alkohol- und Drogensucht: Es wird ein gesundes Verhaltensmuster entwickelt, das zum gleichen Belohnungsgefühl führt. Wiederum ein Jahr später lief Jeff immer noch – und war immer noch Nichtraucher.

Jeff hatte es geschafft, Maria nicht. Sie und ich mussten immer noch herausfinden, wie sich die Veränderung ihres Essverhaltens für sie lohnender anfühlen könnte. Wir mussten ihre Verhaltensänderung mit dem verbinden, was ihr im Leben wichtig war.

PLACEBO-VERHALTENSWEISEN

Selbst gesunde Verhaltensweisen können nicht nur nützen, sondern auch schaden, je nachdem, welche Einstellung man dazu hat und wie man sie praktiziert. Marias gesunde Ernährung besserte zwar ihren Diabetes, schadete aber ihrem psychischen Befinden und ihrem Familienleben. Die gegenwärtige Biomedizin versucht herauszubekommen, was die positive Wirkung bestimmter Verhaltensänderungen verursacht, indem sie die Wissenschaft vom Kleinen und Partikulären betreibt. Diese Art Wissenschaft geht an Verhaltensweisen wie etwa Essverhalten genauso heran wie an medizinische Wirkstoffe, Heilkräuter und sonstige Behandlungsmittel. Sie untersucht den Nährstoffgehalt bestimmter Ernährungsweisen und versucht, die Wirkung bestimmter Nährstoffe – fettarm versus fettreich, kohlenhydratarm versus kohlenhydratreich, proteinarm versus proteinreich usw. – zu isolieren. Sie seziert verschiedene Arten körperlicher Betätigung wie etwa Laufen, Gehen, Schwimmen, Hanteltraining, Yoga, Tai-Chi oder Gärtnern. Bei der Untersuchung von Stressmanagement-Methoden nimmt sie einzelne Techniken unter die Lupe: etwa Meditation, Visualisierung, Musik, Achtsamkeit, Biofeedback oder bewusstes Atmen. Das ist ja alles schön und gut, aber je strenger man diese Studien durchführt, mit besseren Kontrollverfahren, mehr Probanden, präziseren Messmethoden, desto geringer wird – genau wie bei pharmazeutischen und natürlichen Arzneimitteln – der Effekt der jeweiligen Verhaltensweise.

Es gibt jedoch einen anderen Weg zu solcher Erkenntnis, vor allem wenn das Ziel ist, sie beim ganzen Menschen wirksam umzusetzen. Wissenschaft, die das gesamte System betrachtet, hilft uns verstehen, wie Verhalten so eingesetzt werden kann, dass unsere Selbstheilungskräfte maximal stimuliert und schädliche Effekte minimiert werden. In Kapitel 4 (s. S. 116) habe ich dargelegt, wie Mark Mattson vom NIH und andere zeigen konnten, dass Fasten und phasenweise Kalorienreduktion eine generelle Reparatur- und Heilungsreaktion auslösen und auf diese Weise funktionsverbessernd und lebensverlängernd wirken. Aadi, Xiao und Maria benutzten allesamt fastenartige Ernährungsveränderungen, um Heilprozesse zu stimulieren. In ähnlicher Weise lassen sich auch andere Verhaltensweisen nutzen. Sport etwa stresst den Körper, vor allem Herz, Lunge und Muskeln. Er bewirkt Entzündungen und oxidative Schädigung. Außerdem verursacht er in den Muskeln winzige Mikrotraumata, die der Körper in der Erholungsphase beseitigt. Wenn man es nicht übertreibt (ja, man kann auch zu viel Sport treiben), werden dieser Stress und diese physischen Mikrotraumata zu kleinen Heilungsstimuli, die unser gesamtes System zur Eigenwiederherstellung veranlassen und uns so gesund erhalten. Das ist, etwas vergröbert, die Art und Weise, wie körperliche Betätigung der Gesundheit nützt und Heilung fördert. Es ist ebenjener Mechanismus, der Norma mehr Beweglichkeit bei weniger Arthritisschmerzen gewährte, der Aadi half, seine Gehirnfunktionen zu verbessern, und der endlich Bills Rückenschmerzen linderte.

Jordan D. Metzl, Autor von *The Exercise Cure,* hat große Teile der Forschung zu körperlicher Bewegung und Gesundheit zusammengefasst und gibt eine Schritt-für-Schritt-Anleitung, wie man lernen kann, sich mehr zu bewegen, auch wenn man nie gezielt

Sport getrieben hat. Untersuchungen zeigen, dass schon kleine Schritte hin zu mehr Bewegung den meisten Menschen guttun. Erst bei extremer sportlicher Betätigung setzen negative Effekte ein. Die Art der körperlichen Aktivität ist ziemlich egal.

Beim mentalen Training verhält es sich ähnlich. Die Wirkungsunterschiede der verschiedenen Stressmanagement-Techniken sind unwesentlich, verglichen mit dem generellen Ziel, eine Entspannungsreaktion herbeizuführen. Harvard-Professor Herbert Benson, Autor von *Gesund im Stress. Eine Anleitung zur Entspannungsreaktion*, demonstrierte über mehr als fünf Jahrzehnte, dass fast jede Entspannungstechnik – Beten, Meditation, rhythmisches Atmen, Visualisieren oder Biofeedback – die gut 500 Gene, die durch Stress aktiviert werden, rasch wieder herunterzufahren vermag. Zudem erwies sich: Wer regelmäßig eine Entspannungstechnik praktiziert, ist langfristig gesünder, erholt sich schneller von gesundheitlichen Problemen und benötigt weniger medizinische Hilfe.

Als Maria ihre Ernährung umstellte, um abzunehmen und ihren Diabetes unter Kontrolle zu bekommen, war da die spezifische Zusammensetzung ihrer Diät der Hauptfaktor für die Besserung? Während die Wissenschaft derzeit eine mediterrane Ernährungsweise als generell gesund ausweist, spricht manches dafür, dass den meisten Nutzen die Ernährungsumstellung als solche bringt – nahezu gleichgültig, auf welche Art von vollwertiger Kost man umstellt. In einer großen Netzwerk-Metaanalyse, die 2014 in der Fachzeitschrift *JAMA Internal Medicine* erschien, verglichen Forscher alle wichtigen Reduktionsdiäten – u.a. Ornish-, Atkins-, Steinzeit-, Mittelmeer-, High-Carb- und High-Fat-Diät. Wenn auch die High-Fat-Diät kurzfristig den größten Erfolg in der Gewichtsabnahme brachte, erwiesen sich doch längerfristig (nach einem Jahr) alle Diäten als gleich wirksam. Wie viel vom Nutzen gesunden Verhaltens beruht also auf der speziellen Verhaltensweise, die wir uns zu eigen machen? Ist nicht vielmehr – wie bei pharmazeutischen oder natürlichen Arzneimitteln und anderen Behandlungsmethoden – ein Großteil der Wirkung eine Art Placebo-Effekt, der aus dem Kontext und der Bedeutung der Verhaltensweise erwächst?

Nun kann man sich vorstellen, dass es nicht leicht ist, Placebo-Verhalten herzustellen. Bill und Aadi wussten, dass sie tatsächlich Yoga machten, und Maria wusste, dass sie tatsächlich ihre Ernährung umgestellt hatte. Beides ist schwer zu fingieren. Doch inzwischen haben Forscher strengere Methoden entwickelt, um die Wirkung unterschiedlicher Verhaltensweisen zu untersuchen: Man übertrug methodische Ansätze der Placebo-Forschung auf Verhaltensstile und lenkte die Erfolgserwartungen auf das jeweilige Verhalten. Diese Studien ergaben, dass ein Großteil der positiven Wirkung von Verhaltensänderungen daraus resultiert, wie die Betreffenden über die jeweilige neue Verhaltensweise *denken*.

Alia Crum, Professorin für Psychologie an der Universität Stanford, ist dieser Theorie von der inneren Einstellung als entscheidendem Faktor nachgegangen. Sie entwickelte ein raffiniertes Verfahren, um den Einfluss der inneren Einstellung auf die gesundheitsfördernde Wirkung von körperlicher Betätigung festzustellen. Jeder glaubt zu Recht, dass körperliche Betätigung gesund ist. Doch erwächst die positive Wirkung aus der Betätigung selbst oder aus dem Glauben daran und der Bedeutung, die man dieser Betätigung zuspricht? Auf dieser Fragestellung basierte Crums Studie.

Zimmermädchen im Hotel haben ein großes Maß an körperlicher Betätigung: Betten machen, Bäder putzen, Staubsaugen, Dinge transportieren, ein tägliches Workout. Es müsste ihnen eigentlich guttun. Die Forscher teilten nun eine Gruppe Zimmermädchen in zwei Untergruppen auf. Der einen wurde genau erklärt, inwiefern sich ihre Arbeitsaktivität positiv auf ihre Gesundheit auswirke. Der anderen erklärte man nichts dergleichen. Nach einem Monat befragten die Forscher beide Gruppen nach ihrer subjektiv wahrgenommenen Arbeitsbelastung und das Management nach dem tatsächlichen Pensum, das jeweils zu erfüllen war. Außerdem wurden Gesundheitswerte wie Gewicht, Blutdruck und BMI erhoben. Im Schnitt leisteten beide Gruppen täglich die gleiche Arbeit – jedes Zimmermädchen machte fünfzehn Zimmer. Doch die Gruppe, die über den gesundheitlichen Nutzen ihrer Arbeit informiert worden war und zuträgliche körperliche

Ertüchtigung zu betreiben glaubte, zeigte signifikant mehr positive gesundheitliche Veränderungen als die Gruppe, die diese Information nicht erhalten hatte, darunter objektiv messbare Erfolge wie Gewichtsabnahme, niedrigere Blutdruckwerte, geringerer Körperfettanteil, niedrigerer Taille-Hüft-Quotient, niedrigerer BMI. Offenbar ist es wie bei der Wirkung von Medikamenten: Was wir über körperliche Betätigung wissen und glauben, trägt signifikant zu deren positiven gesundheitlichen Auswirkungen bei, weit über die Wirkung der eigentlichen Aktivität hinaus! Ein beachtlicher Teil der »Exercise Cure« ist also die (in der Placebo-Forschung so genannte) Bedeutungsreaktion.

Gilt das auch fürs Essen? Wir wissen, dass die Art und Weise, wie uns ein pharmazeutisches oder natürliches Heilmittel »verkauft« wird, großen Einfluss auf dessen psychische und physische Wirkung hat. Und wir wissen auch: Wenn eine Substanz, die eine biologische Wirkung hervorruft, mit einem bestimmten Geruch oder Geschmack gekoppelt wird, dann wird diese Wirkung infolge eines Prozesses namens »Konditionierung« bereits durch diesen bloßen Geruch oder Geschmack ausgelöst. Denken Sie nur daran, was es bewirkte, dass Norma ihre Placebo-Pillen viermal statt zweimal täglich nahm. Allein etwas in der Absicht zu tun, eine positive Wirkung zu erzielen, zeitigt tatsächlich eine Wirkung. Wir wissen, dass das soziale Umfeld und das Lernen von anderen diesen Prozess zusätzlich verstärkt: Denken Sie an Sergeant Martin und seine Hyperbare-Sauerstofftherapie-Gruppe, deren Mitglieder gemeinsam konzentrierten Sauerstoff einatmeten und sich gegenseitig darin bestärkten, dass er ihnen guttat.

Essen vereint alle diese Faktoren. Vergegenwärtigen Sie sich nur einmal, wie Sie schon Ihr Leben lang essen. Jede Mahlzeit ist durchtränkt mit Ihrem Glauben an deren gesundheitlichen Nutzen (oder mangelnden solchen). Durch den Geruch und Geschmack des Essens erfährt dieser Glaube eine tägliche Konditionierung, und meist wird er auch noch eine soziale Verstärkung dadurch erfahren, was und wie Sie mit Ihren Freunden und Ihrer Familie zusammen kochen und essen. Sind also positive gesundheitliche Auswirkungen des Essens – das ja etwas ist, was Sie mehrmals am Tag tun – auch durch die Bedeutungsreaktion beeinflusst?

Crum ging auch dieser Frage nach, indem sie die Auswirkungen des Namens und der Kennzeichnung von Nahrungsmitteln auf die hormonelle Reaktion von Probanden erforschte. In einer Studie namens »Mind over Milkshakes« (Behauptungen über Milchshakes) untersuchte sie, ob die Nennung von Inhaltsstoffen und Eigenschaften eines Lebensmittels auf dem Etikett eine biologische Wirkung hervorruft. Ein Milchshake trug den Namen »Sensishake«, enthielt laut Kennzeichnung kein Fett, keinen Zucker und nur 140 Kalorien und verhieß »Genuss ohne schlechtes Gewissen«. Gesundheitlich also allem Anschein nach höchst vernünftig. Ein zweiter Shake hieß »Schwelgerei«, enthielt laut Kennzeichnung 640 Kalorien an Fett und Zucker und versprach »Die Dekadenz, die Sie verdienen«. Tatsächlich hatten beide Shakes je 300 Kalorien und denselben Nährstoffgehalt.

Vor und nach dem Trinken des jeweiligen Shakes wurde bei den Probanden der Spiegel eines Hormons namens Ghrelin gemessen. Der Ghrelinspiegel steigt bei Hungergefühl und sinkt, wenn man satt ist und nichts mehr essen will. Das Ghrelin verlangsamt auch den Stoffwechsel, sodass mehr Kalorien als Fett gespeichert anstatt verbrannt werden. Die Studie ergab, dass der Ghrelinspiegel beim Trinken des »Schwelgerei«-Shakes dreimal so schnell abfiel wie beim »vernünftigen« Shake. Wenn die Leute etwas zu sich nahmen, das sie für üppig und kalorienreich hielten, reagierte ihr Körper, als wäre es das tatsächlich. Wie bei Medikamentenstudien nachgewiesen, beruhte auch hier die Wirkung hauptsächlich auf dem, was die Leute in Kombination mit dem Ritual der Verabreichung über das Nahrungsmittel glaubten und nicht auf dem Nahrungsmittel selbst. Fast die gesamte Ernährungswissenschaft verkündet uns, was gesund und was ungesund ist, basierend auf der Untersuchung der Inhaltsstoffe dessen, was wir essen, und nicht des Essvorgangs selbst. Dieses Problem führt zu den verwirrendsten Behauptungen.

Heißt das, die konkrete Zusammensetzung unserer Ernährung spielt gar keine Rolle? Natürlich nicht. Viele Forschungsergebnisse zeigen, dass sie sehr wohl eine Rolle spielt. Doch wie viel die konkrete Zusammensetzung in gesundheitlicher Hinsicht bewirkt, wird erheblich dadurch beeinflusst, welche Bedeutung wir – individuell und kulturell – dem verleihen, was wir essen.

José Ordovás, Senior Scientist und Leiter des nutrigenetischen Labors an der Tufts University in Boston, erforscht Auswirkungen der Mittelmeerdiät auf gesundheitsrelevante genetische Faktoren. Er untersucht, was verschiedene Kulturen essen und wie diese Ernährungsmuster gesundheits- oder krankheitsassoziierte Genveränderungen hervorrufen. Während der Hausarzt Faktoren wie Cholesterinspiegel und Blutzucker misst und auf dieser Grundlage Ernährungsumstellungen empfiehlt, untersucht Ordovás die Beeinflussung dieser Faktoren durch die Nahrung-Gen-Interaktionen, die ihnen vorausgehen und vieles von dem erklären, was der Hausarzt misst. Professor Ordovás tut dies mit den Mitteln der gesamtsystemischen Wissenschaft. Im Zuge seiner Forschung zur mediterranen Küche fiel ihm auf, dass diese Art Essen praktisch nie in Situationen des Alleinseins verzehrt wird. In Ländern, wo man sich mediterran ernährt, finden Essenszubereitung und Essen meist in der Familie oder einer sonstigen Gemeinschaft statt, gewöhnlich in einer Atmosphäre freundschaftlicher oder liebevoller Verbundenheit, wie es auch bei Maria der Fall war. Als Ordovás die der Mittelmeerkost zugeschriebenen Veränderungen in der Genexpression (im Urin) schon während der Essenszubereitung maß, stellte er fest, dass viele dieser Veränderungen bereits eintraten, ehe auch nur ein einziger Bissen verzehrt wurde. Essen ist nicht nur die Aufnahme einer Auswahl chemischer Substanzen – es ist ein bedeutsames soziales und persönliches Verhalten rund um das »Agens« Nahrung. Die Bedeutung, mit der dieses Verhalten aufgeladen ist, beeinflusst unseren Körper – von den Genen über die Hormone und das Cholesterin bis hin zum Gewicht.

Um Maria zu helfen, mussten wir also ihr gesünderes Verhalten rund um das Essen mit der familiären Bedeutung des Essens und der Freude, die es in ihr Leben brachte, verbinden. Wir mussten das Essen nutzen, um eine Bedeutungsreaktion auszulösen.

GESUNDES VERHALTEN

Wenn ich mit Patienten über mögliche Elemente einer gesünderen Lebensweise spreche, ist zwar der Nutzen aller dieser Verhaltenselemente wissenschaftlich belegt, aber es geht mir nicht darum, der betreffenden Person zu sagen, was sie tun soll. Ich möchte vielmehr, dass sie vielleicht auch nur ein, zwei Elemente findet, die für sie mit einer hilfreichen Bedeutung besetzt sind. Jeff nutzte die körperliche Betätigung, um das Rauchen aufzugeben, weil er das Laufen liebte und gern im Freien war. Er nutzte diese Begeisterung, um eine positive Sucht an die Stelle des Rauchens zu setzen. Maria setzte die Ernährung ein, um ihren Diabetes zu kurieren, aber sie tat es auf eine Art und Weise, die ihr keine Freude machte. Jeff verband sein Verhalten mit einer positiven Bedeutung, wodurch es sich tiefer in seinem Leben verwurzeln konnte. Maria versuchte einfach nur, sich an eine Diätumstellung zu halten, die zwar ihrem Körper half, aber Nebenwirkungen hatte. Beide nutzten die Verhaltensdimension als Ausgangspunkt auf ihrem Weg zu Gesundheit und Heilung. Beide praktizierten das neue Verhalten, doch nur Jeff führte damit eine Bedeutungsreaktion herbei. Maria gelang das nicht, auch wenn sie mehr Willenskraft zu besitzen schien.

In den meisten großen – historischen wie modernen – Gesundheitssystemen der Welt ist die Lebensweise ein Grundpfeiler der Behandlung wie auch der Prävention von Krankheiten. Im alten China etwa bezahlte das Familienoberhaupt den Arzt nur, wenn alle in der Familie gesund blieben. Wurde jemand krank, bekam der Arzt kein Geld, bis der Patient genas. (Man stelle sich vor, wie das in unserem Managed-Care-System ankäme!) Hier diente die Lebensführung – Ernährung, körperliche Betätigung, Kontakt mit der Natur und Energie-(»Chi«-)Balance – zur Therapie wie zur Prävention. Man wandte dieselben Praktiken und Prinzipien in unterschiedlicher Intensität an, je nachdem, ob es um die Erhaltung oder die Wiederherstellung der Gesundheit ging.

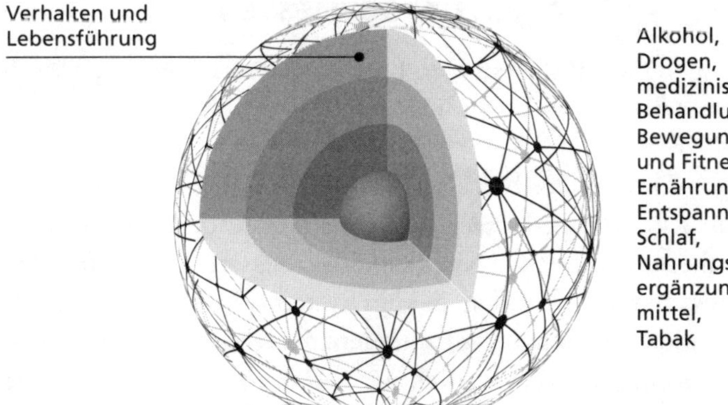

Elemente der Verhaltens- und Lebensführungsdimension

Im ebenso alten ayurvedischen System Indiens wurde, wie wir gesehen haben, Aadis Parkinson mit einer personalisierten Kombination aus Diät, Yoga, Beten, Meditation und Ölmassage behandelt – einer speziell auf seinen Körpertypus und sein Gemüt zugeschnittenen Therapie. Dieselben Verfahren wurden außerhalb der Klinik angewandt, um eine Rückkehr der Krankheit zu verhindern. Beide genannten Gesundheitssysteme sind mindestens 5000 Jahre alt. In einem anderen Teil der Welt und um einiges später, nämlich im vierten Jahrhundert v. Chr., erklärte Hippokrates, Wegbereiter und geistiger Vater der modernen westlichen Medizin, die Nahrung zur besten Medizin. Das Angebot des Gesundheitszentrums von Epidauros im alten Griechenland umfasste: Gärtnern zur Unterweisung in Ernährungskunde, Sport und körperliche Betätigung zur Wiedererlangung der physischen Fitness, Theater zur Bearbeitung sozialer und psychischer Probleme sowie heiße und kalte Bäder zur Reinigung des Körpers und Stimulierung von Heilung. Prävention und Therapie bedienten sich derselben Mittel und Prozesse. Sie waren *ein* System. Die moderne Biomedizin hingegen hat diese Bereiche aufgespalten und ganz verschiedene Mittel und Methoden zur Erreichung des jeweiligen Zieles entwickelt.

DIE KLUFT SCHLIESSEN

Im heutigen Gesundheitswesen haben wir zwei Systeme, zwischen denen eine breite Kluft liegt. Das eine System konzentriert sich auf akute Probleme wie Verletzung, Herzinfarkt, Schlaganfall und Infektion. Das andere betreibt Prävention und Gesundheitsförderung mit Mitteln wie Impfen, Hygiene und Änderung der Lebensgewohnheiten, wie etwa Nichtrauchen, bessere Ernährung, Sport und Stressmanagement. Die beiden Systeme operieren so getrennt, als befänden sie sich in verschiedenen Gebäuden – was in den meisten Kommunen tatsächlich der Fall ist. Was passiert beispielsweise, wenn Sie einen Herzinfarkt erleiden? Man bringt Sie schnellstmöglich in ein Krankenhaus, wo ausgeklügelte und teure medizinische Ressourcen aufgeboten werden, um Ihnen zu helfen: eine voll ausgestattete Notaufnahme, Chirurgen, Anästhesisten, Schwestern oder Pfleger, Bildgebungstechniker mit ihren Geräten und ein OP mit einem überwältigenden Arsenal an Medizintechnik, um nur einige zu nennen. Wenn man Sie dann durch Angioplastie, durch einen Stent zur Offenhaltung eines verstopften Gefäßes oder durch die chirurgische Entfernung eines Blutgerinnsels stabilisiert hat, bringt man Sie in ein Krankenzimmer, wo sich Pflegekräfte, Techniker, nichtmedizinisches Personal und die Rechnungsstelle Ihrer annehmen. Das alles geschieht unter der Aufsicht des behandelnden Arztes, und wenn Sie sich in einem Lehrkrankenhaus befinden, sind auch noch Assistenzärzte, Ärzte im Praktikum und Medizinstudenten beteiligt.

Nach der Behandlung bräuchten Sie eine ruhige und friedliche Umgebung, in der sich Ihr Körper von der medizinischen Attacke erholen kann. Stattdessen sind Sie von Maschinen, redendem Stationspersonal und lauten Mitteilungen über die Rufanlage umgeben. Man weckt Sie mitten in der Nacht, man nimmt Ihnen Blut ab, und Sie hängen an Geräten, die Ihre Vitalzeichen messen. Wenn Sie auf der Intensivstation liegen, ist da ständig das Piepen und Blinken all dieser Monitore und Geräte – Blutdruckmanschette, Fingerclip zur Messung des Blutsauerstoffs, Elektroden, vielleicht auch ein Katheter. Sie bekommen Essen mit einem hohen Gehalt an Salz, tierischen Fetten und raffinierten Kohlenhydraten (Weißbrot, weißer Reis). Und wenn Sie außer akuter Gefahr, aber von den ganzen Strapazen erschöpft sind, schickt man Sie so früh wie möglich nach Hause, ohne große Betreuungsvorkehrungen und oft ohne ein Gespräch über die Lebensgewohnheiten, die zu dem Infarkt geführt haben. Sobald Sie mit dem Etikett einer bestimmten Krankheit versehen und über die Schwelle der Diagnostik in die Welt der Akutversorgung gelangt sind, erwartet Sie eine ganze Industrie.

Alles in diesem »Gebäude« des medizinischen Systems basiert auf dem akutmedizinischen Modell von Gesundheit: dass Krankheit nur eine einzige Ursache hat, die es zu beseitigen gilt. Wenn eine Arterie verstopft ist, öffnet man sie. Wenn der Cholesterinspiegel oder der Blutdruck zu hoch ist, senkt man ihn medikamentös. Wenn eine leichte oder mäßige Depression vorliegt, verschreibt man stimmungsaufhellende Mittel. Die kleinteilige Manipulation des Körpers durch dieses System ist beeindruckend und … teuer.

Im anderen »Gebäude« des modernen Gesundheitswesens geht es in erster Linie um die Prävention. Hier bemühen sich medizinische Fachkräfte und andere Fachleute, Sie dazu zu erziehen, durch die Veränderung Ihrer Lebensgewohnheiten – bewusste Ernährung, Körperübungen, Stressmanagement und Nichtrauchen – gegen die tiefer liegenden Ursachen von Krankheiten vorzugehen und zu verhindern, dass Gesundheitsprobleme überhaupt erst entstehen. Sie reichern Ihre Milch und Ihr Brot mit Vitaminen an, versetzen Ihr Trinkwasser mit Chlor und Fluor und drängen Sie immer wieder, sich besser zu ernähren, das Rauchen aufzugeben und, ach ja, regelmäßig zum Arzt zu gehen, um sich durchchecken zu lassen. Mit wenigen Ausnahmen klafft zwischen dem System, das Krankheit verhütet, und dem System, das Krankheit behandelt, nach wie vor eine Riesenkluft, weil beide von völlig unterschiedlichen Gesundheitsmodellen ausgehen.

Um sich eine persönliche Umgebung zu erschaffen, die heilungswirksames Verhalten fördert, gilt es also zunächst, sich dieser Kluft bewusst zu werden und Möglichkeiten zu erkunden, wie man sie im eigenen Leben schließen kann. Wenn Sie über die Diagnostikschwelle ins Akutversorgungssystem gelangen, sollten Sie Ihren Arzt bitten, Ihnen durch Information zu helfen, eine Form der Verhaltensänderung zu finden, die für Sie persönlich sinnvoll ist und künftigen Problemen vorbeugt. Am Ende dieses Buchs gebe ich Ihnen einige Tools für ein solches Gespräch mit Ihrem Arzt an die Hand.

Sie müssen jedoch unbedingt Hartnäckigkeit mitbringen, um innerhalb des medizinischen Systems diese Art Hilfe zu finden. Obwohl die primäre Gesundheitsversorgung, etwa in Gestalt des Hausarztes oder der Hausärztin, eigentlich die Kluft schließen sollte, basiert hier die Honorierung immer noch hauptsächlich auf episodischen Akutmaßnahmen, bei minimaler Vergütung von Prävention, Lebensstil-Therapie und Heilen. Deshalb sind selbst jene, deren Aufgabe es wäre, die Kluft zu überbrücken, dazu oft nicht in der Lage. Bedenken Sie: Nur 5 Prozent der Gesundheitsausgaben im amerikanischen System fließen in Lebensstil-Therapie, Gesundheitsförderung und Prävention [in Deutschland waren es im Jahr 2016 nur 3,3 Prozent der Gesundheitsausgaben; Anm. d. Red.], 95 Prozent dagegen in die Behandlung akuter Krankheiten mit Methoden, die die Lebensführung nicht miteinbeziehen. Erwarten Sie daher hier von der Medizinindustrie keine große Hilfe. Zwar ändert sich derzeit die Situation, was die Überbrückung der Kluft zwischen Prävention und Therapie anbelangt, aber führend sind in diesem Bereich nichtmedizinische Organisationen wie Unternehmen oder sogar das Militär. Ein Beispiel ist das »Total Force Fitness« genannte Konzept des US-Militärs.

TOTAL FORCE FITNESS

Eine meiner Aufgaben bei der US-Armee war die Entwicklung von Methoden zur Überbrückung der Kluft zwischen Prävention und Gesundheitsförderung einerseits und Therapie andererseits. Beim Militär hatte man erkannt, dass Verhalten oft ebenso zur Krankheitsprävention wie zur Krankheitsbehandlung dienen kann, und man wollte etwas dafür tun, die Lücke zwischen beiden Bereichen für Militärangehörige und deren Familien zu schließen. So startete 1991 der Militärgesundheitsdienst ein massives Gesundheitsförderungs- und Krankheitspräventionsprogramm an allen Standorten, wobei ich als medizinischer Berater fungierte. Bei jedem Soldaten sollte ein Assessment, also eine Beurteilung der Gesundheitsgefährdung (Health Risk Appraisal Assessment, kurz HRAA) durchgeführt werden. Dabei wurden Lebensgewohnheiten und Risikofaktoren wie Rauchen, fettreiche Ernährung, Alkoholkonsum, körperliche Betätigung und Stress evaluiert. Es wurden körperliche Gesundheitsfaktoren wie Cholesterinspiegel, Blutdruck, Blutzucker, Gewicht und Körperfettanteil gemessen. Jeder Einzelne wurde auf psychische Probleme untersucht und dessen Stressmanagement geprüft. Diese HRAA ersetzte schließlich die jährliche körperliche Untersuchung, die seit über hundert Jahren praktiziert worden war und sich als weitgehend nutzlos erwiesen hatte.

Mit dieser neuen Information gewappnet, sollte nun jeder Standortkommandeur zusammen mit dem jeweiligen Militärkrankenhauskommandeur aufgefundene Gesundheitsprobleme angehen. Und es fanden sich viele solcher Probleme. Obgleich die Soldaten gesünder waren als der Bevölkerungsdurchschnitt, zeigten sich zuvor unerkannter Bluthochdruck, hohe Cholesterinwerte, Rauchen und Alkoholmissbrauch, Gewichtsprobleme und Depression. Was sollten die Kommandeure tun? Die meisten schickten solche Soldaten in eine klinische Einrichtung, wo ihnen das Akutversorgungssystem »Schnellreparatur«-Maßnahmen wie Medikamente und Anweisungen, ihr Verhalten zu ändern, angedeihen ließ. Diese klinischen Einrichtungen basierten allesamt auf dem bereits beschriebenen Akutversorgungsmodell der Gesundheitsfürsorge. Als Umgebung waren sie weder präventions- noch sonderlich heilungsfördernd. Einem Patienten mit erhöhtem Cholesterinspiegel oder Bluthochdruck verschrieben die Ärzte dort in der Regel Medikamente, statt sich die Zeit zu nehmen, den zugrundeliegenden Ursachen in der Lebensweise nachzugehen oder den komplizierteren Prozess einer Verhaltensänderung zu betreuen. Fairerweise sei gesagt: Selbst wenn sie sich die Zeit dafür nahmen, war das Akutversorgungssystem weder strukturell noch personell dafür gerüstet, effektive Gesundheitsförderung zu leisten. Also waren den Ärzten weitgehend die Hände gebunden.

Als die Kommandeure erkannten, dass die medizinische Antwort keine echte Lösung war, begründeten sie Gesundheitsförderungsprogramme innerhalb der einzelnen Einheiten und im Wohnbezirk der Stützpunkte. Es bestand dringender Bedarf, die beiden

Welten der Gesundheitsfürsorge zu verbinden. Das war mein Job. Also wurden im gesamten Militär diverse »Brücken«-Programme in Kraft gesetzt, die schließlich bis in die oberste Führung aller vier Teilstreitkräfte hineinreichten.

Während ich für Admiral Mike Mullen, damals Vorsitzender der Vereinigten Generalstabschefs, tätig war, entwickelte mein Team 2007 einen Ansatz namens »Total Force Fitness«. Dieses gesamtsystemische Modell versuchte, gesundes Verhalten nicht nur als Gesundheitsmaßnahme zu verordnen, sondern es auch mit den tiefer liegenden psychischen und spirituellen Bedürfnissen der Militärangehörigen zu verknüpfen. Es war ein ganzheitlicher Ansatz, darauf angelegt, Körper und Seele, aber auch die soziale und spirituelle Dimension des Menschen zu erfassen. (Der ganzheitliche heilungsorientierte Ansatz von Total Force Fitness wurde in der Folge im gesamten Militär durch eine Vielzahl von Programmen umgesetzt und wird derzeit auf ganze Stützpunkt-Communities ausgeweitet, etwa in Gestalt der Healthy Base Initiative, der Operation Live Well und eines in sieben Bundesstaaten initiierten Programms namens Building Healthy Military Communities.)

Das Samueli Institute hat in enger Zusammenarbeit mit dem Militär untersucht, wie sich spezifische Formen gesunden Verhaltens mit einem für die Betroffenen positiv-bedeutsamen Alltagsleben in Übereinstimmung bringen lassen. Diese Untersuchungen wurden auf Militärbasen durchgeführt, aber auch in zivilen Kommunen, in denen die meisten Militärangehörigen mit ihren Familien leben. Wir haben auch an der Entwicklung von Programmen mitgewirkt, die sich auf spezielle Elemente heilungsfördernden Verhaltens richten, etwa auf Stressmanagement oder gesunde Ernährung. Dazu gehören Programme wie »Healthy Kitchens, Healthy Lives«, bei dem es um gesundes Einkaufen und Kochen geht, »The Metabolically Optimized Brain«, das einen Zusammenhang zwischen der Verfügbarkeit gesunder Nahrungsmittel einerseits und Widerstandsfähigkeit und besserer psychischer Gesundheit andererseits herstellt, und das »Family Empowerment Program«, das zur Förderung von Entspannung und mentaler Fitness die Einführung wissenschaftlich begründeter Mind-Body-Stressmanagement-Techniken in der Schule und am Arbeitsplatz betreibt.

Durch diese Programme habe ich selbst gelernt, was der Schlüssel zur Freisetzung des heilenden Potenzials von Verhalten und Lebensführung ist: Verhaltensänderungen mit einem für den betreffenden Menschen sinnhaltigen Leben zu verbinden. Richtig erkannt habe ich das jedoch erst, als es mir ein weiterer Patient vom Krankenhausbett aus klarmachte. Marineleutnant Rogers war es dann auch, der Maria und mir die lang gesuchte Antwort bescherte.

MARINELEUTNANT ROGERS

Marineleutnant Rogers hatte gerade einen schweren Herzinfarkt gehabt. In seinen 34 Dienstjahren als Koch und Gastro-Dienstleister bei der Navy hatte er Übergewicht und Bluthochdruck entwickelt. Im Ruhestand hatte er dann Diabetes bekommen. Jetzt lag er im Krankenhaus und erholte sich von seinem Herzinfarkt. Als ich ihn besuchte, sprachen wir über das, was passiert war. Leutnant Rogers' Herzinfarkt war, wie er sich ausdrückte, »die ganz große Nummer« gewesen. Seine Genesung zog sich hin. Das gab ihm Zeit, über sein Leben nachzudenken. Rogers hatte sein ganzes Berufsleben lang Seeleute mit Essen versorgt, zuerst auf Schiffen, in der Essensausgabe. Dann war er Koch geworden und allmählich zum Hauptverantwortlichen für die Essensbelieferung von Schiffen aufgestiegen, von kleinen Patrouillenbooten mit weniger als 20 Besatzungsmitgliedern bis hin zu riesigen Flugzeugträgern mit über 6000 Personen an Bord. Mit Kartoffelschälen hatte er begonnen, dann die Essensbereitstellung bei Übungen beaufsichtigt, schließlich Schiffe im Kriegseinsatz beliefert. Noch später oblag ihm die Nahrungsversorgung ganzer Navybasen, einschließlich der Familien. Er kannte sich aus mit Essen. Nach seinem Ausscheiden aus der Navy wurde er Berater für Nahrungsversorgung beim Militär. Jetzt beriet er alle vier Teilstreitkräfte, wie sie mehr frisches Obst und Gemüse kostengünstig anbieten konnten. »Gesundes Essen«, sagte er nicht ohne Ironie, »ohne Fertigzeug. Wie in den alten Zeiten.«

»Wissen Sie, Doc«, sinnierte er, während sein Herzmonitor im Hintergrund piepte, »im Unterschied zu medizinischer Versorgung, die man nur kriegt, wenn man sie braucht, muss Essen immer da sein – dreimal am Tag, sieben Tage die Woche, für alle an

Bord.« Er hatte in diesem Job nie versagt. Als er anfing, hatten sie die Kartoffeln noch selbst geschält und das Gemüse selbst geschnippelt. So hatte er Kochen gelernt, »von Grund auf«, wie er sagte. Er war kein schlechter Koch, zwar kein Gourmet-Küchenchef, aber er konnte eine ordentliche Mahlzeit zubereiten. Gewöhnlich sogar mehrere Hundert am Tag, zumeist aus frischen Zutaten.

Er erinnerte sich noch genau, wie sich das Kochen langsam verändert hatte. Anfangs war es teuer, verarbeitete und abgepackte Nahrungsmittel zu beschaffen. Aber die Leute wollten diese Sachen. Sie waren schnell und leicht zuzubereiten und basierten auf wissenschaftlichen Erkenntnissen. »Wer wollte schon jeden Tag all die vielen Kartoffeln schälen?«, sagte er rückblickend. Wenn man mit einrechnete, wie viele Leute es brauchte, um Essen von Grund auf zuzubereiten, war das vorverarbeitete, abgepackte Essen billiger und außerdem einfacher und in Großhandelsmengen zu beschaffen. »Wir nannten es ›Industrie-Food‹, weil es von der Nahrungsmittelindustrie kam und nicht aus unserer Küche«, sagte er. Die Essensbudgets wurden kleiner, und der Kriegseinsatz intensivierte sich. »Die Seeleute hatten keine Zeit mehr, lange herumzusitzen, um zu reden und zu essen. Sie brauchten schnell viel Essen. Sie brauchten kalorienreiche Nahrung, und da kamen die Dosen und abgepackten Sachen ins Spiel«, erzählte er.

Statt zentnerweise Kartoffeln, Karotten und Bohnen und Fleisch am Stück zu ordern, erhielt er jetzt komplette Gerichte in abgepackter Form: schmackhaftes fett-, salz- und kalorienreiches Essen, genau wie die jungen Seeleute es wollten. »Die treibende Kraft waren hauptsächlich die Lebensmittelkonzerne, die abgepacktes Essen zu extrem niedrigen Preisen anboten. Und das Militär konnte noch niedrigere Preise aushandeln, also ging der Trend immer mehr zu diesen abgepackten Sachen«, erinnerte er sich. Es war effizienter, wenn man nicht mehr von Grund auf kochen musste. Jetzt reichte es in der Regel, Packungen zu öffnen und den Inhalt zu erhitzen. Das industriell gefertigte Essen war angekommen.

Was beim Militär »Industrie-Food« hieß, nannte sich außerhalb des Militärs »Fast Food«. Amerikanische Familien wurden auf

Fast Food konditioniert – ein Trend, der weltweit zunahm und immer noch zunimmt. 1970 wurden nur 27,9 Prozent der täglichen Mahlzeiten außer Haus eingenommen. 2012 waren es über 43 Prozent. [Laut einer Studie kommt bei 23 Prozent der Deutschen regelmäßig Fast Food auf den Teller; Anm. d. Red.] Reklame für Lebensmittel mit hohem Zucker- und Fettgehalt flutete das Fernsehen und machte Fast Food zur neuen Mode, »verkaufte« es als Spaß und cool. Die Frauen, die zunehmend außer Haus arbeiteten, wollten ihre hungrigen Kinder schnell satt bekommen. Nach einem vollen Arbeitstag war es *die* Lösung, im Drive-in rasch etwas zu essen zu holen.

»Die neuen Seeleute wollten dieses Essen, an das sie sich als Kinder gewöhnt hatten«, erzählte Marineleutnant Rogers. »Es dauerte nicht lange, bis sie immer wieder danach fragten. Während also anfangs die Industrie dieses Essen als billiger und bequemer gepusht hatte, pushten es jetzt die Seeleute selbst. Wenn wir es nicht anboten, holten sie es sich außerhalb. Und wenn sie nicht in den Kantinen aßen, wurden unsere Budgets noch weiter gekürzt. Wir hätten nicht zu frisch gekochtem Essen zurückkehren können, selbst wenn wir das gewollt hätten.« Er schwieg eine ganze Weile. »Jetzt will die Militärführung wohl zurück zum frisch gekochten Essen.« Es folgte eine noch längere Schweigepause. Schließlich sagte er seufzend: »Da wünsch ich ihnen viel Glück.«

Als die USA 1941 in den Zweiten Weltkrieg eintraten, erwiesen sich so viele junge Männer als untergewichtig, dass das Militär fürchtete, sie wären den Strapazen eines Krieges nicht gewachsen. Also startete die Regierung Schulspeisungsprogramme wie etwa kostenloses Mittagessen, um bei den jungen Männern Muskelmasse aufzubauen, bevor sie zum Militär kamen. Dies und der Bedarf an großen Mengen haltbarer, leicht transportabler Nahrungsmittel während des Krieges trieben die Entwicklung industriell gefertigter Nahrung an. Was ursprünglich als eine besondere Form der Ernährung für eine große Zahl von Menschen gedacht war, die in den Krieg zogen, wurde bald zur Haupternährungsweise der gesamten Bevölkerung.

Nach dem Krieg wurde aus der Produktion von Militär-Fast-Food jene Fast-Food-Industrie, die nun die nachfolgenden Generationen wollten. Gleichzeitig setzte der Anstieg der Adipositasrate ein. Bald schon war Über- statt Untergewicht einer der Hauptgründe für die Ablehnung bei der Musterung. Im Jahr 2008 waren in den USA 27 Prozent aller männlichen Bewerber und 40 Prozent der Frauen, die zum Militär wollten, zu dick, um tauglich zu sein, d. h., sie genügten nicht den Mindestanforderungen an Körpermaßindex oder Fitness, die das Militär bereits für die Grundausbildung stellte. [Auch bei der Bundeswehr ist die Durchfallquote sehr hoch. Nach dem Sporttest sind teilweise nur noch 40 Prozent der Bewerber im Rennen; Anm. d. Red.]

»Deshalb haben sie mich jetzt wohl als Berater engagiert«, sagte Rogers, »damit ich ihnen helfe, diesen Trend wieder umzukehren. Ich hatte ihn ja kommen sehen.«

In Rogers' Krankenhauszimmer diskutierten wir über die gesundheitlichen Folgen dieser Veränderungen. Ihm war klar, dass er in seiner Laufbahn mehr getan hatte, als nur billigere und schnellere Möglichkeiten zu finden, die Mägen von Navysoldaten zu füllen. Er hatte unwissentlich seine eigene Krankheit herbeigeführt und viele andere Menschen zu Kandidaten für ebendie kostspielige Hightechbehandlung gemacht, die er jetzt erfuhr. Er war dankbar für die Verfahren und Medikamente, die Krankenhauspflege und die Stents, die ihm das Leben gerettet hatten. Er war auch dankbar für die Medikamente, dank derer sein Diabetes und sein Bluthochdruck kontrollierbar waren. Wegen Letzterem hatte man ihn ab Mitte vierzig auf verschiedene Blutdruckmedikamente gesetzt. Cholesterinsenker hatte er da bereits genommen. Etwas später kamen die Antidiabetika hinzu. Gegen Ende seines aktiven Dienstes erfüllte er nicht einmal mehr die – großzügigen – Maximalgewichtsvorschriften der Navy. Er hatte Angst, vorzeitig entlassen zu werden. Daher hungerte er sich immer vor dem halbjährlichen Wiegen die überzähligen Kilos herunter.

Nach dem Ausscheiden aus dem Dienst nahm er rapide weiter zu. Der Diabetes und der Bluthochdruck verschlimmerten sich und waren nur noch schwer unter Kontrolle zu halten. Während seiner 34 Dienstjahre war die Adipositasrate auf fast 25 Prozent aller Navyangehörigen gestiegen. Er bemerkte jetzt, dass er bei Treffen mit Kameraden im Unteroffiziersclub nicht mehr der

Einzige mit Bluthochdruck, Diabetes und Herzproblemen war. Alle sprachen über ihre Arztbesuche, und fast alle nahmen Cholesterinsenker, Blutdruckmittel oder Antidiabetika. Er hielt das einfach für einen Bestandteil guter medizinischer Betreuung. Die genossen sie ja schließlich auch im Ruhestand noch.

Doch wenn er jetzt in seiner Funktion als Militärberater empfahl, ein paar Millionen Dollar auszugeben, um anderen diese Krankheiten zu ersparen, bekam er zu hören, dass entweder das Geld nicht da sei oder man nachweisen müsse, dass der Kauf von frischen Nahrungsmitteln kostensparend sei. Außerdem arbeiteten die meisten Ernährungsberater in Krankenhäusern und hatten keine Zeit, an Konzepten für Kauf und Zubereitung gesünderer Nahrungsmittel mitzuwirken. Hingegen bekam er eine Ernährungsberatung, wenn er zu seinen Diabetes-Kontrolluntersuchungen ging, und das kardiologische Rehabilitationsprogramm für Herzinfarktpatienten war um einen tollen neuen Kochkurs erweitert worden. Ernährungsberater wurden von einem Teil des Gesundheitssystems – der Akutversorgung – beschäftigt, hatten aber nicht die Zeit, die Kluft zum anderen Teil – Gesundheitsförderung und Krankheitsprävention – zu überbrücken. Auch die Finanzierung trug nicht zu einer solchen Überbrückung bei. Die Militärführung berücksichtigte in ihrer Kostenrechnung lediglich die Ausgaben für die Beschaffung, Zubereitung und Anlieferung von Essen – dreimal am Tag, sieben Tage die Woche, ohne Ausnahme. Essen war Treibstoff für die jungen Soldaten; sie hatten eine Mission zu erfüllen, und diese Mission stand an erster Stelle. Die Kosten der gesundheitlichen Folgen, die Jahre später eintraten, rechnete man nicht mit ein. Und auch nicht den Preis, den Leute wie Marineleutnant Rogers zahlen mussten.

Aber Rogers hatte ja wie viele Berufssoldaten sein Leben immer in den Dienst des Militärs gestellt. Also fragte er sich schon jetzt im Krankenbett, ob er der Admiralität und anderen Marineoffizieren nicht helfen konnte, diese Situation zum Besseren zu wenden. Wie konnte er die Führung dazu bringen, die langfristigen Zusammenhänge zu sehen, die zu erkennen er selbst fast 40 Jahre gebraucht hatte?

Nach der Entlassung aus dem Krankenhaus ging er in die kardiologische Reha. Diese bestand zwar vorwiegend aus körperlicher Betätigung, doch er besuchte auch den neuen zwölfwöchigen Kurs »Gesunde Ernährung« für Herzpatienten, den das Community Wellness Center anbot, ein Ableger des Total-Force-Fitness-Programms. In diesem Kurs brachten Ernährungsberater und Köche den Herzpatienten mit vereinten Kräften bei, Gerichte zuzubereiten, die zugleich gesund und köstlich waren und, wie Rogers extra bemerkte, keine Fertigzutaten enthielten. Außerdem ermöglichte die Gruppenkultur des Kurses gegenseitige Unterstützung darin, das neue, gesündere Verhalten dauerhaft zu praktizieren. Wenn man ein Problem hatte – egal ob es um das Blanchieren von Gemüse ging, die Ausgabenplanung oder darum, die Familie mit an Bord zu bekommen –, dann hatte auch meist jemand anders das gleiche Problem und konnte einem helfen, es zu lösen.

»Aber«, erklärte mir Marineleutnant Rogers bei einem Nachsorgegespräch ein halbes Jahr nach seinem Herzinfarkt, »für die meisten dieser Herzpatienten war das Kind bereits in den Brunnen gefallen. Es war zu spät, mit der Prävention anzufangen, sie hatten den Herzinfarkt ja schon gehabt. Ich hätte so was 30 Jahre früher gebraucht. Man kann das doch nicht nur für Leute machen, die schon einen Infarkt hatten.«

Ich gab ihm recht.

Ein Jahr darauf tat sich Marineleutnant Rogers mit einem Koch zusammen und startete einen solchen Jedermann-Kurs im Wellness Center des Stützpunkts. Er tat es unentgeltlich. »Eat for Life« (Essen fürs Leben) nannte er den Kurs. Jeder, bei dem ein Risikofaktor für Herz-Kreislauf-Erkrankungen vorlag – Übergewicht, Diabetes, Bluthochdruck, erhöhte Cholesterinwerte, Rauchen oder frühe Herzerkrankungen in der Familie – konnte teilnehmen. Familienangehörige waren ebenfalls willkommen. Man traf sich zwölf Wochen lang einmal wöchentlich und lernte, gesunde Nahrungsmittel auszuwählen, einzukaufen und zu verarbeiten. Man lernte, gesundes Essen so zuzubereiten, dass es fantastisch schmeckte, und man lernte auch, Freunde und Familie in den Prozess einzubeziehen.

Genial, dachte ich. Es war genau das, was ich suchte, um Maria zu helfen: dass sie ihr Verhaltensmittel »gesunde Ernährung« für sich wieder in einen positiven Sinnzusammenhang zu stellen vermochte. Ich erzählte ihr von dem Programm, sobald ich davon gehört hatte. Sie fand die Idee toll und meldete sich für den nächsten Kurs an.

Nach Kursende beschlossen Marineleutnant Rogers und Maria, nun einen Kurs zu entwickeln, der sich speziell auf hispanisches Essen bezog – Maria verstand sich darauf, und Rogers wollte es unbedingt lernen. Mithilfe eines Kochs und einiger Anleitung durch einen Ernährungsexperten starteten sie einen Community-Kochkurs zur Vorbeugung gegen die häufigsten tödlichen Krankheiten in den USA. Maria fand ein Ventil für ihre Kochleidenschaft, Marineleutnant Rogers Gelegenheit, seine Erfahrung umzusetzen – und beide gewannen einen neuen Lebenssinn. Die »Nebenwirkungen« waren zahlreich. Bei beiden besserte sich der Diabetes, sie hatten mehr Energie, und ihre Lebenserwartung stieg. Und sie halfen anderen, dasselbe zu erreichen. Sie hatten ihre Selbstheilungskräfte durch das jeweilige »Agens« Ernährung und Verhaltensänderung zum Tragen gebracht.

VERHALTEN DURCH POSITIVE BEDEUTUNG STÄRKEN

Der Mensch ist ein Gewohnheitstier. Die gesamtsystemische Wissenschaft zeigt, dass selbstregulierende Systeme – wie etwa Menschen – nach Stresseinwirkung oder Traumatisierung kontinuierlich darauf hinarbeiten, ihre alte Form und ihr altes Verhalten wiederherzustellen. Dieser automatische Rebound-Effekt, der auch Heilung und Genesung antreibt, macht Verhaltensänderung für viele Menschen zu etwas Unbehaglichem und schwer zu Verwirklichendem. Besonders schwerwiegende Probleme mit langfristiger Verhaltensänderung beruhen oft auf Kindheitserfahrungen und -mustern. Maria fand einen Weg, die Notwendigkeit, sich gesund zu ernähren, mit dem zu verbinden, was sie als Kind gelernt und wofür sie belohnt worden war, nämlich für Familie und Freunde zu kochen. Als es ihr erst einmal gelungen war, diese für sie bedeutsame Aktivität mit gesundem Essen zu verknüpfen, fiel ihr die Veränderung leicht.

Meiner Frau Susan fiel es weit schwerer, ihr Verhalten zu ändern, selbst als sie allen Grund dazu hatte. Gesundes Verhalten beugt nicht nur Erkrankungen vor und macht viele chronische Krankheiten rückgängig, es kann auch die Nebenwirkungen von kurativen Maßnahmen wie Chemotherapie und chirurgischen Eingriffen mildern. Krebspatienten, die sich körperlich betätigen, sich gesund ernähren und Stressmanagement praktizieren, vertragen die Therapie besser, stehen sie eher bis zum Ende durch, erholen sich schneller davon und haben weniger Langzeitfolgen. Susan kannte die Langzeitfolgen von Krebs und Krebstherapie aus eigener Erfahrung. Nach ihrer ersten Krebserkrankung litt sie unter langfristigen Chemotherapie-Nebenwirkungen wie Gewichtszunahme, Nervenschädigung und Erschöpfung. Wäre sie zu einer umfassenden Verhaltensänderung – intensiver körperlicher Betätigung, sorgsam kontrollierter Ernährung und wirksamem Stressmanagement – in der Lage gewesen, hätte dies einige der Krankheits- und Therapiefolgen mildern können. Doch Susan konnte eine so massive Verhaltensänderung aus mehreren Gründen nicht realisieren. Zum einen überbrücken unsere beiden Gesundheitssysteme – das eine für Krankheitsbehandlung und das andere für Heilung und Prävention – kaum je die zwischen ihnen liegende Kluft, nicht einmal, wenn es um etwas so Schwerwiegendes geht wie Krebs. Bei Susans erstem Brustkrebs hatten ihr die Onkologen keinerlei Ratschläge zu gesunder Lebensführung während und nach der Therapie gegeben, ja teilweise das Thema sogar verächtlich heruntergespielt. Es gab kaum Orte, wo man Hilfe beim Erlernen und Praktizieren derartiger Verhaltensweisen hätte finden können. Aus dem Aufbau von Strukturen, die Leuten bei Verhaltensänderungen unterstützen, lässt sich wenig Profit schlagen, also sind solche Strukturen nur minimal vorhanden. Wir lebten weiter wie früher.

Bei ihrem zweiten Brustkrebs 25 Jahre später hatte sich die Situation etwas gebessert. Es gibt inzwischen ernährungswissenschaftliche Vorträge, Yogakurse und Selbsthilfegruppen für Krebspatienten. Es gibt eine Gesellschaft für integrative Onkologie (Society for Integrative Oncology, kurz SIO), in der Mainstream-Onkologen die Integration von Heilpraktiken in die kurative Krebsbehandlung für sich erkunden können. Dass Verhalten für die Überlebenschancen bei Krebs eine Rolle spielt, ist heute immerhin anerkannt, obwohl die Ärzte immer noch nicht dafür ausgebildet werden, mit Verhaltensänderung zu arbeiten. Die Fortschritte in der Wissenschaft über gesundes Verhalten sind noch immer nicht in die Krebsfürsorge integriert. Unser Onkologe hatte noch nie von der SIO gehört, dabei war er einer der Besten in unserer Region. Es gab für Susan immer noch keine Gesundheitscoaches und keine Kostenübernahme bei verhaltensbezogenen Therapieformen.

Der zweite Grund, warum es Susan so schwerfällt, ihr Verhalten zu ändern, liegt in ihrer Kindheit. Auch bei Maria war ja, wenngleich anders gelagert, die Fähigkeit zur Verhaltensänderung mit ihrer Kindheitserfahrung verknüpft. Susans Kindheit war, was drei Hauptbereiche gesunden Verhaltens betrifft, ein schweres Hemmnis. Erstens hatte sie als Kind oft das Gefühl gehabt, nicht genug zu essen zu bekommen. Ihre Familie hatte finanziell zu kämpfen. Lebensmittel wurden sparsam eingekauft und genau auf die sechsköpfige Familie aufgeteilt. Als »die Vernünftigste«, weil Älteste von vier Kindern, musste sie sich mit um die anderen kümmern. Wenn das Essen herumgereicht wurde, war für sie oft nicht mehr genug übrig. Ihr Bruder war Wettkampfschwimmer und immer hungrig, also nahm sie sich absichtlich weniger, damit er genug bekam. Sie sagte deswegen nie etwas, aber später, als sie erwachsen war, machte ihr die Vorstellung schwer zu schaffen, sich beim Essen – vor allem solchem, das sie als Kind nicht hatte haben können – beschränken zu sollen. Susan erlebt jede Veränderung ihrer Essenauswahl als Bedrohung, von Stresssituationen ganz zu schweigen. Zweitens wurde sie nie ermutigt, Sport zu treiben und sich körperlich zu ertüchtigen. Wie für viele Mädchen ihrer Generation war Sport etwas, wobei man den Jungen zusah. Sie hatte nie gelernt, etwas für ihre Körperfitness zu tun. Sportliche Aktivität fiel ihr schwerer als mir, denn ich hatte viele Sportarten betrieben. Und drittens war der Stresspegel in ihrem Elternhaus hoch. Ihr Vater war launisch und unberechenbar, oft platzte ihm der Kragen, und er schrie herum. Susan wuchs in die Rolle derjenigen hinein, die den Familienfrieden aufrechterhielt, indem sie unablässig darauf achtete, dass ja nichts den Vater ärgerte, und seinen Jähzorn abpufferte. Ihre Stressmanagement-Taktik hierbei bestand darin, mögliche Konflikte im Vorfeld zu erspüren und ihre eigenen Wünsche und Bedürfnisse hintanzustellen, damit alles ruhig blieb. Entspannt war sie nur, wenn in der Familie äußerlich und innerlich Frieden herrschte, was selten vorkam. Noch heute prüft sie ständig (automatisch) ihr soziales Umfeld auf entstehende Konflikte. Das macht es ihr schwer, tief zu atmen und im Wachzustand eine Entspannungsreaktion herbeizuführen. Ihre einzige Zuflucht ist der Schlaf, vor allem wenn sie einem so massiven Angriff ausgesetzt ist wie Chemotherapie und Operation.

Solche abträglichen Kindheitserfahrungen (Adverse Childhood Experiences, kurz ACEs) erzeugen nachweislich lebenslange Schwierigkeiten, was Gesundheit und Heilung betrifft. Menschen mit einem hohen Maß an ACEs haben nicht nur mehr psychische und physische Gesundheitsprobleme, derlei abträgliche Erfahrungen begründen auch neurologische, physiologische und verhaltensmäßige Muster, die schwer zu verändern sind. ACEs sind eine doppelte Hypothek: Sie führen zu gesundheitlichen Beeinträchtigungen und behindern Verhaltensänderungen, die gesundheitliche Besserung bringen könnten. Wenn auch noch Misshandlung oder Missbrauch im Spiel ist, werden diese Probleme dem Körper und dem Gehirn buchstäblich eingeprügelt, was die Herbeiführung von Heilung durch Verhalten besonders erschwert. Solange der betreffende Mensch nicht lernt, diese automatischen emotionalen und körperlichen Reaktionen umzuprogrammieren, drohen Anläufe zur Verhaltensänderung immer wieder zu scheitern, was das Problem noch verstärkt. Eine solche Umprogrammierung ist möglich, erfordert aber in besonderem Maße eine unterstützende äußere und soziale Umgebung. Diese Unterstützung zielt zunächst darauf ab, Veränderungsbereitschaft zu entwickeln. Ist die Bereitschaft erst einmal da, fallen faktische Verhaltensänderungen leichter.

HEILUNG IN DIE GESUNDHEITSVERSORGUNG AUFNEHMEN

Wie es keine medizinische Wunderwaffe gegen chronische Krankheit gibt – kein pharmazeutisches oder natürliches Heilmittel, kein Injektionsmittel und kein Skalpell, das einen als solches wieder gesund machen würde –, so gibt es auch keine Zauberdiät oder sonstige Verhaltensänderung, die dies vollbringen könnte. Nachdem mich meine Patienten und die Forschung gelehrt hatten, dass Heilung zum größten Teil nicht aus den Medikamenten resultierte, die ich verschrieb, erkannte ich, dass dasselbe auch für spezifische Lebensführungselemente galt. Wenn man bedenkt, wie wenig wissenschaftliche Arbeit darauf verwendet wird, Erkenntnisse über Lebensstil-Therapie zu gewinnen, versteht man, warum es eine solche Flut von Selbsthilferatgebern gibt, die diese oder jene spezielle Verhaltensweise propagieren. Wenn man das Heilungsvermögen von gesundem Verhalten wirklich ausschöpfen will, ist es mindestens genauso wichtig, ebendieses Verhalten auf individuelle und für einen selbst sinnhafte Weise mit dem eigenen Leben zu verbinden.

Heilung kann durch medizinische Behandlung erfolgen, wie wir es in den ersten Kapiteln bei Norma, Aadi, Sergeant Martin und Xiao gesehen haben. Sie kann durch die Veränderung der äußeren Umgebung erfolgen wie bei Susan und Clara in Kapitel 5. Und sie kann auch durch Verhaltensänderung erfolgen wie bei Jeff, Maria und Marineleutnant Rogers. Ihnen allen ist es gelungen, die für ihr Leben richtige Kombination von Heilungsansätzen zu finden. Um das zu schaffen, gilt es jedoch, sich nicht so sehr darauf zu konzentrieren, das eine Mittel – die medizinische Wunderwaffe oder den jüngsten Selbstoptimierungshype – zu finden, das einen kuriert, sondern vor allem darauf, gesundes Verhalten mit den tieferen Dimensionen des eigenen Wesens zu verbinden.

Ein wichtiges Zeichen, dass eine medizinische Behandlungsweise, eine äußere Umgebung oder ein Verhalten die 80 Prozent eigenes Heilvermögen in uns aktiviert, ist die wiedergewonnene Freude, die aus dem Erleben von Sinn und Bedeutung erwächst. Ein anderes Zeichen ist die intuitive Gewissheit, ein Bauchgefühl, das über Glauben und Wünschen hinausgeht. Dieses Bauchgefühl allein ist jedoch noch keine Gewähr, dass man den richtigen Heilungsansatz gewählt hat. Jede medizinische Behandlung und sonstige Heilmethode sollte wissenschaftlich verifiziert sein. Das, wofür Sie sich entscheiden, sollte Ihnen und Ihrem Arzt rational einleuchten, sich für Sie richtig anfühlen, sozial sinnvoll und zugleich logistisch machbar sein. Es geht darum, die jeweilige Entscheidung und ihre Umsetzung aus ganzem Herzen zu bejahen.

Viele Kulturen beschreiben dies in spirituellen Kategorien, während die moderne Biomedizin es kaum je so sieht. Sie hat viele Namen für diesen Ansatz: etwa personenzentrierte Gesundheitsversorgung, Präzisionsmedizin oder integrative Medizin. Die dabei angewandten Methoden sind etwa personalisierte Therapieplanung, interaktive Entscheidungsfindung und Gesundheitscoaching. Doch optimales Heilen geht über solch beschränkte Konzepte hinaus. Es bezieht den ganzen Menschen ein und wird durch die Bedeutungsreaktion hervorgerufen. Ein neues medizinisches Gebiet, das dem am ehesten gerecht wird, nennt sich »Integrative Gesundheit«.

Die gesamtsystemische Wissenschaft gibt uns mächtige Werkzeuge an die Hand, um genauer zu verfolgen, wann und wie Heilung erfolgt, und unser Bauchgefühl objektiv zu überprüfen. So erhoben etwa im Rahmen der an früherer Stelle beschriebenen Precision Medicine Initiative der NIH Forscher der Stanford University an 60 Probanden fast zwei Milliarden Messwerte (250 000 pro Tag), um herauszufinden, wie deren alltägliche Verhaltensmuster mit Gesundheits- oder Krankheitsmarkern korrelierten. Nach mehrmonatiger Analyse der Veränderungsmuster dieser Daten konnten die Forscher nicht nur gesundheitliche Gefährdung und Erkrankungen für die jeweilige Person vorhersagen, sondern auch, was jeweils Besserung und Heilung zu bewirken vermochte. Gegenwärtig sind solche Datenaufzeichnungen für ärztliche Einrichtungen oder Einzelpersonen noch aufwendig und teuer – aber bald schon wird so etwas relativ leicht sein, und partiell wird es bereits gemacht. Die Technologie versetzt uns in die Lage, den ganzen Menschen immer schneller und präziser mit Messdaten zu erfassen, zu analysieren und zu beobachten.

Eric Topol, Leiter des Scripps Translational Science Institute und Herausgeber der Website Medscape, beschreibt die schöne neue Welt in seinem Buch *The Patient Will See You Now*. Mit technologischen Mitteln lassen sich die Kernkomponenten und Risikofaktoren chronischer Erkrankungen immer kontinuierlicher überwachen und Patienten zunehmend dahin führen, ihr Verhalten so zu steuern, dass es diesen Krankheiten vorbeugt. Die »integrative Gesundheit« wird sich derselben Technologie bedienen, aber das Monitoring auf den Kopf stellen: Man kann sich dann kontinuierlich seine Werte für »gesundes Altern« anzeigen lassen und das, was man tut, denkt und zu sich nimmt, darauf ausrichten, in der Zone optimaler Gesundheit und optimalen Wohlbefindens zu bleiben. Ziel der gesamtsystemischen Wissenschaft ist es, die Wirkung dieses ganzheitlichen Heilungsansatzes sichtbar zu machen, ganz egal, ob sie aus konventionellen oder komplementären medizinischen Methoden, Lebensstilmedizin oder Verhaltensumstellung, sozialen Beziehungen, Gedanken und Gefühlen oder vielleicht auch aus dem erwächst, was in unserer Seele vor sich geht. Diese Information wird bald für jeden verfügbar sein. Damit erschaffen wir eine wahre Wissenschaft des ganzheitlichen Heilens und werden dieses immer besser praktizieren können. Wir werden immer präzisere Methoden haben, die passenden Medikamente für den einzelnen Menschen zu finden, ihn darin zu beraten, welche Umgebung seine Gesundheit optimal fördert, die Auswirkungen seines täglichen Verhaltens zu beobachten und seine Intuition auszudeuten.

Aber Sie brauchen nicht auf die Zukunft zu warten. Vieles von alldem steht Ihnen heute schon zur Verfügung – wenn Sie nur danach suchen und fragen. Es gibt bereits ärztliche Einrichtungen und Selbstfürsorge-Tools für integrative Gesundheit. Diese Einrichtungen und Tools vereinen Verhaltenstherapie, Ernährungs- und Lebensstilmedizin, Gesundheitscoaching und Spiritualität mit normaler ärztlicher Behandlung. Man findet sie inner- wie außerhalb von Gesundheitszentren und Kliniken. Diejenigen, die Teil von Kliniken sind, bieten heute heilungsorientierte Ansätze, kombiniert mit herkömmlichen kurativen Methoden.

Die Kluft zwischen unseren beiden Gesundheitssystemen, zwischen Krankheitsbehandlung und Prävention, schließt sich allmählich. Doch Verhalten und Lebensführung sind nicht der Bereich, in dem Kurieren und Heilen am weitesten auseinanderklaffen. Um zu verstehen, wo das der Fall ist, müssen wir noch tiefer in das Wesen von Heilung vordringen, in die Dimensionen, die dem, was das Menschsein ausmacht, am nächsten kommen.

Kapitel 7

Von Herzen lieben

Wie Liebe und Angst Heilung beeinflussen

Welches sind diese anderen fundamentalen Dimensionen des Menschseins, die es zum Heilen braucht? Einfach ausgedrückt sind es die Emotionen Liebe und Angst, oder genauer gesagt die Art, wie wir sie erleben und mit ihnen umgehen. Wie und was wir lieben, steht in engem Zusammenhang mit unserer Fähigkeit, Sinnhaftigkeit zu finden und Heilung zu stimulieren. Die Kehrseite von Liebe ist nicht Hass, sondern Angst. Angst ist die Primäremotion, die uns bei Gefahr alarmiert und unseren Körper in die Lage versetzt zu reagieren – zu kämpfen, zu flüchten oder zu erstarren. Unser Gehirn in seiner ganzen Komplexität sucht (wie auch unser Körper) permanent die Umgebung nach Lebensbedrohlichem ab, prüft, was uns beunruhigen und in Aktion versetzen sollte und was wir einfach entspannt hinnehmen können. Wenn es eine Bedrohung ausgemacht zu haben glaubt, alarmiert es uns durch Angst und all ihre psychischen und physischen Begleitreaktionen.

Wenn es ein zentrales Geheimnis der Heilung gibt, dann liegt es darin, wie wir mit unserer Liebe und Angst umgehen. Liebe und Angst sind nichts Abstraktes. Beides hat körperliche Auswirkungen und ist, wie wir in diesem Kapitel sehen werden, existenziell. Liebe öffnet. Angst zieht zusammen. Beides ist für Heilung notwendig.

Einer der Mythen um Liebe und Angst lautet, dass wir über beides keine Kontrolle haben – dass sie uns zustoßen. Liebe »kommt über uns«. Angst »packt« uns. Den unkontrollierbaren Überfällen von Emotionen ausgesetzt zu sein – so erfahren tatsächlich viele Menschen ihr Leben. Aber die gesamtsystemische Wissenschaft hat inzwischen gezeigt, dass wir nicht nur lernen können, mit diesen Gefühlen umzugehen, sondern dass unsere Gesundheit und unsere Heilung davon abhängen, wie beide in unserem Leben ausbalanciert sind. Die richtige Balance ist die Voraussetzung dafür, gesund zu werden und es zu bleiben. Weil die emotionale und soziale Dimension, die uns hilft, mit Liebe und Angst umzugehen, von der modernen Medizin nicht einbezogen wird, bleibt ein Großteil unseres Heilungspotenzials ungenutzt. Wenn Gesundheitssysteme dieser sozialen und emotionalen Dimension eine zentrale Rolle in ihrer Arbeit zuweisen, erzielen diese Systeme durchgängig bessere Ergebnisse bei geringeren Kosten.

Wie wichtig der Umgang mit Liebe und Angst ist, zeigen sogar Laborversuche – an Ratten und Kaninchen. Beginnen wir damit.

DIE KANINCHENEXPERIMENTE

Die Kaninchen starben nicht, und das war ein Problem. Wie sollten die Forscher dahin gelangen können, Herzkrankheiten zu kurieren, wenn sie sie nicht hervorrufen konnten? Wissenschaftler fütterten zwei Gruppen von Kaninchen unterschiedlich, um die Auswirkungen der Ernährung auf Herz-Kreislauf-Erkrankungen zu untersuchen, und verglichen dann die Ergebnisse. Die eine Gruppe Kaninchen bekam hochgradig fett- und cholesterinhaltiges Futter, die Kontrollgruppe normales Kaninchenfutter. Die meisten fett- und cholesterinreich ernährten Kaninchen entwickelten einen hohen Cholesterinspiegel und arterielle Gefäßverschlüsse, was ein erhöhtes Herzinfarkt- und Schlaganfallrisiko bedeutete. Es war eine Standard-Versuchsanordnung, die die Hypothese von der ursächlichen Rolle des Cholesterins für die Entstehung von Herz-Kreislauf-Erkrankungen bereits in Labors in aller Welt untermauert und auch in diesem Forschungslabor schon mehrfach bestätigt hatte.

Doch diesmal ergaben sich für einen Teil der fettreich ernährten Kaninchen andere Ergebnisse. Obwohl sie hohe Cholesterinwerte aufwiesen, hatten die Kaninchen in den Käfigen der unteren Regale des Labors weniger Gefäßverschlüsse und starben nicht. Die Forscher überprüften immer wieder Art und Menge des Futters, das diese Kaninchen fraßen, und stellten sicher, dass die Tiere mit den übrigen Versuchskaninchen vergleichbar waren. Sie fanden einfach keine Erklärung für die augenscheinliche Immunität gegen ungesunde Ernährung bei den Kaninchen der unteren Regale. Die Forscher waren verwirrt. Schließlich sprachen sie mit der Laborassistentin.

Die Laborassistentin, eine kleine Frau, nahm die Kaninchen der unteren Regale jeden Tag aus dem Käfig und spielte mit ihnen. Sie hielt sie auf dem Schoß und streichelte sie. Sie sprach mit ihnen, beruhigte sie. Kurz, sie behandelte sie liebevoll. Dann säuberte sie die Käfige und setzte die Kaninchen wieder hinein. Da sie an die höher stehenden Käfige nicht heranreichte, kümmerte sich ein anderer Laborassistent um diese. Jene Kaninchen wurden nicht gestreichelt – und wiesen die erwartete Sterberate auf.

Die Forscher konnten nicht glauben, dass schlichtes Streicheln und Beruhigen die Wirkung einer erwiesenermaßen krankheitserzeugenden Ernährung aufheben konnte. Offenbar löste diese einmal täglich erfolgende liebevolle Berührung die Produktion hochwirksamer Substanzen aus, die die Entzündung des Endothels (der inneren Zellschicht der Herzkranzgefäße) und die zum Verschluss führenden Cholesterinablagerungen reduzierten.

Die meisten Wissenschaftler hätten sich von einer Größe wie Liebe nicht aus dem Konzept bringen lassen und der Laborassistentin einfach gesagt, sie solle die Kaninchen nicht mehr streicheln. Schließlich waren die Forschungsmittel dafür bewilligt, die Ernährungshypothese und nicht die Liebe-dein-Kaninchen-Hypothese für Herz-Kreislauf-Erkrankungen zu überprüfen. Doch der Forschungsleiter war neugierig. Siegte Liebe tatsächlich über Ernährungsfaktoren? Um diese Hypothese streng wissenschaftlich zu prüfen, entwarfen die Forscher ein Experiment, bei dem eine neue Reihe Kaninchen nach dem Zufallsprinzip in mehrere Gruppen aufgeteilt wurde. Die Laborassistenten wurden angewiesen, die Kaninchen bestimmter Gruppen jeden Tag aus dem Käfig zu nehmen und über verschiedene vorgegebene Zeitspannen mit ihnen zu spielen, sie zu streicheln und liebevoll zu behandeln. Die Kaninchen der anderen Gruppen sollten sie lediglich füttern und versorgen, ohne sie aus dem Käfig zu nehmen oder zu berühren, es sei denn, um sie rasch umzusetzen. Dann untersuchte man die Auswirkungen der jeweiligen Behandlung auf Cholesterinspiegel, Endothelfunktion, Arterienverengung und Herzerkrankungen.

Was war das Ergebnis? Obwohl sie große Mengen an Fett und Cholesterin zu sich nahmen und auch erhöhte Cholesterinwerte aufwiesen, hatten die verhätschelten Kaninchen um 60 Prozent weniger Plaques in den Arterien als die sich selbst überlassenen Tiere. Alle sonstigen Faktoren, wie genetische Voraussetzungen, Ernährung, Gewicht, Serumcholesterin und Herzfrequenz, waren für beide Gruppen gleich. Der Faktor, der den Unterschied bewirkte, war liebevolle Zuwendung. Die Forscher waren verblüfft. Wenn schon ein paar Minuten Streicheln am Tag bei Labortieren Herz-Kreislauf-Erkrankungen um 60 Prozent reduzieren konnten, was vermag dann erst lebenslange liebevolle Zuwendung (oder deren Verlust) bei Menschen?

Wie heilsam Liebe für das Herz ist, zeigte mir eine Patientin besonders deutlich.

MABEL

Mabel war die »Grande Dame« eines großen Familienclans. Die vierundachtzigjährige Matriarchin hatte im Lauf von fünf Jahrzehnten mehrere Generationen umhegt und umsorgt, bekocht, diszipliniert, erzogen und geliebt. Sie war Schwester, Mutter, Großmutter und Urgroßmutter von insgesamt fast fünfzig Personen – die meisten echte Verwandte, andere irgendwann aufgetaucht und »adoptiert« worden. Sie hatte sieben leibliche Kinder, neunzehn Enkel und zwanzig Ur- und Ururenkel. Drei Jahrzehnte lang hatte sich die Familie jeden Sonntag nach der Kirche in Mabels Haus versammelt, um zu essen, beisammen zu sein und Spaß zu haben. Und von Mabels großzügig gespendetem Rat zu profitieren. Mabels Ratschläge begannen meist mit »Führe mit Liebe«, »Zuerst und vor allem Liebe« oder »Der Herr liebt jeden Menschen.« Wenn sich ein Kind danebenbenahm, sah sie es streng an und sagte: »Kind …« Dann riet sie dem Kind, besser mit seiner Wut, seinem Schuldgefühl oder seinem Trotz umgehen zu lernen. »Der Herr liebt alle Menschen«, sagte sie, »dich und die anderen. Deine Aufgabe ist es, es dem Herrn nachzutun.« Nicht jeder nahm Mabels Rat an, aber alle liebten sie ihrerseits.

Mabel mochte ja im übertragenen Sinn ein besonders gutes

Herz haben, aber körperlich ließ ihr Herz sie jetzt im Stich. Ich hatte sie ins Krankenhaus eingewiesen wegen Atemnot und extrem geringer Herzleistung, Anzeichen dafür, dass die Herzinsuffizienz, an der sie seit zehn Jahren litt, ins Endstadium eingetreten war. Herzinsuffizienz ist einer der Hauptgründe für die Einweisung ins Krankenhaus und hat eine sehr hohe Mortalität – allein in den USA sterben jährlich über fünf Millionen Menschen daran. Der Anteil der Todesfälle durch Herzinsuffizienz ist seit den 1990er-Jahren um 35 Prozent gestiegen, da die Bevölkerung immer älter wird und wir den Tod durch plötzlichen Herzinfarkt immer besser verhindern können, wodurch die Patienten mit einem geschädigten Herzen weiterleben, das mit höherer Wahrscheinlichkeit dann später irgendwann versagen wird.

Herzinsuffizienz ist auch eine der kostenintensivsten Krankheiten; jährlich werden eine Million Menschen deswegen stationär behandelt, 30 bis 60 Prozent davon sogar mehrmals. Die jährlichen Kosten für die Behandlung von Herzinsuffizienz in den USA werden auf über 40 Milliarden Dollar geschätzt. [Obwohl in Deutschland Herzerkrankungen nach wie vor zu den häufigsten Gründen für eine Krankenhausaufnahme zählen, starben im Jahr 2014 an Herzinsuffizienz 33,05 Prozent weniger Menschen als 1990; Anm. d. Red.]

Mabel war seit einem Jahr nicht mehr im Krankenhaus gewesen: Wir hatten ihr Herz funktionsfähig halten können, und ihre häuslichen Pflegebedingungen hatten sich verbessert. Aber das Mehr an häuslicher Pflege hatte Folgen gehabt. Drei Monate vor dieser Krankenhauseinweisung hatte ich der Familie dazu geraten, eine Privatpflegerin zu nehmen, damit Mabel zu Hause besser zurechtkam. Sie selbst wollte das nicht, aber die Familie war einverstanden und fand eine geeignete Pflegerin. Außerdem kamen die Familienmitglieder jetzt abwechselnd vorbei, um Mabel Gesellschaft zu leisten und bei ihrer täglichen Versorgung zu helfen. Auch das gefiel Mabel nicht. Sie hatte immer für die Familie gesorgt, nicht umgekehrt. Sie konnte jetzt nicht mehr auf die gleiche Art Liebe geben wie zuvor.

Nachdem sie also wieder ins Krankenhaus gekommen war, stellte ich fest, dass ihre Werte aus dem Lot waren. Sie wog mehr, größten Teils aufgrund von Wassereinlagerungen, da ihr Herz nicht mehr wirksam pumpte. Ihre Ejektionsfraktion – ein Maß für die Herzfunktion – war gesunken. Der Blutsauerstoff ebenfalls, als Zeichen dafür, dass sich die Lunge mit Wasser füllte und nicht mehr genug Sauerstoff ins Blut abgeben konnte. Ich passte Medikamente, Sauerstoffzufuhr und Ernährung entsprechend an, und nach ein paar Tagen waren die Werte besser – nicht aber Mabels Befinden. Eines Morgens, als ich nach ihr sah, sagte sie: »Doc, ich weiß ja zu schätzen, was Sie alles für mich tun. Aber ich bin doch nur noch eine Last.« Sie war offensichtlich entmutigt.

»Sie sind keine Last, Mabel«, erwiderte ich, während ich ihre Lunge abhörte und ihr Gewicht kontrollierte. »Es ist mein Job, dafür zu sorgen, dass es Ihnen besser geht.«

Am nächsten Tag klagte sie immer noch über Atemnot und Schwäche, und ihr Blutsauerstoff war nicht mehr so gut. Ich verordnete Physiotherapie und mehr Sauerstoff und passte ihre Medikation nochmals an. Ihre Werte verbesserten sich wieder. Doch zwei Tage später hatten sich ihr Befinden und ihre Werte erneut verschlechtert. Ich überprüfte noch einige Dinge. Lag jetzt auch Niereninsuffizienz vor? Steckte ihr die Familie heimlich salzige Snacks zu? Waren es die falschen Medikamente? War ihr Herz einfach am Ende? Ich konnte nichts feststellen. Aber das Muster wiederholte sich. Diesmal passte ich keine Behandlungsmaßnahme an. Die Werte verbesserten sich, verschlechterten sich dann und verbesserten sich wieder. Ihre Herzinsuffizienz schwankte nahezu unabhängig von meiner Behandlung. Ich wusste nicht, was da vor sich ging.

»Doktor«, sagte eines Morgens die Oberschwester zu mir, »Sie sollten vielleicht mal mit Mabels Familie reden – vor allem mit ihrem Enkel Jason. Er und der Pfarrer glauben, dass sie sterben will.«

Jason hatte, wie sich herausstellte, Psychologie studiert. »Mein Herzenskind«, hatte Mabel einmal über ihn gesagt. »Er sitzt einfach da und hört mir zu und macht mir keinen Kummer. Er war immer schon so.«

Ich machte einen Termin mit Jason und dem Pfarrer aus. Tatsächlich bestätigten sie, dass sich Mabel, seit ich die Anstellung der Privatpflegerin und die Betreuung durch die Familie veranlasst hatte, immer wieder beklagte, sie sei »eine Last« und »unnütz« für ihre Familie. »Es ist besser für euch alle, wenn ich tot bin«, brach es manchmal aus ihr heraus. Die Familienmitglieder versuchten, sie von dieser Haltung abzubringen, indem sie sie beschworen, nicht solche Sachen zu sagen, und ihr versicherten, dass sie sie immer noch liebten. Doch das schien es nur noch schlimmer zu machen. Jason erklärte mir, seit sie jetzt im Krankenhaus sei, gestehe sie ihm immer wieder, dass sie zu entscheiden versuche, ob sie nach Hause zurück oder gleich hier und jetzt sterben sollte. Wenn die Familienmitglieder getreulich weiter kämen, gehe es ihr eine Weile besser, aber dann falle sie wieder in ihre »Ich bin eine Last«-Haltung zurück. So gehe es auf und ab. Ich äußerte die Vermutung, dass sie depressiv sei, und verordnete ein stimmungsaufhellendes Mittel, aber das würde erst nach mehreren Wochen anschlagen. Und außerdem änderte es nichts an dem Kernproblem, mit dem sie jetzt kämpfte: welchen Sinn ihr Leben mit fortgeschrittener Herzinsuffizienz hatte.

Da machte der Pfarrer einen Vorschlag. Wenn wir die Familie dazu bringen könnten, bei ihren Besuchen nicht zu versuchen, sich »um Mabel zu kümmern«, sondern sich bei ihr Rat zu holen – *ihr* zu ermöglichen, sich um *sie* zu kümmern –, dann würde sich Mabel vielleicht wieder nützlich fühlen. Jason stimmte zu. Er hatte zwar einzelnen Familienmitgliedern geraten, Mabels Äußerungen nicht so stereotyp abzutun, aber sie hatten nie darüber geredet, wie sie sich von ihr Liebe und Rat spenden lassen könnten. Wenn der Arzt und der Pfarrer dies befürworteten und es zu organisieren halfen, dann, sagte er, würde die Familie sicher mitmachen.

Also erarbeiteten wir mit der Familie einen Plan, um es Mabel zu ermöglichen, wieder Liebe zu geben. Von Jason und dem Pfarrer zusammengetrommelt erklärten sich die meisten Familienmitglieder bereit, Mabel bei ihren Besuchen Fragen zu jeweils eigenen Problemen zu stellen und sie um Rat zu bitten. Sie würden ihr die Kernfrage »Was kann Liebe da bewirken?« stellen, eine Frage, von der sie wussten, dass Mabel sie beantworten konnte. Ein gemeinsamer Besuch wurde arrangiert. Ich musste Mabels

Zimmergenossin verlegen lassen, damit alle erschienenen Familienmitglieder und Freunde – insgesamt über dreißig Personen – Platz hatten. Der Pfarrer sprach ein Gebet, und dann fragten die Besucher, ob Mabel ihnen Rat geben würde.

»Na ja«, sagte sie zwischen mühsamen Atemzügen, Tränen in den Augen. »Ich kann es wohl ein Weilchen versuchen.« Zu meiner Überraschung schlug der Pfarrer vor, das alte afroamerikanische Spiritual »Ain't Got Time to Die« zu singen. Den Text kannten alle.

Innerhalb von drei Tagen stabilisierten sich Mabels Werte auf ungefähr dem Level, auf dem sie durch die Behandlungsmaßnahmen gewesen waren, die ich bei Mabels Einweisung verordnet hatte. Sie kam nach Hause, mit Sauerstoff und ambulanter Hospizbetreuung. Sie lebte noch sechs Monate und starb ohne weiteren Krankenhausaufenthalt zu Hause im Kreis ihrer Familie. Sie hatte ihre Heilkräfte wiedergefunden und bis ans Ende nutzen können.

DIE WISSENSCHAFT VON LIEBE UND VERLUST

Von der Geburt bis zum Tod ist unser Leben von den Menschen, Orten, Tieren, Dingen und Betätigungen geprägt, die wir lieben und die uns emotional sehr viel bedeuten. Aber das Leben ist auch geprägt vom Verlust dieser Menschen, Dinge und Betätigungen. Unser Geist und unser Körper sind ständig auf der Suche nach solchen Menschen und Dingen, die wir lieben können, und auf der Hut vor deren Verlust. Beides läuft instinktiv ab. Unser Überleben könnte davon abhängen. Aber die Welt ist hässlich *und* schön, sie fügt uns Verletzungen und Grausamkeiten zu und weckt Heilung und Mitgefühl in uns. Und manchmal tut sie das alles zugleich. Wie können wir Frieden finden, wenn wir Schmerz und Leid ausgesetzt sind? Wie können wir uns heil und ganz fühlen, wenn wir gebrochen und niedergeschmettert sind? Warum versuchen wir mit allen Mitteln, Schmerz, Leid und Tod zu vermeiden, selbst auf die Gefahr hin, nicht wirklich zu leben?

Es ist nicht leicht, sich dem Leiden zu stellen, und fast unmöglich, wenn man allein ist. Wenn uns Krankheit oder Verletzung ereilt, wenn unser Leben dadurch bedroht ist und unser Körper und unsere Seele in Schmerz oder Traurigkeit versinken, dann ist es oft die Anwesenheit einer fürsorglichen Person, die uns durch dieses Leiden zur Heilung trägt. Verlust auszuhalten ist besonders schwer, wenn unsere frühesten Erfahrungen mit anderen Menschen nicht von liebevoller Fürsorge geprägt waren, wenn unsere ersten Liebeswagnisse in Zurückweisung oder Verlust endeten oder, schlimmer noch, mit Zorn oder Gewalt vergolten wurden. Wenn uns in der Kindheit zu viel Schmerz oder seelische Verletzung widerfahren ist, haben wir vielleicht sogar zu viel Angst, um uns für die Liebe zu öffnen, selbst wenn sie uns von anderen entgegengebracht wird. Aber gerade dadurch, dass wir unser Leid mit anderen teilen – und durch dieses Leid hindurchgehen, indem wir unsere Ängste genauer betrachten –, werden Heilung und Ganzsein möglich, denn mit das Bedeutsamste, was Menschen erfahren können, ist die liebevolle Zuwendung anderer und für andere. Wir sind soziale Wesen, ohne Liebe sind wir nicht ganz.

Der Soziologe Ian Coulter, Experte für integrative Gesundheitsforschung bei der RAND Corporation und Professor an der University of California, erklärte mir dies aus wissenschaftlicher Sicht. Soziologen begreifen den Menschen als ein Individuum, das in ein soziales Netz von mentalen, physischen und zwischenmenschlichen Interaktionen eingebettet ist. Dieses Netzwerk definiert uns nicht nur als Person, sondern beeinflusst darüber hinaus, was auf allen Ebenen unseres Seins mit uns geschieht – so auch auf der körperlichen Ebene.

Der Harvard-Physik- und Soziologieprofessor Nicholas Christakis und sein Kollege James Fowler stellen in ihrem Buch *Die Macht sozialer Netzwerke. Wer uns wirklich beeinflusst und warum Glück ansteckend ist* viele dieser Beeinflussungsprozesse dar. »Je tiefer wir in die Erforschung der sozialen Netzwerke vordrangen, umso mehr gelangten wir zu der Überzeugung, dass es sich um eine Art menschlichen Überorganismus handelt. Netzwerke wachsen und entwickeln sich. Sie transportieren alles nur Erdenkliche [...] Wenn wir uns als Teil eines Überorganismus begreifen, erscheinen unsere Handlungen, Entscheidungen und Erfahrungen mit einem Mal in einem völlig neuen Licht.« Ich bin ganz ihrer

Ansicht. Mit wem wir in Beziehung stehen – nicht nur Familienmitgliedern, sondern sogar »Freunden von Freunden von Freunden« –, beeinflusst große Teile unserer Gesundheit und Zufriedenheit, ob es uns bewusst ist oder nicht. Wir werden von Adipositas über Rauchen bis hin zu Alkoholkonsum und Depression durch das eigene Netzwerk beeinflusst, oft auf eine Art, die wir gar nicht wahrnehmen. Das hilft nicht nur zu erklären, wie wir uns im Kontakt mit anderen verändern, es ist auch wichtig für individuelle Heilvorgänge. Wenn wir davon ausgehen, dass der Mensch buchstäblich einen sozialen und emotionalen Körper hat, und wenn wir jede Verletzung dieses Körpers genauso ernsthaft behandeln wie Krebs oder Herzinfarkt, können wir diesen Teil unseres Heilungspotenzials freisetzen. Diese soziale und emotionale Dimension des Heilens gibt uns wirksame Werkzeuge an die Hand, um Widerstandsfähigkeit, Genesung und Wiederherstellung zu fördern.

Es gibt eine Fülle von Belegen dafür, dass ein stützendes Umfeld vor Krankheit und Tod schützt und dass es uns Krankheiten leichter überwinden lässt. Studien an Probanden mit der gleichen Erkrankung ergaben, dass starke Bande zu Familienangehörigen und Freunden im Vergleich zum Alleinsein das Sterberisiko um 50 Prozent verringerten. Isolation und Einsamkeit tragen erheblich zu chronischen Erkrankungen psychischer wie physischer Art bei, und zwar primär über die Stress- und Angstreaktionen des Körpers, die zu Entzündungen der Gefäßwände und entzündlichen Prozessen im Gehirn führen und die Immunabwehr beeinträchtigen.

John Cacioppo, Professor für Kardiologie an der University of Chicago, fasst in seinem Buch *Einsamkeit. Woher sie kommt, was sie bewirkt, wie man ihr entrinnt* einen Großteil der Forschung zu diesem Thema zusammen. Einsame Menschen haben ein um 45 Prozent erhöhtes Sterberisiko bei allen lebensgefährdenden Erkrankungen und ein um 64 Prozent erhöhtes Risiko für Altersdemenz. Die Gesundheitsgefährdung durch soziale und emotionale Isolation und der relative Schutz durch gute soziale Bindungen sind mit den entsprechenden Korrelationen für etablierte Risikofaktoren wie Rauchen, Adipositas, Verletzung, Drogenmissbrauch und Umweltqualität durchaus vergleichbar. Hier ein konkretes Beispiel: Zwei Studien verglichen Männer, die einen Herzinfarkt erlitten hatten. Bei denjenigen, die laut eigenen Angaben in einer liebevollen Beziehung lebten, war die Mortalität geringer als bei jenen, die keine solche Beziehung hatten. Das Sterberisiko für Letztere lag um so viel höher, als hätten sie täglich ein Päckchen Zigaretten geraucht. Forschungsergebnisse zeigen auch einen signifikanten Zusammenhang zwischen der Genesung nach Herzinfarkt einerseits und dem Grad an Unterstützung durch den Ehepartner/die Ehepartnerin, familiärem Stress, Zufriedenheit in der Ehe und sexueller Zufriedenheit andererseits. Weitere Studien haben ergeben, dass Patienten nach schweren Erkrankungen ein statistisch geringeres Sterberisiko haben, wenn eine Gesundheitsbetreuungskraft sie auch nur einmal die Woche anruft und sich erkundigt, wie es ihnen geht. Mehrere Forscher haben die mentalen, physischen, klinischen und ökonomischen Auswirkungen untersucht, die selbst kurze, aber tiefgehende emotionale Beziehungen haben. Wie bei den Kaninchen in der an früherer Stelle erwähnten Studie vermag liebevoller Kontakt – schon in geringen Dosen – das Risiko von Erkrankung und vorzeitigem Tod zu senken und Heilung zu unterstützen.

Einsamkeit ist nicht dasselbe, wie einfach nur allein zu sein, was für viele Menschen ein willkommener und angenehmer Zustand sein kann. Einsamkeit misst sich an der Qualität und Tiefe von Beziehungen oder deren Fehlen. Es geht hierbei nicht um die Anzahl der Kontakte, sondern darum, wie tief diese Kontakte gehen und wie glücklich sie uns machen. Wenn sich Menschen in Gegenwart anderer geliebt und geborgen fühlen, fallen die Stressreaktionen in Gehirn und Körper geringer aus, während die Wiederherstellungsfunktionen gestärkt werden.

Cacioppo zeigt auf, dass ohne soziale Geborgenheit der Spiegel an Stresshormonen steigt, was die Ausschüttung kardiovaskulär wirkender und entzündungsauslösender Substanzen verursacht und Gene aktiviert, die schädigend auf Gehirn und Körper wirken. Sozial isolierte Menschen neigen stärker zu einer Arterienversteifung, die wiederum zu Bluthochdruck führt, einem Risikofaktor für Herzerkrankungen und Schlaganfall. Auch die körperlichen Reparatur- und Instandhaltungsfunktionen sind bei diesen

Menschen beeinträchtigt: Wunden heilen langsamer, und der Schlaf – eine lebenswichtige Wiederherstellungsfunktion – ist weniger effektiv. Ein Kontakt, der Liebe und Geborgenheit vermittelt, erhöht die Herzratenvariabilität – einen Marker für Entspannungsfähigkeit oder Gesundheitsgefährdung. Hohe Herzratenvariabilität – d. h. eine Herzschlagrate, die sich mit dem Ein- und Ausatmungszyklus beschleunigt und verlangsamt – und Widerstandsfähigkeit, gute Gesundheit und Langlebigkeit bedingen einander. Die Herzfrequenzvariabilität kann Moment für Moment auf dem Monitor angezeigt werden und ist dadurch ein guter Marker für die Qualität der eigenen Entspannung, für emotionale Verbundenheit und körperliche Gesundheit.

Mabels Herzratenvariabilität ging mit Fortschreiten ihrer Herzinsuffizienz zurück. Wenn sie sich jedoch geliebt fühlte, stieg ihre Herzratenvariabilität wieder. Ich musste lächeln, als ich an die wissenschaftlichen Untersuchungen zu den Effekten sozialer und emotionaler Verbundenheit dachte. Ich hörte Mabel im Geist sagen: »Was hab ich Ihnen gesagt? Liebe heilt mit jedem Herzschlag!« Das stimmt.

HEILENDE PRÄSENZ

Die erste Chemotherapie machte meine Frau Susan weitgehend allein durch. Ich war so mit meinem Job beim Militär beschäftigt, dass ich oft nicht für sie da sein konnte. Wie so viele Ärzte hasste ich das Gefühl der Hilflosigkeit. Ich musste etwas tun, auch wenn nichts dafür sprach, dass irgendein Tun helfen würde. Ich konnte nicht einfach *bei* Susan *sein*. Es gab mir das Gefühl, keinerlei Macht und Kontrolle mehr zu haben. Also arbeitete ich. Sie fand ein stützendes Netzwerk, das ihr half, die Chemo durchzustehen. Sie zog Kraft aus ihrer Spiritualität und der Aufgabe, sich um unsere kleinen Kinder zu kümmern.

Als sie bei ihrer zweiten Krebserkrankung mit der Chemotherapie begann, erklärte ich, diesmal würde ich da sein, wir würden das gemeinsam durchstehen. Sie glaubte mir und wusste meine Bereitschaft zu schätzen, aber ihr war klar, wie schwierig das für mich sein würde. Und sie wusste auch, dass meine zeitweilige

Anwesenheit bei dem, was ihr bevorstand, nicht Unterstützung genug sein würde. Sie sagte, ich hätte schließlich eine große Forschungsorganisation zu leiten und müsse dies auch weiterhin tun, um unser Einkommen zu sichern. Ich sei schließlich zeitlich sehr beansprucht. Deshalb suchte sich Susan andere helfende Personen: unsere Töchter, unseren Sohn und unsere Schwiegertochter, meine Schwester, ihre Schwester, ihre Mutter, ihre Schwägerinnen und andere Familienmitglieder sowie ihre Freundinnen. Ihr Ziel war, für sich selbst und für unser kleines Enkelkind sorgen zu können. Ich begriff nicht, dass sie mehr als nur psychische Unterstützung von mir brauchte: Sie brauchte meine physische Präsenz – mitsamt meinem emotionalen Körper.

Ich hätte es wissen müssen. Ich hatte selbst Untersuchungen durchgeführt, die zeigten, dass die körperliche Anwesenheit eines liebevollen Menschen mehr leistet als nur psychische Unterstützung. Die physische Präsenz eines anderen Menschen hat direkte Auswirkungen auf Körper und Seele. So lassen sich beispielsweise die elektromagnetischen Wellen, die vom schlagenden Herzen eines Menschen ausgehen, im Gehirn einer neben diesem Menschen stehenden Person nachweisen. Der Herzschlag wird aufgefangen und im Gehirn der anderen Person in gewisser Weise widergespiegelt. Das könnte eine Erklärung dafür sein, dass man in der Nähe eines innerlich sehr ruhigen Menschen ebenfalls ruhiger wird. Dieses beruhigende Gefühl erhöht auch die Herzratenvariabilität und die Aktivität des parasympathischen (für die Entspannungsreaktion zuständigen) Nervensystems und stimuliert den Vagusnerv. Erhöhte Vagusaktivität löst eine Kaskade von biochemischen und physiologischen Effekten aus, die entzündungshemmend wirken und die Stressresistenz auf Organ-, Zell- und Gen-Ebene stärken. So kann also die körperliche Präsenz eines anderen Menschen – ohne dass dieser irgendetwas tut – Gehirn und sonstige Organe, Immunsystem, Zellen und Gene einer Person beeinflussen und ihr inneren Frieden geben. Das dürfte der tiefere Grund dafür sein, dass es von manchen Menschen heißt, sie hätten eine »heilende Präsenz«. Andere Menschen fangen wahrscheinlich die physischen Ausstrahlungen des entspannten und friedvollen Herzens dieser Person auf.

Doch körperliche Gegenwart kann noch auf andere Weise heilen. So wissen wir beispielsweise, dass vom Körper und insbesondere den Händen elektromagnetische Wellen in Form von Wärme und Infrarotstrahlung ausgehen. Durch Meditation, Biofeedback und Atemtechniken können Menschen diese Wärme- und Infrarotstrahlung erhöhen oder verringern. Infrarotstrahlung, insbesondere im Frequenzbereich von 400 bis 800 Nanometer, wird in unseren Zellen von einem Protein namens Cytochrom c absorbiert. Die Stimulation des Cytochrom c erhöht die Menge an Adenosintriphosphat (ATP), dem energieerzeugenden Zellnukleotid. In Dutzenden von Versuchen am Walter Reed Army Research Institute stellten Forscher fest, dass Probanden, die die Hände um ein Laborgefäß mit Immunzellen legten, durch Meditieren die von ihren Händen ausgehende Infrarotstrahlung erhöhten und so die Immunzellen stimulierten, mehr ATP und Energie zu erzeugen. Nach dieser Infrarotexposition waren die Zellen widerstandskräftiger – d. h., sie überstanden Stressoren wie Hitze und chemische Schocks besser. Bemerkenswert war, dass die Art von Meditation und Visualisierung, die in dieser Hinsicht am wirksamsten war, viel mit Liebe gemein hatte. Die Kultivierung liebevoller Gefühle – wie Dankbarkeit, Zuneigung und Wertschätzung – erzeugte die größte Wirkung. Mentale Aktivitäten wie Rückwärtszählen oder Nachdenken übers Wetter erhöhten weder das ATP noch die Zellwiderstandskraft.

Ich kannte all diese Untersuchungen, von denen ich einige sogar selbst durchgeführt hatte, glaubte aber aus irgendeinem Grund nicht, dass sie für die Unterstützung von Susans Heilung relevant waren. Wissenschaftler (darunter auch ich) sind generell skeptisch gegen jede Art von Forschung, die behauptet, emotionale und soziale Interaktion und die dadurch erzeugte Energie objektiv messen und erklären zu können. Dieser Bereich gilt als zu immateriell und subjektiv, um verlässlich untersuchbar zu sein, daher schiebt man solche Untersuchungen gern beiseite, ohne genauer nach ihrer Wissenschaftlichkeit und Relevanz zu fragen. Meine skeptische ärztliche Seite hatte diese Ergebnisse als interessante, aber klinisch irrelevante Laborbefunde abgetan. Ich wollte etwas Konkreteres, etwa eine Medikation, Nahrungsergänzungsmittel, eine Verhaltensumstellung. Ich würde nicht einfach nur mit den Händen über Susans Kopf herummachen oder Mittagsschläfchen mit ihr halten. Was sollte das schon nützen? Also kam ich, während sich Susan durch die Chemo von Woche zu Woche schwächer und schlechter fühlte, nicht auf die Idee, dass meine Anwesenheit wirklich etwas ändern könnte.

Dann fuhr ich mit meiner Tochter auf eine einwöchige Bootstour im Grand Canyon. Wir waren tagelang nicht erreichbar. Als wir wieder Handynetz hatten, bekam ich einen Anruf von Susan. In meiner Abwesenheit war ihr Leukozytenwert drastisch gesunken, und sie hatte Fieber bekommen. Der Onkologe hatte ihr eine Spritze zur Ankurbelung der Leukozytenproduktion gegeben und sie auf Antibiotika gesetzt. Wenn ihr Zustand so blieb, würde man sie ins Krankenhaus einweisen und isolieren.

Als ich nach Hause kam, befürchtete ich, dass ihr Leukozytenwert in der nächsten Woche erneut drastisch absinken würde, weil die Effekte einer Chemotherapie oft kumulativ sind. Doch irgendetwas daran, dass wir einfach nur zusammen waren, sorgte dafür, dass es ihr wieder besser ging. Da fielen mir die Untersuchungen am Walter Reed Institute ein. Noch immer skeptisch beschloss ich, es selbst einmal mit diesem Handauflegen, dieser heilenden Präsenz, zu probieren. Ich erinnerte mich, dass die Technik, die sich bei den Versuchen am stärksten auf die Immunzellen ausgewirkt hatte, jetzt für mich darin bestehen musste, bewusst zu atmen und mir vorzustellen, wie sanftes weißes, von Liebe erfülltes Licht durch meinen Scheitelpunkt in meine Arme und Hände und von da in Susans Körper floss. Nachdem ich das ein paar Minuten probiert hatte, fühlte ich, wie durch verstärkte Durchblutung Wärme in meine Hände floss. Susan sagte ebenfalls, sie fühle etwas, und schlief ein. Die Sitzung dauerte etwa fünfzehn Minuten.

Am nächsten Tag war sie viel besser bei Kräften, sie stand früh auf und zupfte im Garten Unkraut, was sie seit Monaten nicht mehr getan hatte. Lag es am erhöhten ATP? Bei ihrer nächsten Chemo zwei Tage später war ihr Leukozytenwert praktisch wieder normal, sodass sie die Immunspritze nicht brauchte. Waren ihre weißen Blutkörperchen jetzt resistenter gegen die Chemo? Sie war weniger müde, schlief nicht so viel und war tagsüber aktiver.

Ich war verblüfft. Hatte die schlichte körperliche Gegenwart eines liebenden Menschen diese Reaktion ausgelöst? Ich beschloss, eine Zeit lang nicht mehr auf Reisen zu gehen. Von jetzt an war es mein Job, dafür zu sorgen, dass mein Körper – in seiner physischen, sozialen und emotionalen Dimension – anwesend war.

SICH ÖFFNEN

Obwohl nur wenige Untersuchungen zur therapeutischen Wirkung der körperlichen Präsenz eines anderen Menschen vorliegen, ist doch der Einfluss emotionaler Beziehungen gut erforscht. Wenn unsere Begegnung mit einem anderen Menschen dazu führt, dass wir in Kontakt mit unserem eigenen emotionalen Selbst kommen – insbesondere mit einem Teil, dem wir uns bisher aus Angst oder Schmerzvermeidung nicht gestellt haben –, kann der Heilungseffekt tiefgreifend sein. In seinem Buch *Sag, was dich bedrückt. Die befreiende Kraft des Redens* fasst der Sozialpsychologe James Pennebaker große Teile dieser Forschung zusammen. Schon das einmalige Sprechen über ein tiefes Trauma oder Verlusterlebnis kann den gesundheitlichen Zustand bessern.

Besonders beeindruckende Studien zu diesem Thema wurden mit Holocaustüberlebenden durchgeführt. Noch Jahrzehnte nach dem Krieg haben die meisten Holocaustüberlebenden nie darüber gesprochen, was sie im KZ erlebt haben und was damit an Trauma, Angst und Verlust verbunden war. Bei den Untersuchungen wurden solche Überlebenden aufgefordert, diese Erlebnisse aufzuschreiben oder darüber in einer sicheren, vertraulichen Situation mit einer Person zu sprechen, die ihnen einfach nur zuhörte. Anschließend maßen die Forscher die biologischen Auswirkungen (etwa Entzündungsreaktion und Blutdruck) dieses Sich-Mitteilens und den Einfluss auf die Gesundheit der Überlebenden. Verglichen mit den Probanden, die über oberflächlichere Dinge – etwa das Wetter oder was sie an diesem Tag gegessen hatten – schrieben oder sprachen, führte dieses einmalige tiefe Sich-Mitteilen zu signifikanten gesundheitlichen Besserungen. Diese waren vielfältig und dauerhaft und zeigten sich in einer besseren Immunabwehr, weniger Schmerzen, in besserer Stimmung und geringerem medizinischen Behandlungsbedarf noch nach einem Jahr.

Andere Studien haben ergeben, dass solch tiefgehendes Mitteilen von Gefühlen, die mit traumatischem Erleben oder Verlust assoziiert sind, auch bei bestimmten Erkrankungen heilend wirken kann. Patienten mit rheumatoider Arthritis berichten schon nach einer einzigen Sitzung dieser Art von einer signifikanten Schmerzminderung. Asthma-Patienten haben noch einen Monat nach einer solchen einmaligen Erfahrung des Sich-Mitteilens eine – mit dem Spirometer objektiv gemessene – verbesserte Lungenfunktion.

Längerer oder wiederholter emotionaler Austausch hat eine tiefe und oft anhaltende Heilwirkung, vor allem dann, wenn er in einer emotional sicheren Umgebung stattfindet, in eine positive Richtung gelenkt und von anderen bezeugt wird. Ein emotional sicherer Ort ist eine soziale Umgebung, in der die betreffende Person darauf vertrauen kann, dass andere da sind und da bleiben, sie durch schwierige Gefühle begleiten, sie mögen und respektieren und ihr tiefstes Erleben ernst nehmen.

Meine Erfahrungen beim Militär, wo ich Soldaten und Veteranen mit einer posttraumatischen Belastungsstörung (PTBS) und chronischen Schmerzen behandelte, illustrieren diese heilende Wirkung. Die typische PTBS-Behandlung mit Medikamenten und Psychotherapie schlägt gewöhnlich nur bei 20 bis 30 Prozent der Veteranen an. Expositionstherapie, bei der der Veteran nach und nach seinen Angst-Triggern ausgesetzt wird, kann etwas mehr Erfolg erzielen, ist aber kompliziert, und viele – und vor allem sexuell traumatisierte – Veteranen halten sie nicht durch. Zwei andere Ansätze hingegen, die sich die Bedeutungsreaktion zunutze machen, haben weitergehende und oft dauerhafte Heilungserfolge erzielt.

Der eine Ansatz ist ein therapeutisches Retreat, bei dem die Veteranen dahin geleitet werden, ihre Ängste, ihre Wut, ihre Qual und ihren Schmerz in Gegenwart anderer Veteranen herauszulassen, die ihnen Verständnis, Akzeptanz und Sympathie entgegenbringen. Joseph Bobrow beschreibt die tiefgehenden und anhaltenden Erfolge dieser Retreats in seinem Buch *Waking Up from*

War. Bei späteren Befragungen von Veteranen, die an solchen Retreats teilgenommen haben, berichtet die Mehrzahl von langfristiger Besserung und Wiederherstellung. Der zweite Ansatz besteht darin, diese zutiefst bedeutsamen Erfahrungen durch halluzinogene Substanzen zu induzieren. Neuere Untersuchungen besagen, dass schon eine einmalige Dosis einer solchen Substanz bei Patienten mit schwerer Depression und fortgeschrittenem Krebs in der Mehrzahl eine erhebliche Besserung der psychischen und emotionalen Verfassung bewirkt.

Wichtig ist: Der Erfolg dieser Methode hängt davon ab, dass die Patienten professionell ausgewählt und betreut werden und dass sie dahin geleitet werden, die Halluzinationsepisoden als etwas zutiefst Wichtiges und Bedeutsames zu erleben. Lediglich die Droge zu nehmen bewirkt noch keine Heilung, sie kann im Gegenteil beträchtlichen Schaden anrichten. Nicht die Droge ist der Schlüssel, sondern die Bedeutung. Für Heilung braucht es nicht unbedingt eine halluzinogene oder sonstige Droge, sofern nur die Bedeutungsreaktion einsetzt. Wichtiges, bedeutsames Erleben tritt oft spontan durch das ein, was wir eine außergewöhnliche emotionale Erfahrung nennen. Diese erfolgt meist dann, wenn Menschen leiden und sich ihren eigenen Gefühlen öffnen. Der Verlust eines geliebten Menschen – durch Tod, Scheidung oder eine sonstige Form der Trennung – erhöht das Krankheits- und Sterberisiko auf das Siebenfache. Zwischen 30 und 50 Prozent der Menschen, die einen schweren Verlust erleiden, haben in der Folge eine außergewöhnliche, oft als spirituell beschriebene Erfahrung: Sie sehen zum Beispiel eine verstorbene Person, fühlen deren Anwesenheit, erleben eine Art Geisterscheinung oder haben vielleicht auch plötzlich eine tiefe Erfahrung des Einsseins aller Dinge. Wenn solche Erlebnisse von anderen mit Respekt behandelt werden und der Betreffende dahin geleitet wird, sie zu verstehen und zu akzeptieren, kann dies zutiefst heilsam sein. Werden solche Erlebnisse hingegen verächtlich abgetan oder auf sonstige Art negativ behandelt, kann das dem Betreffenden bleibenden Schaden zufügen. Heilung erwächst daraus, dass solche Erlebnisse zum Auslöser einer Bedeutungsreaktion werden. Dabei spielen auch der soziale und der emotionale Körper mit.

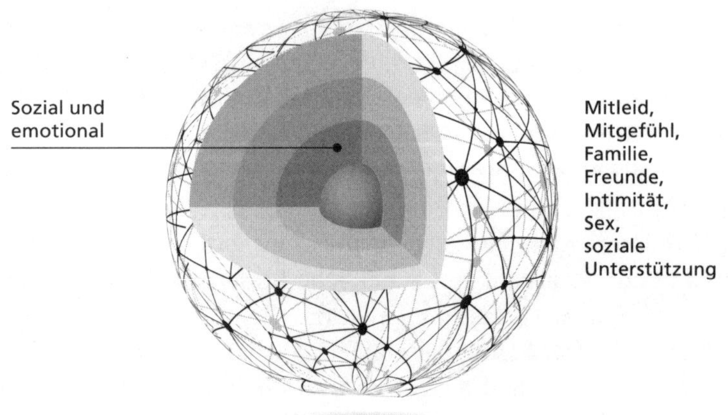

Elemente der sozialen und emotionalen Dimension

DER WEG DER SCHÖNHEIT

Um meinen Patienten zu helfen, ihre soziale und emotionale Dimension zur Heilung zu nutzen, befrage ich sie in einem heilungsorientierten Arztgespräch nach ihren sozialen Beziehungen. Über die Elemente der sozialen und emotionalen Dimension zu sprechen, dient nicht dazu, Psychotherapie zu betreiben oder den Patienten zu sagen, was sie fühlen sollen. Ziel ist es, ihnen dabei zu helfen zu lernen, wie sie ihre Gefühlsebene nutzen können, um einen Impuls für eine Bedeutungsreaktion in ihrem Leben zu setzen.

Mabel und ihre Familie fanden einen solchen Impuls in Mabels Weisheit, ihrer Liebe und ihrer Bereitschaft, Rat zu erteilen – und sorgten dafür, dass sie all dies ausleben konnte. Susan nutzte ihre Sozialkontakte und ihr Enkelkind, um in einer traumatischen Phase, in der sie verstärkt ihre Heilkräfte brauchte, mehr soziale Unterstützung und Liebe in ihrem Leben zu haben. Für meine Veteranen-Patienten entsteht der Impuls für eine Bedeutungsreaktion durch den tiefen Kontakt mit ihren eigenen traumatischen Erlebnissen und die Unterstützung anderer, die sie verstehen und durch ihre Wut, ihre Angst, ihre Scham und ihren Schmerz begleiten. Ob dieses Sich-Öffnen für tiefes emotionales Erleben nun in der Gruppe, mit Drogen, Kräutern, Psychotherapie, Energieübungen, spirituellen Begegnungen oder schlicht durch spontane Akzeptanz erreicht wird – Heilung erwächst daraus, wie diese Erfahrungen zum Impuls für eine Bedeutungsreaktion werden.

Alte wie moderne Kulturen nutzten oder nutzen die soziale und emotionale Dimension zur Stärkung der Selbstheilungskräfte. Ich erwähnte ja bereits, dass es in Epidauros – dem berühmten Gesundheitszentrum im alten Griechenland – ein beeindruckendes Theater gab. In diesem Theater halfen Ärzte den Patienten, mit den Traumata des Lebens umzugehen und sie heilen zu lernen, indem sie das Drama emotionaler Verbindung und Trennung aufführten.

Auch andere Kulturen erkennen diese Dimension an und nutzen sie zum Heilen. Interessant ist beispielsweise, wie die traditionelle Navajo-Kultur mit psychischer Krankheit umgeht. Statt diese als individuelles Problem zu begreifen, wird sie von den Navajo als ein Problem der gesamten Gemeinschaft betrachtet. Sie unterscheiden nicht zwischen individueller Erkrankung und Erkrankung des sozialen Umfelds. In ihrer Weltsicht schwimmen wir alle im selben sozialen Gewässer. Ob wir uns dessen bewusst sind oder nicht, wir brauchen das Wasser zum Leben, und eine Störung in einem Teil der individuellen Welt wirkt sich auf die Welt aller aus, auf das Wasser, in dem alle schwimmen. Die traditionelle Behandlung psychischer Erkrankungen bei den Navajo besteht daher in bestimmten Heilzeremonien, an denen die ganze Gemeinschaft beteiligt ist. So gibt es zum Beispiel ein soziales Ritual, das »Weg der Schönheit« heißt und dazu dienen soll, für die Gemeinschaft, den Stamm und die Familie Schönheit, Ganzsein und Zusammenhalt wiederherzustellen. Die Zeremonie des Wegs der Schönheit gibt es in verschiedenen Varianten, aber häufig besteht sie aus einer Kombination von Gebeten, Opfergaben, Ritualen, Schwitzbädern, Gesängen und dem Anfertigen von Sandbildern, und sie kann über mehrere Tage gehen. Die kranke Person und die Gemeinschaft haben nach Anschauung der Navajo *Hózhó* verloren, den Sinn für Schönheit und die harmonische Ordnung des Universums. Indem sie die erkrankte Person mit Schönheit umgeben, wird dieses wertschätzende Bewusstsein in der sozialen

Umgebung wiederhergestellt, und das Individuum erlangt das Gefühl von Sinn und Ordnung zurück.

Kann die Einbeziehung der sozialen und der emotionalen Dimension, wie es in der Zeremonie des Wegs der Schönheit der Fall ist, das Heilen wieder in die moderne Medizin integrieren? Wenn ja, wie würde es sich auf das subjektive Erleben der Gesundheitsversorgung und auf die erzielten Erfolge auswirken und was würde es kosten? Don Berwick, Gründer des Institute for Healthcare Improvement und ehemaliger Direktor der Centers for Medicare and Medicaid Services, wies mich auf ein Gesundheitssystem hin, das diesen Versuch gerade unternommen hat: das Nuka System of Care, entwickelt und betrieben von der Stiftung Southcentral Foundation (SCF) in Anchorage, Alaska. Was mich auf dieses System neugierig machte, war nicht nur Berwicks Empfehlung, sondern auch der beachtliche Erfolg, den es erzielt. Als die SCF 1982 gegründet wurde, war die Gesundheitsfürsorge für Alaska-Ureinwohner durch den Indian Health Service (IHS) in Anchorage katastrophal erfolglos. Alkoholismus, Diabetes, Adipositas, häusliche Gewalt und Selbstmord kamen so häufig vor und die Lebenserwartung war so niedrig wie sonst kaum irgendwo in den USA. Die Frühgeburtenrate und die Säuglingssterblichkeit waren ähnlich hoch wie in Subsahara-Afrika. Dabei war die medizinische Versorgung, die der IHS gewährleistete, nicht schlecht. Im Gegenteil, es standen modernste Untersuchungsmethoden, verschreibungspflichtige Medikamente und fachärztliche Behandlung zur Verfügung. Der IHS steckte Millionen Dollar in diese Gesundheitsfürsorge, und die Kosten stiegen jedes Jahr. Warum also vermochte er den Patienten so wenig zu helfen?

Von 1982 bis 1989 ging die Gesundheitsfürsorge nach und nach vom IHS auf die SCF über. Die Ergebnisse waren erstaunlich. 20 Jahre nachdem die Stiftung die Gesundheitsfürsorge vollständig übernommen und ihren eigenen Ansatz entwickelt hat, ist es ihr gelungen, die Adipositas-, die Diabetes- und die Alkoholismusrate, die Häufigkeit von Gewalt und Missbrauch in der Familie und von abträglichen Kindheitserfahrungen signifikant zu reduzieren. Die kostspielige Inanspruchnahme von Notaufnahme- und Akutversorgungseinrichtungen ist um 36 Prozent, die Inanspruchnahme von Einrichtungen der primären Gesundheitsversorgung um 28 Prozent und die Zahl der Krankenhauseinweisungen um 36 Prozent gesunken, und dabei hat sich der Gesundheitszustand der Ureinwohnerschaft verbessert. Die Patientenzufriedenheit ist auf über 90 Prozent gestiegen. Auch das Arbeitsklima im Gesundheitsbereich hat sich verbessert, wie das immer größere Engagement der Beschäftigten, die immer geringere Fluktuation und der Anstieg der Arbeitszufriedenheit auf 96 Prozent zeigen. Der Gesamtumsatz der SCF ist gestiegen, und die Pro-Kopf-Kosten sind im Vergleich zu IHS-Zeiten und zum übrigen Gesundheitswesen gesunken. Was hat man hier anders gemacht? Hat man neue Behandlungsmethoden entdeckt, auf die die Wissenschaft nicht gekommen war? Wie hat man die Erfolge der Gesundheitsfürsorge so drastisch gesteigert? Ich beschloss, mir vor Ort selbst ein Bild zu machen.

BEZIEHUNGSZENTRIERTE GESUNDHEITSFÜRSORGE

Als ich 2015 das Native Primary Care Center der SCF in Anchorage und einige der entlegeneren Ärztezentren besuchte, lief dort gerade ein für andere Gesundheitssysteme bestimmtes Trainingsprogramm zur Verbesserung von Gesundheitsversorgung und Heilung. Ich nahm daran teil, sprach mit Beschäftigten, Gesundheitsdienstleistern und Patienten sowie mit Führungskräften der SCF. Die SCF hatte 1982 erstmals darum ersucht, Teile der Gesundheitsversorgung der Alaska-Ureinwohner vom IHS zu übernehmen. Von Beginn an richtete die SCF »Zuhörkreise« ein, wo die Menschen über ihre Bedürfnisse jenseits der rein medizinischen Versorgung – auf der physischen, verhaltensmäßigen, sozialen und spirituellen Ebene ihres Lebens – sprachen. Der Zuhörkreis war die Anpassung eines Verfahrens zur Förderung von Verbundenheit und Versöhnung, das viele der Stämme traditionell praktizierten. Die SCF-Leitung nutzte diese Zuhörkreise, um die soziale und emotionale Ebene direkt anzugehen. Eine leitende SCF-Ärztin, Kathleen Gottlieb, sprach über die tiefen Verletzungen und traumatischen Kindheitserfahrungen in ihrer Familie. Teilnehmer taten es ihr nach und sprachen über ihre eigene

Betroffenheit von Krankheit und Trauma. Bald entwickelten sich diese Zuhörkreise zu Lernkreisen, da die Teilnehmer tiefergehende Beziehungen untereinander entwickelten und sich gegenseitig halfen – und herausforderten –, nicht nur Krankheitsbehandlung zu betreiben, sondern sich auf eine ganzheitliche Heilung einzulassen. Allmählich wurde dieser Prozess in die SCF eingebettet, und unter Gottliebs Leitung wurde die beziehungszentrierte Gesundheitsversorgung Teil der Standardleistungen.

Der Lernkreis ist ein sicherer Ort, wo sich Menschen mit Unterstützung anderer Menschen traumatischen Erfahrungen, Angst und Schmerz stellen und sich mit Liebe und Verlust auseinandersetzen können. Mit dieser Hilfe finden sie zu mehr »Ganzsein« und zu einer besseren Verbindung zu ihrem emotionalen und sozialen »Körper«, woraufhin Heilung einsetzt. Eine Frau erzählte mir, sie sei in einer Familie aufgewachsen, in der Misshandlung und Missbrauch, Alkoholismus, Selbstmord und Adipositas seit vier Generationen wachsende Probleme gewesen seien. Durch die Teilnahme an einem Lernkreis habe sie es geschafft, diesen Teufelskreis zu durchbrechen und Kinder großzuziehen, die weitgehend frei von solch traumatischen Erfahrungen seien. Gelungen sei es ihr dadurch, dass sie über einige der tiefsten Traumata und Verluste ihres eigenen Lebens gesprochen habe. Andere seien den Weg der Heilung mit ihr gegangen, während sie gelernt habe, diese Verhaltensweisen aus ihrer eigenen Familie zu verbannen und andere, gesündere Verhaltensweisen zu übernehmen. Für diejenigen, die sich auf diesen Prozess einließen, steigerte sich die Lebensqualität, und die Lebenserwartung erhöhte sich um Jahrzehnte, besonders für ihre Kinder.

Über die Jahre wurde dieser Fokus auf Beziehungen ein Kernelement der Gesundheitsversorgung durch die SCF. Heute sind bei der SCF Patienten nicht mehr irgendwelche Leute, an denen Fremde medizinische Versorgungsleistungen vornehmen. Sie sind jetzt Kunden einer kundenorientierten Organisation. Sie haben ständige Mitsprache, um ihre eigenen Bedürfnisse und die der Gemeinschaft zu vertreten. Die Nutzung der sozialen und emotionalen Dimension von Heilung wurde institutionalisiert, indem man »Verhaltensgesundheit« in alle Einrichtungen integrierte.

Von allen Beschäftigten einschließlich der Ärzte wird verlangt, dass sie verstehen, was Lernkreise sind, und selbst an solchen teilnehmen – an Workshops zum beziehungszentrierten Kernkonzept der SCF, die inzwischen auch für Vertreter anderer Gesundheitssysteme angeboten werden.

Aber eine Frage stellte sich mir: Waren die medizinischen Behandlungsverfahren der SCF in irgendeiner Weise evidenzbasierter, wissenschaftlicher oder moderner, als es die Verfahren vor der Entwicklung des Nuka-Gesundheitsversorgungssystems gewesen waren? Die Antwort lautete: Nein. Gute, evidenzbasierte medizinische Behandlungsmethoden hatte auch der IHS geboten, ehe die SCF die Gesundheitsversorgung übernahm, und diese gute medizinische Praxis war auch durch den IHS über Jahrzehnte ständig auf den neuesten Stand gebracht worden. Und doch hatten sich die Ergebnisse ständig verschlechtert. Die medizinischen Behandlungsformen und -mittel – Medikamente, chirurgische Eingriffe, Beratung, Akut- und Präventivversorgung – werden von der SCF immer noch genauso eingesetzt wie anderswo vom IHS. Die SCF hat keine außergewöhnlichen medizinischen Interventionsformen, keine Wunderwaffen und keine bessere wissenschaftliche Fundierung als andere Systeme. Man stellt hier immer noch Diagnosen, hält sich an Forschungsergebnisse und klinische Leitlinien, schlägt sich mit Krankenversicherungscodes und Kostenerstattung herum. Die Ärzte und das Pflegepersonal kommen von normalen Universitäten und Ausbildungsstätten und arbeiten mit den üblichen klinischen Tools. Neu sind nur die Beziehungszentriertheit und die Kundenorientierung. Die SCF ergänzte ihre Gesundheitsversorgungsdienste um die soziale und die emotionale Dimension von Heilung. Das ermöglicht es ihr, dieses zuvor ignorierte menschliche Heilungspotenzial nutzbar zu machen.

DIE LIEBE HAT VIELE GESICHTER

Die meisten Mediziner nehmen, genau wie ich es getan hatte, diese Daten nicht zur Kenntnis. Ärzten und Wissenschaftlern sind diese Dimensionen meist nicht greifbar genug, also suchen sie materiellere Behandlungsformen. Sie senken lieber den

Cholesterinspiegel, als das Maß an Liebe zu erhöhen, steigern die Serotoninproduktion im Gehirn, statt sich mit Kummer und Trauer zu befassen. Nicht dass weniger Cholesterin oder mehr Serotonin verkehrt wären, aber es ist nur ein kleiner Teil dessen, was Menschen zum Heilen brauchen. Liebe mag ja eine großartige Sache sein – schließlich ist sie der Stoff für Gedichte, Songs und Mystik –, aber diese Großartigkeit lässt sich nicht in Geld ummünzen wie ein Medikament oder Nahrungsergänzungsmittel. Also wurden die Kaninchenversuchsdaten zum Zusammenhang von liebevoller Zuwendung und Herz-Kreislauf-Erkrankungen nie genutzt, während wir eine milliardenschwere Pharmaindustrie haben, die den Patienten cholesterinsenkende Mittel verkauft. Auch die Daten zur verminderten Mortalität bei verminderter Einsamkeit wurden kaum genutzt, während unsere milliardenschwere Pharmaindustrie den Patienten Medikamente zur Erhöhung des Serotoninspiegels verkauft, damit ihre Einsamkeit sie weniger bekümmert.

Nach meiner Rückkehr aus Alaska, wo ich beziehungszentrierte Gesundheitsversorgung par excellence erlebt hatte, fand ich in unserer Gegend keine Gesundheitsversorgungseinrichtung, die meiner eigenen Familie etwas Derartiges angeboten hätte. Als Susan wieder an Krebs erkrankte, brauchten wir aber genau so ein System, also mussten wir Möglichkeiten finden, es uns selbst zu erschaffen. Zum Glück hatten wir das dafür nötige Bewusstsein und die erforderlichen sozialen Netzwerke.

Nach sechs Monaten Chemotherapie stand Susan jetzt etwas noch Traumatischeres bevor: die Operation. Eine doppelte Mastektomie mit gleichzeitiger DIEP-Lappenplastik (Rekonstruktion der Brust vermittels des tiefen inferioren epigastrischen Perforatorlappens). Das bedeutete eine zwölfstündige Operation unter Mitwirkung von drei Chirurgen, zwei Anästhesisten und vier Schwestern bzw. Pflegern. Man würde Susan vom Hals bis zum Becken aufschneiden und Haut und Gewebe aus dem Unterbauch an die Stelle des entfernten Brustgewebes transplantieren, ihren Körper also praktisch umbauen. Der Wissenschaft sei Dank für Anästhesie und Antiseptika! Die Genesung würde langwierig und schmerzhaft sein, allein schon der körperliche Verlust gewaltig. Der Chirurg sagte, sie würde im Nu, schon nach zwei Wochen, wieder auf die Beine kommen. Die Schwester gab ihr zu verstehen, dass sie das Enkelkind acht Wochen nicht würde hochheben oder auch nur auf den Schoß nehmen können. Die Wahrscheinlichkeit, dass sie leiden würde, war hoch, die Gefahr, in Trauer und Depression zu versinken, stets gegenwärtig.

Während Susan Schwierigkeiten mit den heilungsfördernden Verhaltensveränderungen – körperlicher Betätigung, bewusster Ernährung und Nahrungsergänzungsmitteln, Meditation und Visualisierung – hatte, die sie auf diesen massiven Eingriff hätten vorbereiten können, war sie richtig gut, was Beziehungen anging. Während ihrer ersten Krebserkrankung hatte sie durch Beten und Meditation göttliche Liebe und eine spirituelle Deutung ihrer Krankheit gesucht. Auch diesmal suchte sie Liebe, aber nicht die göttliche Liebe, von der spirituelle Heiler sprechen. Diesmal suchte sie die gewöhnliche Liebe gewöhnlicher Menschen. Diese Liebe kam im Tun und in der Präsenz hauptsächlich von den weiblichen Mitgliedern unserer Familie. Es tauchten aber auch Menschen wie unsere Nachbarin Rose Ellen auf, um bei Susan zu sitzen, als sie sich nicht rühren konnte. Rose Ellen kocht nicht, also brachte sie kein Essen vorbei. Sie sagte, sie könne nicht mit dem Enkelkind helfen, weil sie von Babys nichts verstehe. Aber sie kam trotzdem herüber und erklärte, sie sei jederzeit verfügbar, wenn Susan etwas brauche, egal was, egal ob tagsüber oder nachts – wir sollten ihr einfach Bescheid sagen. Rose Ellen ist nicht der romantische Typ und weder sonderlich spirituell noch sonderlich differenziert, aber sie zeigte echte Fürsorge und bot Präsenz bei Bedarf an.

Auch andere kamen. Susans Collegefreundin, die ein paar Monate zuvor Ähnliches durchgemacht hatte, kam und blieb ein paar Tage, um zu kochen, zu putzen und sich mit Susan zu unterhalten. Unsere beiden Töchter waren da. Die ältere – die »Analytische« in der Familie, die seit über einem Jahr als Krankenhausseelsorgerin arbeitete und Menschen Beistand in tiefem Leiden leistete – wusste genau, wie sie für Susan da sein konnte, sei es, indem sie sich zu ihrer Mutter ins Bett legte, sei es, indem sie einen Online-Plan einrichtete, der die Essensversorgung durch

Freundinnen sinnvoll regelte. Unsere jüngere Tochter ist Sängerin und Lehrerin, die »Kreative« in der Familie. Sie nahm ein spezielles Set von Songs für jede Genesungsphase auf und brachte Humor und Lachen, Nahrung für die Seele ins Haus. Während der gesamten Zeit von Chemotherapie, Operation und Genesung tauchten sie alle auf, alle die Menschen, die Susan mochte und für die sie irgendwann da gewesen war. Manche hatten wir bisher gar nicht so gut gekannt. Andere schon. Unsere Nichte aus Kalifornien kam für zehn Tage, um mit dem Enkelkind zu helfen und zu kochen. Dann tat meine Schwester das Gleiche.

Als ich diese Parade von Gesichtern sah – all diese Menschen, die ihre körperliche Gegenwart und ihre menschliche Liebe in unser Haus brachten –, wurde mir klar, dass uns auch so die göttliche Liebe erreichte. Es brauchte dafür keine spirituellen Heiler und keine kanalisierenden Hände. Die Unterstützung durch dieses Netzwerk von Menschen ermöglichte es mir, bei Susan zu sitzen, ihr zur Toilette und unter die Dusche zu helfen, neben ihr zu schlafen, wenn sie schlief, unser Enkelkind hinauf in ihr Zimmer zu bringen – und zur Arbeit zu gehen. Ich nahm mir regelmäßig Auszeiten, um mich um mich selbst zu kümmern, und konnte so, dank der Hilfe anderer, langfristig für Susan da sein. Wir mögen zwar kein Nuka-System gehabt haben, das beziehungszentrierte Gesundheitsversorgung bot, aber Susan nutzte ein Netzwerk von Freunden und Familienmitgliedern, um die soziale und emotionale Dimension des Heilens selbst zu stärken. Und das funktionierte. Ihr Leukozytenwert blieb hoch genug, ihre Erholung von der Operation verlief planmäßig, und das Enkelkind schenkte uns Freude und gedieh.

Acht Wochen nach dem Ende der Chemo und nach der Operation konnte Susan nicht nur das Baby hochheben, sie hatte auch bereits für die Winterferienzeit eine Floridareise für die ganze Familie geplant. Die medizinische Behandlung ihres Krebses mochte ihre Zehn-Jahres-Überlebenschancen nur um 7 Prozent erhöht haben, unsere Lebensqualität durch die soziale und emotionale Dimension des Heilens hingegen hatte sich um ein Unermessliches erhöht. Wir hatten unseren eigenen Weg der Schönheit gefunden.

GLORIA

Nicht jeder verfügt über so ein Netzwerk wie Susan, um die soziale und emotionale Dimension von Heilung aktivieren zu können. Das heißt aber nicht, dass nicht jeder diese Dimension wirksam nutzen könnte. Ein Beispiel dafür ist Gloria. Sie war Küchenkraft in einem Golf-Club gewesen und seit drei Jahren im Ruhestand. Der Club, alt und mit langjährigem Personal, war vier Jahrzehnte ihre Heimat. Sie hatte mit fünfundzwanzig dort angefangen. Die Arbeit war einigermaßen gut bezahlt und mit Sozialleistungen verbunden, also war Gloria geblieben. Von diesem Einkommen und dem ihres Mannes hatten sie gemeinsam drei Kinder großgezogen, von denen zwei aufs College gegangen waren – worauf Gloria sehr stolz war, weil sie selbst keinen High-School-Abschluss hatte. Nachdem sie mit fünfundsechzig in Rente gegangen war, hatten sich ihre Müdigkeit und ihre Muskelschmerzen bald verschlimmert. Diagnostiziert wurden eine *Fibromyalgie* und chronische muskuloskelettale Rückenschmerzen. Man riet ihr zu Bewegung und Ruhe, verordnete Schmerztabletten »nach Bedarf«, schickte sie zur Physiotherapie und zur Akupunktur. Das half etwas, aber ihr Schmerzlevel lag, wie sie mir bei unserem ersten Termin erklärte, immer noch bei »vier bis fünf von zehn, vor allem morgens.«

»Es ist richtig schlimm«, sagte sie. »Manchmal brauche ich eine Stunde, bis die Muskeln so weit gelockert sind und ich genug Energie hab, um aus dem Schlafzimmer zu kommen.« Kein seltenes Problem bei Fibromyalgie.

Gloria wurde von ihrem praktischen Arzt zu mir überwiesen, weil sie nach weiteren Möglichkeiten suchte und gehört hatte, dass ich weniger Medikamente verschrieb als andere Ärzte. Während des heilungsorientierten Anamnesegesprächs fand ich sehr wenig, was in ihrem Leben im Argen lag. Sie hatte ein gemütliches, sauberes Haus und einen »netten Mann, der viel arbeitet«. Sie versuchte, sich richtig zu ernähren und jeden Morgen einen Spaziergang zu machen. Sie ging jeden Sonntag in die katholische Messe und betete jeden Tag – »für andere«, wie sie beiläufig sagte. Ihr zehnjähriger Enkel (sie hatte fünf Enkelkinder, die etwas weiter weg lebten) war über die Sommerferien bei ihr. Er war »ein netter

Junge, sehr aktiv und tagsüber die meiste Zeit im Feriencamp«. Ein Jahr zuvor hatte sie eine Akupunkturbehandlung gemacht, die ihre Krankenversicherung zunächst bezahlte und die auch eine Zeit lang gegen ihre Rückenschmerzen half. Doch dann hatte ihre Versicherung die Kosten nicht mehr übernommen. »Es hat offenbar nichts gegen die Fibromyalgie und die Müdigkeit genützt«, erklärte Gloria.

Als wir zu den Fragen nach ihrem sozialen und emotionalen Leben kamen, bemerkte ich, wie sich ihre Stimme veränderte. »Haben Sie gute Freunde oder Freundinnen, mit denen Sie Zeit verbringen?«, fragte ich.

Sie wurde so leise, als wollte sie nicht, dass ich die Antwort hörte. »Na ja«, sagte sie langsam, »ehrlich gesagt sehe ich sie alle nicht mehr, seit ich in Rente bin. Ich war vierzig Jahre im Golfclub, hab kaum je mal einen Tag versäumt. Jetzt fehlt mir das. Aber sie sind alle so beschäftigt, ich will sie nicht belästigen.«

Gloria war, wie sich herausstellte, einsam. Und damit war sie nicht allein. Jedes Jahr leiden in den USA über sechzig Millionen Menschen unter chronischer Einsamkeit, häufig nach dem Eintritt in den Ruhestand, wenn die täglichen Begegnungen und Freundschaften am Arbeitsplatz plötzlich abbrechen. Auch wenn Glorias medizinische Diagnose Fibromyalgie lautete, war ihr Problem doch Einsamkeit. War es Zufall, dass die chronischen Schmerzen und die häufigen Arztbesuche kurz nach dem Renteneintritt begonnen hatten? Ich konnte diesen Zusammenhang zwar nicht durch einen objektiven Test nachweisen, aber ich wusste, dass es bei ihr heilungsfördernd wirken würde, wenn sie wieder in ein Netzwerk eingebettet wäre, das ihr etwas bedeutete. Aber wie ließ sich das machen? Wir mussten eine Gruppe für Gloria finden.

Sie schien meine Gedanken zu lesen. »Ich war in so einer Selbsthilfegruppe für Leute mit chronischen Schmerzen, aber da hab ich mich nicht wohlgefühlt. Die waren alle so krank. Hinterher ging es mir immer noch schlechter.«

Also noch mal von vorn, dachte ich.

»Mir scheint, Gloria«, sagte ich nach einigem Überlegen, »es wäre gut für Sie, einen Ort zu haben, wo Sie jeden Tag hingehen können, um mit anderen zusammenzuarbeiten und etwas zu tun, das Sie sinnvoll finden. Lassen Sie uns überlegen, wie das zu machen wäre.« Sie war einverstanden.

Gloria landete als ehrenamtliche Helferin bei einem kirchlichen Mittagstisch, bei dem sie schließlich die Leitung übernahm. Ihre Schmerzen besserten sich binnen eines halben Jahres um 80 Prozent. Vom ersten Tag an sagte sie, es gehe ihr besser, und nach und nach kehrte ihre Energie zurück. Ich vermute, sie war weitgehend geheilt. Aber Glorias Genesung hätte wahrscheinlich schneller und effektiver ablaufen können, wenn sie Zugang zu einer Behandlungseinrichtung wie die von Dr. Jeffrey Geller gehabt hätte.

DR. GELLER

Jeffrey Geller ist Experte für die Heilung chronischer Krankheiten durch sozialen Kontakt. Er macht dazu Gruppentermine in einem kommunalen Gesundheitszentrum in Lawrence, dem ärmsten Landkreis des Bundesstaats Massachusetts. Manche dieser Gruppen kommen wegen eines bestimmten Gesundheitsproblems zusammen, etwa wegen Adipositas, Diabetes, Herz-Kreislauf-Erkrankungen oder auch chronischer Schmerzen, wie Gloria sie hatte. Andere haben das Thema »gesünderes Verhalten«, wie zum Beispiel Fitnessaktivitäten, Kochen oder Stressmanagement. In vielen Gruppen geht es um die allgemeine Verbesserung von Gesundheit und Befinden. Aber Geller verfolgt bei alldem ein anderes Ziel.

»Was ich eigentlich behandle«, sagt Geller, wenn man nur ein klein wenig nachhakt, »ist Einsamkeit. Der Zustand der meisten Leute bessert sich stärker und schneller, wenn ich ihnen vor allem in diesem Punkt helfe, statt nur ihre jeweilige Krankheit zu behandeln oder ihr Verhalten verändern zu wollen.« Er erklärte mir, wie er darauf gekommen war. »Zuerst machte ich die Gruppentermine nur, damit ich mehr Patienten behandeln konnte. Zu uns kommen viele Leute, und unsere Vergütung ist niedrig. Individuelle Beratung in Befinden und Lebensführung war unmöglich. Viele Patienten brauchen Hilfe bei Themen wie Ernährung, körperlicher Betätigung, Stress und Medikamentenmanagement. Warum das also nicht in Gruppen angehen?«

Zuerst, so erklärte Geller, schienen ihm krankheitszentrierte Gruppen der richtige Ansatz. Doch dann merkte er, dass die meisten chronisch Kranken genau wie Gloria nicht gern in eine Gruppe gingen, in der alle noch kränker oder deprimierter waren als sie selbst. Außerdem waren viele einsam, und diese Einsamkeit behinderte den Heilungsprozess. »Und selbst wenn sie nicht einsam waren«, sagte Geller, »Kontakt mit anderen schadet keinem. Das ist wie eine Art soziales Fitnesstraining. Psychotherapie oder die Mitgliedschaft in einem Fitnesscenter kann sich hier sowieso niemand leisten. Die Patienten, die zu uns kommen, sind arm und haben nicht viele Chancen im Leben gehabt. Oft können sie nicht mal die fünf Dollar Zuzahlung aufbringen, die wir verlangen. Also beschloss ich, eine Reihe von Gruppen einzurichten, die nicht auf meinen Wünschen oder den Diagnosen der Leute basieren, sondern auf deren Präferenzen und Freundschaften. Wenn sie in eine Gruppe gehen, wo es ihnen gefällt, bleiben sie da. Wenn sie dann gleichzeitig durch mich oder unsere Gesundheitscoaches oder durch gegenseitige Hilfe zu gesünderem Verhalten finden, bessert sich ihre Verfassung. Und vor allem«, setzte Geller hinzu, »finden die Patienten die Kraft, gesünder zu werden, weil andere sie unterstützen, aber auch brauchen. Sie fühlen sich wieder wichtig.«

Und genauso lief es ab. Die Gruppen bildeten sich nicht nach den üblichen medizinischen Kategorien von Gewichtsabnahme, Selbsthilfe bei Krebs, Schmerz oder Postinfarkt, sondern um Freundschaften herum. Oft entstanden dabei Jugendgruppen, Männer-, Frauen-, Mütter- oder Seniorengruppen. Manche waren auch ganz gemischt, weil die Teilnehmer sich einfach gut verstanden. Laut Geller »schlossen Patienten, die eine Gruppe fanden und besuchten, die ihnen gefiel, nicht nur Freundschaften, sondern erzielten auch schneller gesundheitliche Fortschritte als in krankheitsbasierten Gruppen. Inzwischen werden viele dieser Gruppen, mit Unterstützung unserer Fachkräfte, von Patienten geleitet.«

Geller und sein Team haben eine Methode entwickelt, das Heilpotenzial der sozialen und emotionalen Dimension für Menschen nutzbar zu machen, die kaum andere Ressourcen haben als ihre Fähigkeit, Freundschaften zu schließen und die damit einhergehende, ganz gewöhnliche menschliche Liebe zu finden.

DIE TORTE

Die Werkzeuge, die Menschen auf ihrem Weg zur Heilung nutzen, und der genaue Verlauf dieses Wegs sind von Fall zu Fall verschieden. Aber die Grundprozesse sind dieselben. Bill gab es auf, Heilung von außen zu suchen, erkannte dann die Wurzeln seiner Schmerzen in seiner Kindheit und fand schließlich einen Weg der Selbstfürsorge, der ihm weitgehende Schmerzfreiheit und Funktionstüchtigkeit brachte. Jeff rauchte weiter, nachdem er einer Gruppe beigetreten war, die ihm beim Aufhören helfen sollte, schaffte es aber schließlich, die ungesunde Verhaltensweise durch eine gesunde zu ersetzen. Maria stürzte sich ohne Vorbereitung und Planung in eine Verhaltensänderung, um dann darunter zu leiden. Später fand sie einen Weg, das neue Verhalten mit etwas zu verbinden, das ihr Erfüllung brachte. So kam es zu einer langfristigen Lösung, die nicht mehr schwer und deprimierend war und Marias Diabetes besserte. Susan und Clara begannen ihre Reise auf einer anderen Ebene: der ihres Wohnumfeldes. Susan nutzte außerdem noch die soziale und emotionale Dimension des Heilens. Die Liebe und Fürsorge anderer halfen ihr in der schwierigsten Zeit ihrer Krebsbehandlung, als sie psychisch und körperlich nicht mehr konnte, am Ende war. Und zwar auf ganz unerwartete Art und Weise.

Etwa in der zehnten Woche ihrer wöchentlichen Chemotherapie befiel sie tiefe Erschöpfung. Wobei *Erschöpfung* diesen Zustand nicht zutreffend benennt. Er lässt sich überhaupt schwer in Worte fassen. Es ist, als ob man mit einem zentnerschweren Mühlstein um den Hals auf dem Grund eines Gewässers landet. Man kann sich ein bisschen bewegen, kommt aber nicht wieder nach oben. Der Sauerstoff ist knapp und die Anstrengung bei jeder Bewegung immens. Man weiß, man schafft es nicht an die Oberfläche, also hält man einfach nur still und lässt die Welt an sich vorbeiziehen. Haie und andere furchterregende Wesen scheinen ganz in der Nähe im trüben Wasser zu schwimmen. Auch ich fühlte Susans Erschöpfung, vor allem am Ende des Tages, wenn ihr schon zum Sprechen die Willenskraft fehlte. Es war mehr als das Maß an Erschöpfung, mit dem wir gerechnet hatten und das Susan schon seit Beginn der Chemotherapie verspürt hatte. In dieser drastischen Form setzte sie in der Mitte der Chemo ein und hielt sich über Wochen bis in den Sommer.

An diesem vierten Juli hatten wir vier Generationen Familie im Haus, darunter auch meine Mutter und das Enkelkind. Und ich hatte Angst, Susan könnte nicht in der Lage sein, eine ihrer liebsten Familienfestivitäten mit zu begehen: den Unabhängigkeitstag und vor allem das Backen *Der Torte*.

Es war nicht einfach irgendeine Torte – es war *Die Torte,* die Susan seit über 35 Jahren immer für dieses Familientreffen machte. Alle freuten sich darauf. Es war natürlich eine Nachbildung der amerikanischen Fahne. Susan hatte diese Torte auch schon vor unserer Ehe gemacht. Sie servierte sie gewöhnlich nach dem Familienessen, wenn alle versammelt waren, um – kurz vor dem Feuerwerk – den Unabhängigkeitstag zu feiern. Ursprünglich war *Die Torte* aus einer Backmischung gebacken, dick mit Cream-Cheese gefüllt und überzogen und mit blauer und roter Lebensmittelfarbe und Zuckerstreuseln dekoriert. Nicht gerade der Inbegriff gesunder Ernährung. Im Lauf der Jahre hatte Susan gesündere Zutaten verwendet, etwa Blaubeeren für das Sternenfeld und Erdbeeren für die roten Streifen. Irgendwann hatte sie auch Füllung und Überzug aus Schlagsahne gemacht, die weniger und gesündere Fette und weniger Zucker enthielt. Ich hatte sie dazu zu bringen versucht, Vollkornteig zu verwenden, aber das hatte nie richtig geklappt und, ehrlich gesagt, nicht so gut geschmeckt wie die gute alte Betty-Crocker-Backmischung, also waren wir am Ende bei dieser geblieben.

Doch an diesem vierten Juli hatte Susan gerade die zehnte ihrer wöchentlichen Chemos bekommen und war sehr müde und anämisch. Sie hatte seit Wochen nicht mehr gekocht oder gebacken. Dennoch beschloss sie, *Die Torte* zu machen.

Meine neunzigjährige Mutter, die an moderater Demenz leidet, war zusammen mit meiner Schwester und deren Tochter zu Besuch gekommen. Die Kernfamilie war da, und noch etwas Besonderes kam hinzu: Es war der erste *4. Juli* für unser kleines Enkelkind. Trotz ihrer Demenz reagierte meine Mutter mit großer Freude, als sie ihr Urenkelchen sah, und das steckte uns alle an. Vielleicht waren ja die allgemeine Freude und die Tatsache, dass so viel Familie versammelt war, für meine Frau der Ansporn, *Die Torte* zu backen. Andere halfen mit. Susan buk den Boden aus der Betty-Crocker-Backmischung, und unsere Tochter bereitete die Schlagsahne und dekorierte *Die Torte*, während die anderen mit dem Baby scherzten.

Nach dem Essen stellte Susan zur allgemeinen Begeisterung *Die Torte* auf den Tisch. Meine Mutter, die *Die Torte* noch nie gesehen hatte, freute sich noch mehr. »Ist die schön!«, sagte sie. »Für mich bitte ein großes Stück.« Meine Schwester, die sich normalerweise zucker-, gluten- und laktosefrei ernährt, aß drei Stücke. Mein Sohn, sonst kein großer Tortenfan, aß zwei und ich – eingedenk der Kaninchen – eins. Die Küche wurde aufgeräumt. Wir gingen nach draußen, zündeten Feuerwerksraketen und hörten dann gemeinsam Musik. Als meine Mutter zwei Tage später abreiste, waren ihre Abschiedsworte: »Danke, dass ich kommen durfte. Es war so schön mit dem Baby.« Und dann, nach einer Pause, die wir für Verwirrtheit hielten, sagte sie zu Susan: »Und vielen Dank für diese Torte!« In ihren Augen lag ein Verstehen, das wir, seit die Demenz voranschritt, kaum mehr wahrgenommen hatten.

Am nächsten Tag war Susan sichtlich verändert. Sie begann Reisepläne zu schmieden. Sie wollte zu einer Hochzeit, zu der wir eingeladen waren. Vorher hatte sie sich nur unverbindlich dazu geäußert, jetzt schaute sie in den Kalender, um die Reise zu planen. Sie redete wieder über Politik, was sie gern tat. Sie sprach wieder davon, den Jakobsweg zu machen, und plante ein Treffen mit ihrer Mutter und ihrer Familie im kommenden Winter in Florida. Sie sprach davon, sich im Frühjahr wieder richtig um ihr Enkelkind kümmern zu wollen. Sie erwog, wieder ehrenamtlich Englisch als Zweitsprache zu unterrichten. *Die Torte* war ein heilendes »Agens« geworden und hatte die Wende gebracht. An den körperlichen Nebenwirkungen der Chemo hatte sie nichts geändert. Susan war immer noch erschöpft, die Zahl der roten Blutkörperchen und ihr Hämoglobinwert waren immer noch niedrig, und die Haare fielen ihr aus. Aber nachdem *Die Torte* fabriziert und serviert worden war, bekam Susan etwas zurück, das ihr während der Chemo abhanden gekommen war. Es war etwas Fundamentaleres als Haare, Zehennägel (die ihr ebenfalls ausfielen) und weiße Blutkörperchen. Ihre Seele kehrte wieder – und mit ihr die Freude am Leben.

Kapitel 8

Sinn und Bedeutung finden

Wie Geist und Seele heilend wirken

Von der Geburt bis zum Tod versuchen wir Menschen permanent, die Welt zu verstehen und zu deuten. Wir sind in gewisser Weise Bedeutung produzierende Maschinen. Doch anders als Maschinen operieren wir mit nichtrationalen Verfahren, die zum größten Teil jenseits unseres Bewusstseins ablaufen, sogar dann, während wir schlafen. In diesem Bedeutungsherstellungsbemühen nehmen wir ständig Informationen auf, vergleichen sie mit früheren Erfahrungen und setzen sie in Bezug zum gegenwärtigen Kontext, um zu bestimmen, wie wir reagieren sollen. Was unsere Reaktion auslöst (oder nicht auslöst), sind subtile Beurteilungen unserer Sicherheit, der sozialen Situation, ja sogar bezüglich der Gefährdung oder Nicht-Gefährdung unseres Überlebens. Wir beziehen diese Informationen aus vielen Quellen gleichzeitig – Körpersignalen, Sinnesempfindungen, Beziehungserfahrungen, Erinnerungen, Überzeugungen und Hoffnungen –, integrieren sie und verwenden sie, um uns unser Universum zu erschaffen und biologische Reaktionen in Gang zu setzen.

Bedeutung ist am ehesten ein Gedankenfeld, das sich zwischen dem Menschen und seiner Umgebung hin- und herbewegt und aus vielfältigen, wechselwirkenden Urteilen entspringt statt aus einem einzelnen Gedanken. Was wir glauben und erwarten, steuert, was wir sehen und wie Körper und Geist reagieren. So hat etwa Stress mit all seinen physischen, emotionalen und mentalen Auswirkungen oft weniger mit akuter Bedrohung zu tun als damit, was wir für eine Bedrohung halten. Bedeutung ist nicht einfach etwas in unserem Denken, sie wird durch unsere Kultur in unserem Körper aufgebaut.

Auf das eigene Heilpotenzial zugreifen zu können setzt voraus, dass wir die Tools aus allen Dimensionen des Menschseins nutzen, um heilungsfördernde Bedeutung zu finden oder zu konstruieren.

Von drei solchen Dimensionen war bereits die Rede – der äußeren Umgebung, dem Verhalten (was Lebensweise und medizinische Behandlung einschließt) und unseren Emotionen und sozialen Beziehungen. Doch die wichtigste Dimension, derer wir uns bedienen können, um Heilung zu erzielen, sind unsere eigenen automatischen Annahmen darüber, ob Heilung möglich ist, d.h. das Narrativ, das wir selbst, unsere Familie, unsere Freunde und unsere Kultur darüber erzählen, wie die Dinge sind und sein können.

In diesem Kapitel stelle ich Patienten vor, die einschränkende Annahmen durchbrochen und dramatische Heilungserfolge erlebt haben. Wie in anderen Kapiteln werde ich auch aufzeigen, was die gesamtsystemische Wissenschaft an Belegen dafür liefert, wie diese Heilung funktioniert und wie sie im täglichen Leben unterstützt werden kann. Mein Patient Jake zeigte mir, wie einfach und wirksam dieser Prozess sein kann, wenn wir ihn uns zu eigen machen.

JAKE

Jake befand sich nun schon zum dritten Mal an der Schwelle zum Tod. Niemand wusste, warum. Er war Tabakfarmer, wie es sein Vater und sein Großvater vor ihm gewesen waren. Die Farm gehörte ihnen nicht, sie arbeiteten dort nur. Er rauchte nicht, trank nicht und arbeitete jeden Tag außer sonntags hart und fleißig. Schon mit elf hatte er, statt zur Schule zu gehen, auf der Farm mitarbeiten müssen, wenn die Familie zusätzliche Hände und Extrageld zum Überleben brauchte. Dabei war es geblieben, auch als er erwachsen war und eine eigene Familie gründete. Farmarbeit, Familie und Kirche waren die Ankerpunkte seines Lebens. Jake war ein sanftmütiger, tiefgläubiger Mensch. Ein Mann, der wenig brauchte und wenig sprach. Der mit seinem Leben zufrieden war. In die Welt hinausgekommen war er nur ein einziges Mal, zu einem kurzen Einsatz in Vietnam. Er wurde gegen Kriegsende eingezogen und mit einer Infanteriedivision dorthin geschickt. Nach sechs Monaten wurde seine Einheit abgezogen, und er wurde nach Hause entlassen. Das war Jahre her. Jake war, soweit er wusste, sein Leben lang gesund gewesen. Aber er war auch kaum je zum Arzt gegangen. Dann jedoch landete er, aus Gründen, die sich weder er noch sein Arzt erklären konnten, auf der Intensivstation, und zwar gleich dreimal, jedes Mal dem Tod nahe.

Die Einweisung verlief immer nach demselben Muster. Jake bekam Fieber und Atemnot. Der Röntgenbefund lautete: plötzliche schwere Lungenentzündung, beidseitig. »Whiteout« nannten es die Ärzte. Während die Mediziner ratlos zusahen, breitete sich die Entzündung aus, ergriff schließlich die gesamten Lungenfelder und ließ seinen Blutsauerstoff gefährlich absinken. Die ersten beiden Male hatten sie ihn intubieren und ans Beatmungsgerät hängen müssen. Sputum- und Blutkulturen ergaben keine Ursache. Es fanden sich keine Bakterien, und die Virenlast war ebenfalls nicht eindeutig. Der Infektologe, den wir hinzuzogen, ging davon aus, dass es ein Virus war, und meinte, Jake müsse ein Immunproblem haben. Der Immunologe schloss sich dem an, aber es war kein spezifisches Immunproblem zu finden. Die ersten beiden Male hatte die Lungenentzündung etwa sechs Wochen gedauert – zwei davon unter künstlicher Beatmung – und sich dann allmählich gelegt. Danach hatte Jake jeweils vier Monate gebraucht, um ganz gesund zu werden und wieder arbeiten zu können. Jetzt war es wieder passiert, zum dritten Mal in drei Jahren.

Als ich zu Jake auf die Intensivstation kam, diskutierten die Spezialisten gerade, wann sie ihn wieder intubieren würden. »Wahrscheinlich heute Abend«, sagte der zuständige Internist. Die Lungenentzündung breitete sich aus wie die letzten Male, und Jakes Blutsauerstoff sank bereits. Die Beatmung per Maske hielt ihn kaum noch auf dem lebensnotwendigen Level. Jake atmete von Stunde zu Stunde mühsamer, und er war müde. Doch der Internist wollte die Intubation so lange wie möglich hinausschieben. Intubieren ist, außer im Notfall, nie besonders gut. Ich setzte mich an Jakes Bett, um zu beobachten, wie es ihm ging, und zu erkunden, wie er über das Ganze dachte.

Er war besonnen. »Na ja, Doc«, sagte er zwischen mühsamen Atemzügen, »ich glaube ... der Herr ... will was damit ... Vielleicht ... hab ich ja was ... Schlimmes getan ... oder er will ... meinen Glauben prüfen ... Wir haben alle ... unser Kreuz zu tragen.«

Ob er Leute habe, die ihn unterstützen, fragte ich.

»Na klar, Doc ... meine Familie ... und die Gemeinde ... beten jeden Tag für mich … Ich bete auch … fast den ganzen Tag … hab ja … sonst nichts zu tun.«

Ich war erstaunt, wie gelassen er war, trotz der Atemnot, der bevorstehenden Intubation und der Lebensgefahr. Würde er diese Erkrankung noch einmal überstehen, so geschwächt, wie er von den letzten beiden Malen war? Dann kam mir, wahrscheinlich aus der Verzweiflung geboren, eine Idee. Ich versuchte, ihm meinen Vorschlag so nahezubringen, dass er für ihn einen Sinn ergeben könnte.

»Jake, möchten Sie mal was ausprobieren, was Ihre Gebete unterstützen könnte?« Ich hatte beschlossen, bei Jakes tiefem Glauben anzusetzen, statt es mit langen Ausführungen über Mind-Body-Effekt, Placebo-Forschung, Immunsystem und Visualisierung zu versuchen.

»Klar, Doc«, antwortete er rasch. »Ich will immer schon … dem Herrn helfen … auf dass sein Wille geschehe … Ich bin sicher … er will … dass ich geheilt werde … Ich werd dabei helfen … wenn ich kann.«

Ich unterbreitete Jake meinen Vorschlag: »Gibt es irgendeine Stelle in Ihrer Lunge, die sich frei anfühlt? Wo Sie das Gefühl haben, dass Luft hinkommt, wenn Sie einatmen?«, fragte ich.

Ich hielt den Atem an, während Jake nachdachte. Vielleicht gab es ja gar keinen Ansatzpunkt, um meine Idee auszuprobieren. Er atmete ein paarmal, tiefer als seine sonstigen mühsamen Atemzüge, und konzentrierte sich. Schließlich sagte er: »Klar, Doc … hier kommt Luft hin.« Er zeigte auf eine Stelle am linken unteren Brustkorb. »Wenn ich … einatme … geht alles … hierhin.« Er zeigte wieder auf dieselbe Stelle. Da war er, der Ansatzpunkt.

»Sehr gut«, sagte ich, nun mit einem Funken Hoffnung. »Dann tun Sie jetzt bitte, was ich sage. Während Sie daliegen und beten, versuchen Sie, sich möglichst zu entspannen und sich dann vorzustellen, wie die Luft an diese Stelle geht und die Stelle sich ausdehnt und größer wird. Stellen Sie sich vor, wie sie nach und nach wächst, immer größer und immer freier wird. Stellen Sie sich vor, wie die ganze Liebe Gottes und all die Gebete Ihrer Familie und Ihrer Kirchengemeinde und die ganze Luft in Ihre Lungen fließen und die Lungenentzündung auflösen, die Lunge heilen.«

Wir übten es ein paarmal, indem ich ihn ermutigte, im Geist einen Ort in seiner Kirche aufzusuchen, den er besonders gern mochte, und den Frieden dort zu spüren. Und sich dann vorzustellen, wie die Liebe und die Macht Gottes in diesen kleinen freien Raum seiner Lunge flossen. Er verstand schnell. Dann lächelte er. »Das geht leicht, Doc ... das schaff ich ... mit Leichtigkeit.«

Als ich am nächsten Morgen ins Krankenhaus kam, rechnete ich damit, Jake am Beatmungsgerät vorzufinden. Der Intensivarzt gestern hatte nicht geglaubt, dass Jake die Nacht ohne Beatmung überleben würde. Die meisten Patienten ermatten und dekompensieren nachts, und Jake war schon an der Schwelle des Todes gewesen. Doch zu meiner Überraschung fand ich ihn auf einem Stuhl sitzend und immer noch nur mit der Sauerstoffmaske. Sein Blutsauerstoff war in der Nacht stabil geblieben. Er lächelte mich an.

»Wie geht's, Jake?«, fragte ich.

Er lächelte wieder. »Geht mir gut, Doc ... Geht mir gut ... Diese Sache ... die Sie mir gezeigt haben ... funktioniert prima. Der Raum für Luft ... wird immer größer.« Diesmal legte er die ganze Hand auf seinen unteren linken Brustkorb, um zu zeigen, dass die Stelle größer war. »Hab doch ... keinen Schlauch gekriegt.« Er grinste.

Tatsächlich wurde Jake nicht wieder intubiert. Am nächsten Tag besserte sich sein Blutsauerstoff weiter, und binnen einer Woche war seine Lungenentzündung so weit zurückgegangen, dass er entlassen wurde. Jake hatte sich mithilfe seiner mentalen Kräfte und seines Glaubens selbst geheilt.

DER VERSTAND DES KÖRPERS

Zufall? Könnte sein. Viele Fälle von Heilung sind Zufall, von den Statistikern als »Regression zur Mitte« bezeichnet. Geht man zum Arzt, wenn man am kränksten ist, dann kommt es gewöhnlich, egal was man tut, zu einer Besserung. Ärzte führen diese Besserung dann fälschlicherweise auf ihre Behandlungsmaßnahmen zurück. Und die Patienten ebenfalls. Doch in diesem Fall schien mir »Regression zur Mitte« keine adäquate Erklärung. Jake hatte zuvor schon Lungenentzündungen gehabt und sie überwunden, also war klar, dass er das konnte. Aber die Erkrankung war noch nicht auf dem Höhepunkt gewesen, als die Wende erfolgte. Er war noch nie in so kurzer Zeit genesen, und vor allem nie ohne Intubation.

Ich wusste natürlich nicht zweifelsfrei, ob sich Jake wirklich durch seine mentalen Kräfte und seinen Glauben selbst geheilt hatte. Den meisten Patienten ist es egal, ob die Heilung, die sie erleben, »Regression zur Mitte« oder »Wunder« genannt wird. Sie sind einfach nur froh, dass es ihnen besser geht. Doch gab es, wie ich wusste, streng wissenschaftliche Beweise dafür, dass unser Geist die Heilung einer Reihe von Gesundheitsproblemen beeinflussen kann, darunter Schmerz, Angst, Depression, Parkinson, Alzheimer, Bluthochdruck und Herz-Kreislauf-Erkrankungen. Und er kann die Immunfunktionen beeinflussen, wie es bei Jake geschehen zu sein schien.

Die Stanford-Professorin Alia Crum, deren Studie »Mind over Milkshakes« ich in Kapitel 6 (s. S. 160) dargestellt habe, konnte demonstrieren, wie unsere innere Einstellung – die sie als unsere »bewussten, verkörperten Heilungserwartungen« definiert – in jede Art von Behandlung einfließt, sei es Medikation, Ernährung, körperliche Betätigung oder Stressmanagement. Wie wir individuell und kulturell über eine Behandlungsmaßname denken und sprechen, trägt oft am meisten dazu bei, ob und wie diese Behandlungsmaßnahme wirkt. Die innere Einstellung kann auch die Schmerzintensität und den Genesungsgrad nach einer Operation beeinflussen.

Als ich noch auf der High School war, besuchte Präsident Nixon China, und der Journalist James Reston, der ihn begleitete, berichtete über die verblüffende Wirkung von Akupunktur gegen Schmerzen, so auch gegen seine eigenen Schmerzen nach einer Notoperation, der er sich dort unterziehen musste. Er schilderte, wie Ärzte Operationen am offenen Herzen ohne Anästhesie vornahmen: allein unter der palliativen Wirkung von Akupunktur. Ich selbst habe während meiner Psychiatrie-Praktika in den USA ähnliche ohne Anästhesie durchgeführte Eingriffe miterlebt. Wir wissen, dass die Rolle des Geistes bei Heilungsvorgängen groß ist, aber worin genau sie besteht, ist noch immer weitgehend unbekannt.

Zu der Zeit, als ich Jake traf, wurden gerade die ersten Studien zum Einfluss von Visualisierung auf biologische Vorgänge durchgeführt. Bei den meisten dieser Studien versucht man, biologische Prozesse zu beeinflussen, indem in einer Entspannungssituation bestimmte innere Bilder erzeugt werden. Inzwischen wissen wir, dass Visualisierung eine ganze Reihe von Krankheitsbildern zu beeinflussen vermag. So kann sie unter anderem Schmerzen, Blutungen und Infektionen nach chirurgischen Eingriffen reduzieren. Auch chronische Erkrankungen lassen sich durch Visualisierung bessern, so etwa Bluthochdruck, chronischer Schmerz, Depression und PTBS. Profisportler nutzen Visualisierung routinemäßig zur Ausdauer- und Leistungssteigerung. Golf und andere Sportarten, die viel mit richtiger Technik zu tun haben, lassen sich durch mentales Training verbessern.

Im Jahr 2015 führten Mimi Guarneri und Rauni King vom Scripps Hospital zusammen mit einer Kollegin, Shamini Jain vom Samueli Institute, im kalifornischen Marine-Corps-Stützpunkt Camp Pendleton eine Untersuchung durch, die Aufschluss darüber geben sollte, ob mentale Entspannung in Gegenwart einer anderen Person, kombiniert mit bildlichen Vorstellungen, an PTBS leidenden Marines zu helfen vermochte. Alle untersuchten Marines waren im Irak oder in Afghanistan gewesen und litten nach ihrer Rückkehr an einer signifikanten PTBS. Alle hatten bereits die Standardbehandlung, bestehend aus Medikamenten und therapeutischen Gesprächen, erhalten. Im Rahmen der Studie bekam eine Hälfte der Probanden weiterhin die Standardbehandlung, die andere die Standardbehandlung zuzüglich einer Visualisierungs-CD und vier Anwendungen einer Entspannungstechnik namens »Healing Touch«, bei der eine speziell ausgebildete Pflegekraft ihre Hände dicht über den Patienten hält – ähnlich wie ich es bei Susan während ihrer Chemotherapie gemacht hatte. Nach jeder der vier Tiefenentspannungssessions wurden die Marines gebeten, einmal täglich zwanzig Minuten lang die Visualisierungs-CD zu hören, durch die sie an einen sicheren Ort ihrer eigenen Wahl geführt wurden, an dem sich die Entspannungsreaktion verstärkte. Nach drei Wochen wurden die Marines wieder auf PTBS untersucht. Bei denjenigen, die zusätzlich zur üblichen Behandlung die

Entspannungssessions und die Visualisierungsübungen gemacht hatten, ergab sich ein bedeutend höherer Rückgang der PTBS-Symptome. Ihr PTBS-Wert lag schließlich im Mittel unterhalb dessen, was als anormal gilt. Die Gruppe, die lediglich die Standardbehandlung erhielt, wies zwar eine Besserung auf, lag aber immer noch über dem Schwellenwert für PTBS.

JOE

Am meisten beeindruckte mich jedoch, was manche Marines über »zufällige« Auswirkungen der Visualisierung berichteten. Joe, ein abgebrühter Marine, der viermal im Auslandseinsatz gewesen war, erzählte, wie ihm während einer der Visualisierungen ein Kamerad erschienen sei, der im Gefecht an seiner Seite getötet worden war. Es sei mehr gewesen als nur ein Bild, sagte Joe. Sein Kamerad habe die Hand ausgestreckt und ihn berührt. »Ich hab das gefühlt«, erklärte Joe. Der Kamerad habe gesagt, es gehe ihm gut und er werde Joe immer gern haben und über ihn wachen. »Leb du dein Leben weiter«, habe der Phantomkamerad gesagt, »du hast noch so viel Leben vor dir, und wir waren ein gutes Team.«

Seinem Arzt erzählte Joe nichts von diesem Erlebnis, aber bei seiner nächsten Healing-Touch-Session mit der Helferin brach er in Tränen aus. »Jetzt weiß ich, dass alles wieder in Ordnung kommt«, sagte er nach der Session zu ihr. Später bemerkte Joes Frau, dass er viel ruhiger war. Joe hatte das gehabt, was man eine »außergewöhnliche spirituelle Erfahrung« nennt, womit eine Erfahrung gemeint ist, die über die normalen Erfahrungen unseres Alltagsbewusstseins hinausgeht. Menschen, die solche Erfahrungen gemacht haben, nennen sie oft tiefgehend, überwältigend, unbeschreiblich und sogar beängstigend. Es sind mehr als nur Bilder: Was man erlebt, sieht völlig real aus, klingt völlig real und fühlt sich völlig real an. Und der Körper reagiert darauf, als wäre es real. Tatsächlich haben viele Menschen solche Erlebnisse – vor allem wenn sie mit einer lebensbedrohlichen Situation konfrontiert sind und mit einer offenen, entspannten inneren Haltung leben. Diese Erfahrungen treten oft nachts ein und wecken die Betroffenen auf.

David Hufford, Emeritus für Soziologie und Medizin an der Penn State University, ist ein bekannter Experte für solche außergewöhnlichen Erfahrungen. Er erklärte mir, 30 bis 40 Prozent der Menschen weltweit hätten im Lauf ihres Lebens eine derartige Erfahrung, unabhängig von der Kultur, in der sie leben. Traumatische Erlebnisse erhöhen die Wahrscheinlichkeit solcher Erfahrungen. Bei einer Studie an Veteranen des Irak- und Afghanistankriegs stellte Hufford fest, dass über 60 Prozent derjenigen, die im aktiven Kampfgeschehen gestanden hatten, solche Erfahrungen kannten.

»Das ist ein sehr hoher Anteil«, sagte er, »fast das Doppelte des Durchschnitts in unserer Kultur.« Diese Erfahrungen sind so tiefgreifend und manchmal auch beängstigend, dass die Soldaten kaum je darüber sprechen. Sie befürchten, als »verrückt« bezeichnet und in psychiatrische Behandlung geschickt zu werden. Hufford erklärte: »Wenn diese außergewöhnlichen Erfahrungen negativ etikettiert und als Halluzinationen oder Geistesgestörtheit bezeichnet werden, kann sich das schädlich auswirken. Wenn sie als real anerkannt und positiv bewertet werden, können sie zutiefst heilsam sein. Viele Kulturen nutzen solche Erfahrungen zu Heilzwecken. Die moderne Medizin betrachtet sie in der Regel als Krankheitssymptom. Wir müssen neue Konzepte für den Umgang mit solchen Erfahrungen in der Gesundheitsfürsorge entwickeln.«

Bei ihrer Studie fragte Guarneri nicht, wie oft derartige Erfahrungen bei den Marines auftraten, die die Visualisierungsübungen und Healing-Touch-Sessions machten, daher wissen wir nicht, wie vielen Probanden dieser Gruppe es ähnlich erging wie Joe. Wir wissen aber, dass die Werte für Aggressivität – etwas, das bei kriegsbedingter PTBS nur schwer zu verringern ist – in dieser Gruppe deutlich sanken. Diese Marines hatten in der Visualisierung ein Mittel und einen Weg gefunden, ihre Heilkräfte über ihren Geist und ihre Seele zu aktivieren.

MEHR ALS NUR GLAUBE

Glaube ist ein mächtiges Heilungstool. Doch durch solche mentalen Techniken, wie Jake und Joe sie einsetzten, werden die unbewussten Bedeutungsbildungsprozesse, die während der alltäglichen Rituale der Gesundheitsversorgung ablaufen, noch nicht optimal genutzt. Nachgewiesen ist dieses Potenzial durch Forschungsergebnisse zum Placebo-Effekt, wie ich sie in früheren Kapiteln dargestellt habe. Wenn Behandlungsritual und Glaube mit einem mehrmaligen sozialen Ritual kombiniert werden, können sie tiefgreifende Wirkung auf chronische Gesundheitsprobleme wie etwa Schmerzen, die psychische Verfassung und das Immunsystem haben.

Um die Zeit, als ich mit Jake zu tun hatte, bewies Robert Ader, ein Pionier der Forschung zum Thema konditioniertes Lernen und Immunfunktion, dass man durch wiederholtes Koppeln der Verabreichung einer inerten Substanz (eines Placebos) mit der eines immunsupprimierenden Wirkstoffs das Immunsystem dazu bringen konnte, auch auf die inerte Substanz allein zu reagieren. Er benutzte für seine Versuche Ratten mit einer angeborenen Autoimmunerkrankung – ihr eigenes Immunsystem tötete ihren Körper vorzeitig, ähnlich dem, was bei Lupus oder Multipler Sklerose geschieht. Wenn diese Autoimmunreaktion durch einen Wirkstoff namens *Cyclophosphamid* unterdrückt wurde, lebten die Ratten länger. Robert Ader benutzte nun eine simple Form von klassischer Konditionierung, um das Immunsystem der Tiere darauf zu trainieren, seine schädliche Aktivität zu verringern. Er verabreichte das Cyclophosphamid zusammen mit einer Zuckerlösung. Nach mehrmaliger gemeinsamer Verabreichung wurde der Wirkstoff allmählich abgesetzt, die Zuckerlösung aber weiter verabreicht. Tiere, die die Zuckerlösung weiterhin erhielten, zeigten weiter eine gedämpfte Autoimmunreaktion und lebten fast so lange wie die Tiere, die tatsächlich den Wirkstoff bekommen hatten!

Studien haben gezeigt, dass auch das menschliche Immunsystem auf diese Weise trainiert werden kann. Wenn man wiederholt Fruchtsaft trinkt und gleichzeitig einen immunmodulierenden Wirkstoff einnimmt, setzt schon bald (nach drei bis vier Malen) die Immunmodulationswirkung zu 80 Prozent auch durch den Fruchtsaft allein ein. (Bitte nicht selbst ausprobieren! Die Einnahme immunmodulierender Medikamente muss sorgfältig überwacht werden, und ein solcher Konditionierungsprozess erfordert exaktes Timing und Aufsicht.) Doch die meisten Menschen machen sich bereits mentale Konditionierung zunutze, ohne es zu wissen. Nehmen Sie eine aspirinhaltige Kopfschmerztablette, und Sie werden sich besser fühlen. Tun Sie das wiederholt, und bald schon wird allein die Einnahme einer Tablette (auch wenn diese gar kein Aspirin enthält) den Kopfschmerz lindern. Die Bedeutung beeinflusst die Wirkung.

Wenn Menschen eine Zeit lang ein wirksames Markenmedikament nehmen, gewöhnen sie sich an dessen Wirkung. Wenn sie dann auf eine generische oder kostengünstigere Version desselben Medikaments umsteigen, berichten sie oft, dieses Medikament wirke nicht so gut wie das andere. Und es wirkt tatsächlich nicht genauso gut, was aber nicht an den Wirkstoffen liegt. Studien belegen, dass – zumindest bei Schmerzen und Depression – jemand, der ein »herabgesetztes« Medikament anstelle des regulären zu erhalten glaubt, angibt, es sei weniger wirksam. Ein anderes Beispiel: Wenn ein »neues, verbessertes Medikament« gegen eine bestimmte Erkrankung mit großem Werbe-Tamtam auf den Markt kommt, verliert das alte an Wirksamkeit, da das Vertrauen in dieses Medikament schwindet.

Dan Moerman, der bereits im zweiten Kapitel (s. S. 38) erwähnte Anthropologieprofessor von der University of Michigan, wies dies überzeugend nach, indem er verfolgte, wie sich die Wirksamkeitsquote etablierter und bewährter Medikamente entwickelte, wenn ein neues, angeblich besseres Medikament auf den Plan trat. So wurde zum Beispiel ein neues Medikament gegen Magengeschwüre, das Ranitidin, nach seiner Zulassung durch die Arzneimittelbehörde vom Hersteller massiv mit der Aussage vermarktet, es sei besser als ein etabliertes Medikament namens Cimetidin. Cimetidin war wirksam: Es heilte Magengeschwüre bei circa 75 Prozent der Patienten, die es einnahmen, und bei etwa 20 Prozent mehr Patienten, als es Placebos taten. Doch als der Hype zunahm und das Ranitidin immer beliebter wurde, sank die Heilungsrate des Cimetidins schließlich auf unter 50 Prozent. Die Wirksamkeit des älteren Medikaments nahm ab, als die kollektive Erwartung auf das neue, »bessere« Medikament gelenkt wurde. Also beruht das Heilvermögen eines Mittels nicht nur auf seiner faktischen Wirkung, sondern auch auf dem Glauben der jeweiligen Kultur an die Vorteile anderer Mittel gegen dieselbe Erkrankung.

Kein Wunder, dass die Pharmaunternehmen Milliarden dafür ausgeben, neue Medikamente sofort nach der Zulassung heftigst zu bewerben. Durch dieses Marketing steigen nicht nur die Verkaufszahlen, sondern auch die tatsächliche Wirksamkeit steigt, wenn die jeweilige Kultur das Medikament für wirksam hält. Die Unternehmen sorgen für die Erzeugung sowohl bewussten als auch unbewussten Glaubens.

Ein Professor der medizinischen Hochschule, an der ich studiert habe, pflegte seine Studenten zu ermahnen, »ein neues Mittel so oft wie möglich zu verordnen, sobald es da ist – bevor es seine Wirksamkeit verliert.« Heute weiß ich, was er meinte. Unser kollektives Denken beeinflusst die Bedeutung. Und die Bedeutung beeinflusst die Heilung. Wenn sich dies bei Ratten nutzen lässt, um wie viel wirksamer sollte es sich dann bei Menschen nutzen lassen? Menschen haben eine so hochentwickelte Fähigkeit, Bedeutung herzustellen, dass sie eine solche Konditionierung mithilfe ihrer eigenen Worte und Vorstellungsbilder erzielen können – ganz ohne Fruchtsaft oder Pillen.

Die Kinderärztin Karen Olness von der Northwest University belegt dies am Beispiel eines Kindes mit einer Autoimmunerkrankung, ähnlich der von Aders Ratten. Die Kleine brauchte wegen einer Nierenerkrankung Immunsuppressiva, aber von diesen wurde ihr so übel, dass sie sie nicht mehr nehmen konnte. Das Risiko eines schweren, möglicherweise lebensbedrohlichen Krankheitsschubs erhöhte sich zu sehr. Olness koppelte zunächst Rosenduft mit den Immunsuppressiva und mit einem Übelkeit unterdrückenden Medikament, um den Organismus der Kleinen darauf zu konditionieren, weniger heftig auf die Immunsuppressiva zu reagieren. Zudem brachte sie dem Mädchen bei, sich während dieser Behandlungsmaßnahmen eine Rose vorzustellen. Bald schon ließen sich die Nebenwirkungen der Immunsuppressiva reduzieren, ohne auf deren beabsichtigte Wirkung zu verzichten – solange sich das Kind bei der Einnahme eine Rose und deren Geruch vorstellte!

Die Kleine hatte gelernt, ihre Übelkeit und ihr Immunsystem mit ihrer Vorstellungskraft zu kontrollieren. Wie Jake setzte auch sie ihre neu erworbenen Visualisierungsfähigkeiten ein, um Heilung zu erzielen. Kinder lernen besonders leicht, ihre geistigen Kräfte zu nutzen. Eine simple Visualisierungs-CD wirkt bei Kindern mit Reizdarm und Bauchschmerzen besser und anhaltender als jedes Medikament. Der Arzt braucht dem Kind nur die CD zu geben und es bei deren Anwendung zu unterstützen.

DER TANZ DER GEISTIGEN VORGÄNGE

Daniel Siegel, Professor für Psychiatrie an der University of California und Bestsellerautor, schreibt darüber, wie moderne wissenschaftliche Ansätze zu einem Bild vom menschlichen Geist gelangen, das sich vom traditionellen Bild, wie es die Medizin immer noch hat, fundamental unterscheidet. Statt den Geist für etwas zu halten, das aus dem Gehirn kommt – und nur im Schädelinneren angesiedelt ist –, operiert laut Siegel der menschliche Geist aus Sicht der gesamtsystemischen Wissenschaft eher so, als sei er zwischen Individuum, Kultur und Umgebung angesiedelt. In seinem Buch *mind. Eine Reise ins Herz des Menschseins* erklärt Siegel: »Geist ist nicht nur das, was das Gehirn macht, nicht einmal das soziale Gehirn. Der Geist könnte etwas sein, das aus einer höheren Ebene eines funktionierenden Systems emergiert, und nicht einfach das, was im Inneren des Schädels geschieht. Die Grundelemente dieses Systems sind Energie- und Informationsfluss – und dieser Fluss findet in und zwischen uns und anderen und der Welt statt.«

Immer mehr Wissenschaftler teilen diese Sichtweise, da immer mehr stützende Beweise zusammenkommen. Mich verblüfft, wie konsistent diese Sichtweise mit dem Modell ist, das Manu im ländlichen Indien auf sein Whiteboard malte, um mir die uralte Sicht des Menschen im Ayurveda zu erklären. Obwohl wir körperlich von anderen abgetrennt sind, zeigen die tieferen – mentalen und seelischen – Dimensionen unseres Seins, dass wir alle in einem einzigen, sich überschneidenden Geist verschmolzen sind. Unser Geist ist kollektiv. Wenn dieses Verständnis vom Geist tatsächlich besser erfasst, was wir Menschen sind, dann ist es für Heilung und Ganzsein von entscheidender Wichtigkeit, sich dieses kollektive Potenzial zunutze zu machen.

Die Beeinflussung von Heilung durch die kollektive Natur unseres Geistes erfolgt tagtäglich in der klinischen Begegnung. Sie bedarf nicht unbedingt längerer Visualisierungsübungen wie bei Jake oder der Healing-Touch-Entspannung wie bei Joe, dem Marine. Die Bedeutungsreaktion – positiv wie negativ – kann sich sehr schnell einstellen. Der britische Arzt K. B. Thomas wies dies 1987 durch eine Studie namens »Is there any point to being positive?« (Hat es einen Sinn, positiv zu sein?) nach. Er führte die Studie an 200 Patienten durch, die ohne spezifische Pathologie, nur wegen Unwohlseins in seine Praxis kamen. Diese Art Patienten macht etwa die Hälfte aller Sprechstundentermine eines praktischen Arztes aus. Er unterteilte die Patienten in zwei Gruppen und führte mit der einen ein »positives«, mit der anderen hingegen ein »negatives« Arztgespräch. Bei Ersterem erklärte er den Patienten, es handle sich um diese oder jene konkrete Erkrankung, die bald vorbei sein werde, bei Letzterem sagte er, er wisse nicht, was die Person habe und ob es sich bessern werde. Jede dieser beiden Gruppen unterteilte er wiederum in eine Untergruppe, die eine Placebo-Pille erhielt, und eine, die gar kein Mittel bekam. Alle Konsultationen dauerten gleich lange.

Nach zwei Wochen wurden die Patienten von jemand anderem (nicht vom Arzt) befragt, ob es ihnen besser gehe oder ob sie noch weitere Behandlungsmaßnahmen bräuchten. Dabei ergab sich, dass es 64 Prozent der Patienten, mit denen ein positives Arztgespräch geführt worden war, besser ging, während es von den Patienten mit dem negativen Arztgespräch nur 39 Prozent waren. Die Besserungsquote bei Placebo-Behandlung und bei Nichtbehandlung war in etwa gleich, was heißt, die Zufallsheilungsrate (die Regression zur Mitte) lag bei etwa 50 Prozent. Doch die schlichte Beeinflussung des Glaubens und der Erwartungen der Patienten durch den Arzt vermochte diese Heilungsrate um 28 Prozent zu erhöhen oder um 22 Prozent zu senken – was jeweils in etwa eine 50-Prozent-Abweichung von der Basisrate bedeutet. Der gemeinsame geistige Raum zwischen Arzt und Patient förderte oder behinderte also die Selbstheilungsprozesse des Patienten bedeutend – und das schon nach einer einzigen Begegnung.

Dieser Tanz der geistigen, Bedeutung erzeugenden Vorgänge erfolgt, auch ohne dass der Arzt irgendetwas sagt oder der Patient dessen Haltung bewusst wahrnimmt. Der verstorbene NIH-Wissenschaftler David D. Price, dessen Arbeiten zum Placebo-Effekt ich in Kapitel 4 (s. S. 99) dargestellt habe, demonstrierte in mehreren Studien, dass die Erwartungen des Arztes die Wirksamkeit eines Behandlungsmittels selbst dann beeinflussen, wenn der Patient diese Erwartungen gar nicht kennt. Man sagte Kieferchirurgen, die Patienten Weisheitszähne gezogen hatten, dass dem jeweiligen Patienten nach der Extraktion ein Schmerzmittel, ein Placebo-Mittel oder Naloxon verabreicht würde. Naloxon, ein Gegenmittel bei Opioid-Überdosen, könnte in einem solchen Fall die Schmerzen verschlimmern. Den Patienten sagte man nichts, aber man fragte sie später nach dem Grad ihrer Schmerzen und ihrem Schmerzmittelbedarf. Diejenigen Patienten, deren Kieferchirurg glaubte, dass ihr Patient ein wirksames Schmerzmittel erhalten hatte, meldeten weniger Schmerzen und weniger Schmerzmittelbedarf als die Patienten, deren Kieferchirurg glaubte, dass man ihrem Patienten kein wirksames Schmerzmittel, sondern ein Placebo-Mittel oder Naloxon verabreicht hatte. In Wirklichkeit hatten alle Patienten ein Placebo-Mittel bekommen. Ohne jede verbale Kommunikation schienen die Patienten die Erwartungen des jeweiligen Chirurgen mitzubekommen. Menschen übertreffen Ratten oder Kaninchen darin, subtile Signale zu lesen und mit Bedeutung zu versehen – auch dann, wenn es ihnen gar nicht bewusst ist.

Aufgrund dieser und ähnlicher Forschungsergebnisse stellt sich für mich die Frage, ob es wirklich möglich ist, einem Patienten Informationen vorzuenthalten oder etwas vor ihm zu verbergen, oder ob der Patient die Situation liest und auf irgendeiner Ebene darauf reagiert, ganz egal was der Arzt zu tun versucht. Tatsächlich erscheint der Tanz der geistigen Vorgänge mehr wie das Hin und Her von Information und Energie zwischen Menschen und Dingen. Selbst wenn wir es nicht messen können, beeinflusst es doch Heilungsprozesse zutiefst.

DER NOCEBO-EFFEKT

Die meisten Patienten und Ärzte sind sich des heilungsfördernden oder auch schädlichen Einflusses der geistigen und spirituellen Dimension nicht bewusst. Wie die übrigen Dimensionen des Heilens scheint unser Gesundheitssystem auch diese weitestgehend zu ignorieren. Wir schreiben Besserung der jeweiligen konkreten Behandlungsmaßnahme zu statt dem Kontext, in dem diese erfolgt, und der Bedeutung, die dabei gebildet wird. Aber damit gefährden wir uns selbst. Indem sich unser Gesundheitswesen gegen ein nichtlokales Konzept des menschlichen Geistes, wie es Siegel und andere vertreten, sperrt, lässt es nicht nur eine zentrale Dimension von Heilung außer Acht, sondern es kann direkt auch Schaden anrichten. Betrachten wir, um das zu verstehen, den sogenannten Nocebo-Effekt, die schädliche Wirkung von Ritual und Glauben auf Gesundheit und Heilung.

Ebenso wie Ritual, Glaube, Konditionierung und soziale Lernprozesse heilungsfördernd sein können, können sie auch schädlich sein. In der bereits dargestellten Studie von K. B. Thomas aus dem Jahr 1987 wurde die Heilungsrate der Patienten schon durch eine einzige negative Begegnung mit ihrem Arzt fast um die Hälfte gesenkt. David D. Price zeigte, dass subtile, nicht verbal geäußerte Erwartungen des Arztes beim Patienten Schmerzen zu verstärken vermochten. Fabrizio Benedetti, dessen Forschungen zum Placebo-Effekt ich in Kapitel 2 (s. S. 42) beschrieben habe, wies nach, dass die schmerzlindernde Wirkung stärkster Drogen, wie etwa Morphin, fast gänzlich aufgehoben werden kann, wenn man das Mittel mit einer negativen Erwartung verabreicht. Morphin wirkt bei akutem Schmerz, aber das Ritual der Verabreichung und der Glaube, der damit verbunden ist, sind für die Wirkung fast ebenso entscheidend wie der Wirkstoff selbst.

Auch die körpereigenen Schmerzhemmer, die unser Gehirn ausschüttet, sind hochwirksam. Wie die meisten in den 1980er-Jahren ausgebildeten Ärzte habe ich gelernt, dem Patienten Bescheid zu sagen, wenn etwas, das ich zu tun im Begriff war, schmerzen würde. Vor dem Blutabnehmen, einer Spritze oder einer Biopsie beispielsweise erklärte ich: »Das kann jetzt ein bisschen wehtun.« Nach dem Einstich sagte ich dann etwas Beruhigendes wie:

»Das Schlimmste ist schon vorbei« oder auch »War doch gar nicht so schlimm, oder?« Das passierte (und passiert bis heute) in der Gesundheitsversorgung viele Tausend Male am Tag. Inzwischen hat sich herausgestellt, dass ich mit meiner Vorwarnung das Schmerzerleben meiner Patienten nur verstärkte. Und damit nicht genug: Wenn ich sie hinterher zu beruhigen versuchte, sie aber immer noch Schmerz verspürten, kam bei ihnen auch noch an, dass das jetzt aber bitteschön vorbei sein sollte. Heute sage ich vor einer Maßnahme nichts mehr von Schmerz, ich beschreibe nur, was ich tun werde, und sorge dann für mentale Ablenkung oder lasse die Patienten während der Maßnahme eine Visualisierungs-CD oder Musik hören. Sie können sich aufgrund meiner Beschreibung selbst entscheiden, ob es ihnen wehtun wird oder nicht.

Der Nocebo-Effekt beeinflusst nicht nur die Schmerzempfindung. Und er wird auch nicht nur durch die klinische Begegnung ausgelöst. Er kann auch in unseren kulturellen Glaubensvorstellungen und in der sozialen Kommunikation gründen. Studien von Winfried Rief und Kollegen an der Universität Marburg haben aufgezeigt, dass bei der klinischen Erprobung von Medikamenten diejenigen Patienten, die ein Placebo erhalten, durchgängig stärkere Nebenwirkungen verspüren, wenn das in der Erprobung befindliche echte Medikament stärkere Nebenwirkungen hat. Diese negativen Effekte sind keineswegs nur Grundsymptome des Patienten, die dieser dem Medikament zuschreibt – obwohl auch das passiert. Die negativen Effekte des Placebos ahmen die Nebenwirkungen des jeweils getesteten Medikaments nach. So ergibt sich zum Beispiel bei der Erprobung verschiedener Antidepressiva mit verschieden starken Nebenwirkungen in der Placebo-Gruppe ebenfalls ein zwei- bis zu fünffacher Unterschied in der Stärke der Nebenwirkungen, wie es beim jeweiligen echten Medikament der Fall ist: »Trizyklische« Placebos rufen Nebenwirkungen wie die von trizyklischen Antidepressiva hervor, dasselbe gilt für Serotonin-Wiederaufnahmehemmer und deren Placebo-Version. Das wird oft darauf zurückgeführt, dass die Versuchspersonen vor der Teilnahme an solchen Studien über mögliche Nebenwirkungen aufgeklärt werden müssen. Wie Thomas' Patienten erfahren also die Studienteilnehmer, dass sie bestimmte Nebenwirkungen verspüren könnten – und verspüren sie. Anders als bei Thomas' Patienten halten diese Nebenwirkungen jedoch über die gesamte Dauer der Studie, also manchmal ein bis zwei Monate an, ohne dass noch einmal ein Gespräch über das Medikament stattfindet. Eine einzige Begegnung der Patienten mit einem Studienkoordinator zwecks Einholung ihrer informierten Einwilligung genügt, um negative Effekte auszulösen.

Der kollektive Geist oder auch das kollektive Bewusstsein beeinflusst aber nicht nur gesundheitliche Ergebnisse, sondern sogar die Sterblichkeit. Eine breitangelegte Studie von David Phillips von der University of California in San Diego, die in der renommierten medizinischen Zeitschrift *Lancet* veröffentlicht wurde, beweist eindringlich den kulturellen Aspekt der Bedeutungsreaktion. Untersucht wurden Daten zum Tod von 28 169 erwachsenen Chinesisch-Amerikanern und einer Kontrollgruppe von 412 632 randomisiert ausgewählten Personen, die laut Totenschein »Weiße« gewesen waren. Phillips' Ergebnis lautete: »Chinesisch-Amerikaner, nicht aber Weiße, sterben signifikant (1,3 bis 4,9 Jahre) früher als normal, wenn sie eine Erkrankung haben, für die sie der chinesischen Astrologie und [der Traditionellen Chinesischen] Medizin zufolge besonders anfällig sind. Je stärker eine Gruppe an die chinesischen Traditionen gebunden ist, desto mehr Lebensjahre gehen verloren.« Er erklärt ferner: »Unsere Ergebnisse gelten für nahezu alle untersuchten Haupttodesursachen. Die Verkürzung der Überlebenszeit lässt sich nicht vollständig durch verändertes Verhalten des chinesischen Patienten, Arztes oder für die Sterbeurkunde zuständigen Beamten erklären, sondern scheint zumindest teilweise auf psychosomatischen Prozessen zu beruhen.« Das heißt auf dem kollektiven Bewusstsein.

Die chinesische Astrologie weist jedem Jahr eins der fünf Elemente – Feuer, Erde, Metall, Wasser und Holz – (so wie auch eins der bekannteren zwölf Tiere) zu. Menschen, die in einem Metalljahr geboren sind und denen die Kultur deshalb eine besondere Anfälligkeit für Lungenerkrankungen zuschreibt, haben tatsächlich mehr Lungenprobleme und sterben früher als andere an Lungenproblemen. Das Gleiche gilt für Lymph- oder Immunerkrankungen bei Menschen, die in einem Erdjahr geboren sind, denn dann stehen die Sterne ungünstig für das Immunsystem. Es zeigten sich große Unterschiede zwischen dem Sterbealter von Lymphkrebspatienten, die in einem Erdjahr geboren waren, und anderen Lymphkrebspatienten. Dieser Effekt ging über den von anderen Faktoren wie Rauchen, Lebensweise und Umweltbelastung hinaus. Im Vergleich zu Schmerz ist das Sterbealter doch eine objektiv messbare Größe. Der Nocebo-Effekt war in diesem Fall soziokultureller Natur, durch das kollektive Bewusstsein der Kultur bedingt. Je größer der generationsmäßige Abstand der Probanden zur ursprünglichen chinesischen Kultur war, desto weniger hielt der Befund stand, sodass bei Chinesisch-Amerikanern der dritten Generation – genau wie bei Nicht-Chinesisch-Amerikanern – gar kein Zusammenhang mehr existierte.

Man braucht nicht an Astrologie zu glauben, damit so etwas passiert. Man muss nur mit einem Konzept aufwachsen, das die eigene Kultur für gültig hält. Stress wird, dank Hans Selye und anderen Wissenschaftlern des letzten Jahrhunderts, in westlichen Kulturen oft als schädlich bewertet. Er wird aber auch oft als gut hingestellt, wie etwa in dem Spruch »Von nichts kommt nichts«, den Joe und seine Marines-Kameraden gern gebrauchten. Zwar können beide Einstellungen schädlich sein, aber Menschen, die Stress für schlecht halten, haben eine um 43 Prozent höhere Wahrscheinlichkeit, frühzeitig zu sterben, als Menschen, die Stress positiv bewerten. Die innere Einstellung beeinflusst die Sterblichkeit.

Als Aadi erstmals wegen seines Parkinsons in das ayurvedische Krankenhaus kam, glaubte er nicht, dass Astrologie ihm helfen könnte. Er hatte nie an Astrologie geglaubt und sagte das Dr. Manu, so oft er ihn sah. Ich glaube, er sprach von »Mumpitz«. Aber Manu beharrte darauf, dass er trotzdem jedes Mal eine astrologische Analyse bekam. »Er persönlich mag ja nicht an Astrologie glauben«, erklärte Manu, »aber die Kultur, in der er aufgewachsen ist und lebt, glaubt daran. Er kann sich der Wirkung nicht entziehen, auch wenn sie nur psychischer Art ist. Also sollte er besser versuchen, die Informationen, die ihm die Astrologie an die Hand gibt, dafür zu nutzen, sein Leben zu verstehen.«

Ich bin mir nicht sicher, ob Aadi diese Informationen je bewusst genutzt hat, aber seine Frau und andere Familienmitglieder sagten, wie plausibel diese Analysen seien und wie treffend sie Aadis Leben beschrieben. Für sie jedenfalls waren sie bedeutsam.

Wir Menschen scheinen darauf programmiert zu sein, in Krankheit eine transpersonale oder spirituelle Bedeutung zu suchen. Das geschieht schon seit Jahrhunderten. Wenn Patienten in Epidauros – jener bedeutenden Heilstätte des alten Griechenland – ankamen, konsultierten sie zunächst ein Orakel, das ihre spirituelle Situation las, um ihre Krankheit mit einem tieferen Sinn zu verbinden, bevor sie weitere Behandlungsmaßnahmen eingingen. In den meisten indigenen Kulturen sind Diagnose und Behandlung von spirituellen Deutungen und Ritualen durchzogen. Manche davon sind eindeutig schädlich, wenn etwa bei Epilepsie eine »Dämonenaustreibung« anstelle medizinischer Behandlung erfolgt. Manche können helfen, wie etwa Gebete, die die Angst des Patienten kurz nach einer Krebsdiagnose lindern.

Wie pharmazeutische und natürliche Arzneimittel, Lebensführung und soziale Beziehungen sind auch unsere innere Einstellung und unsere spirituellen Glaubensvorstellungen nur ein Tool unter mehreren zum heilungsfördernden oder schädigenden Gebrauch. Wenn man nicht gerade von einem Tornado ereilt, von einem Lastwagen überfahren oder mit Ebola infiziert wird, liegt Krankheit, Leiden und Tod nie ein einziger mechanischer Zusammenhang von Ursache und Wirkung zugrunde. Um den Heilungseffekt unserer Behandlungsmaßnahmen zu maximieren, müssen wir all die komplexen Schichten beachten, die in unserem Leben Sinn und Bedeutung herstellen: Geschichte und Tradition, kulturelle und familiäre Einflüsse, individuelle Vorstellungen und Überzeugungen. Wir müssen uns mit unserem kollektiven Bewusstsein befassen. Solange wir nicht ein Gewahrsein all dieser Kräfte in unsere Gesundheitsfürsorge integrieren, werden sie uns weiterhin unkontrolliert helfen oder schaden, und wir werden nicht in der Lage sein, unser volles Heilungspotenzial zu nutzen.

Aber wie können wir das tun?

PSYCHĒ

Ich spreche mit meinen Patienten über verschiedene mentale und spirituelle Elemente von Heilung. Zwar ist auch hier der gesundheitliche Nutzen jedes dieser Elemente wissenschaftlich bewiesen, doch ich will meinen Patienten nicht sagen, was sie glauben sollen, ich will ihnen helfen, ihren Geist und ihren Glauben dazu gebrauchen zu lernen, einen tieferen Sinn in ihrem Leben zu finden. Sobald erkennbar wird, welche Elemente bei ihnen auf Resonanz stoßen, suche ich nach wissenschaftlich erprobten Möglichkeiten, wie sie die heilende Kraft dieser Elemente in ihrem Leben stärken können. Das kann im konkreten Fall eine spezielle Mind-Body-Technik sein wie die Visualisierung bei Jake, oder es kann etwas sein, das ihnen hilft, heilungsfördernde Verhaltensweisen mit ihrem spirituellen Leben zu verbinden. Ich versuche immer, meine Patienten auf dem Weg zu mehr Ganzsein und Heilung so zu respektieren, wie sie sind, mit all ihren Wunden und Schwächen.

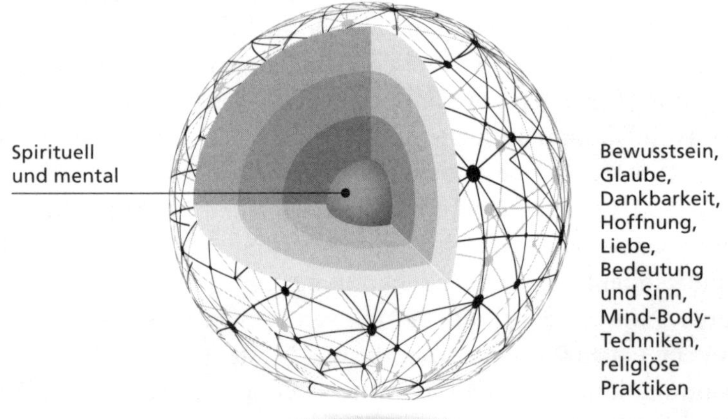

Elemente der spirituellen und mentalen Dimension

In der Antike unterschied man nicht wie heute zwischen Geist und Seele. Das griechische Wort *Psychē*, aus dem sich *Psyche* und *Psychologie* ableiten, bedeutet »Denken, Geist, Seele oder das tiefste Erleben unserer selbst«. Dieses Erleben ist oft »transpersonal« oder »transtemporal«, es scheint über die normalen Grenzen von Zeit und Raum hinauszugehen. Das ist die Dimension des Spirituellen. Während Psychologen, Kleriker und Akademiker oft darüber debattieren, wie alle diese Begriffe genau voneinander abzugrenzen sind, werden sie meiner Erfahrung nach von den Menschen ziemlich austauschbar gebraucht, wenn es um Heilung geht. Atheisten oder Humanisten werden eher vom *Mentalen*, von *Geist* oder *Psyche* sprechen, spirituell oder religiös geprägte Menschen eher von *Seele*. Wie auch immer man sie nennt, diese Komponenten liefern uns wertvolle Heilungswerkzeuge auf der innersten Ebene unseres Seins. Psychologie wie Religion werden jedoch von der modernen Medizin tendenziell außer Acht gelassen. Daher wird die Rolle, die Geist und Seele für die Heilung spielen, noch immer viel zu wenig genutzt.

Dabei ist hinreichend belegt, dass Menschen, die eine Form von Spiritualität oder Religion praktizieren, länger gesund bleiben, sich schneller erholen und bis zum Tod eine höhere Lebensqualität haben als andere, die es nicht tun. Vorausgesetzt natürlich, dieser Glaube verlangt von seinen Anhängern kein eindeutig schädliches Verhalten, wie etwa Verstümmelung, Vernachlässigung oder Gewalt, und erzeugt keine übermäßige spirituelle (und psychische) Not durch Schuldgefühle, Zweifel oder Dogmen.

Harold Koenig, Professor für Psychiatrie an der Duke University, hat über Jahrzehnte die gesundheitlichen Auswirkungen spiritueller oder religiöser Praxis untersucht, die einschlägige Forschung gesichtet und über die Ergebnisse geschrieben. In seinem *Handbook of Religion and Health* nimmt er sich die Untersuchungen vor, die zeigen, dass die Zugehörigkeit zu einer Glaubenstradition oder eine Form von praktizierter Spiritualität positiv auf die Gesundheit wirken. Er und andere kommen zu dem Ergebnis, dass eine solche positive Wirkung bei psychischen Problemen wie Depression, Sucht, Suizidalität, Demenz und stressassoziierten Störungen besonders gut belegt ist. Doch es gibt auch viele positive Zusammenhänge zwischen physischer Gesundheit und spiritueller oder religiöser Praxis. Die Gründe sind einleuchtend. Menschen, die eine Form von Religion oder Spiritualität praktizieren, neigen dazu, schädliche Substanzen (Alkohol, Tabak, Drogen) zu meiden, sich sozial zu engagieren und – oft in einem meditativen

Zustand – zu beten und dadurch Entspannung oder Katharsis herbeizuführen. Außerdem liefern manche religiösen Lehren beruhigende Erklärungen für Leiden und Tod und zugleich ebenfalls tröstliche Rituale der Vergebung und Versöhnung.

Gespräche auf der spirituellen Ebene sind vor allem am Lebensende wichtig, wenn wir alle Trost suchen, ob wir nun in einer Glaubenstradition stehen oder nicht. Untersuchungen belegen, dass spirituelle Rituale und seelsorgerische Begleitung den Menschen, die so etwas am Ende ihres Lebens wünschen, mehr Lebensqualität und Zufriedenheit schenken. Doch wie bei jeder Intervention kann es auch hier zu negativen Auswirkungen kommen. Schädlich sind falsch oder negativ vermittelte religiöse oder spirituelle Glaubensinhalte und Verhaltensweisen: dass etwa dem Kranken die Schuld gegeben wird, wenn er nicht gesund wird. Mir haben schon tiefreligiöse Patienten gestanden, dass sie sich vorwerfen, nicht »inbrünstig genug gebetet« zu haben, wenn sie nicht wieder gesund wurden. Manche Religionen behaupten das sogar explizit. Schaden richtet es aber auch an, wenn eine religiöse Gemeinschaft, auf die ein Mensch sein Leben lang gebaut hat, diesen während einer schweren Krankheit oder eines Krankenhausaufenthalts nicht besucht und sich nicht um ihn kümmert – und so einen ungeschriebenen sozialen und moralischen Kontrakt bricht. Ob Sie religiös sind oder nicht, wenn Sie selbst und Ihr Arzt, vor allem am Lebensende, die geistige und spirituelle Dimension in Ihre Gespräche nicht einbeziehen, dann riskieren Sie, deren heilende Kräfte ungenutzt zu lassen.

DER VERWUNDETE HEILER

Eine schwere Krankheit greift nicht nur den Körper an, sondern auch die Seele (oder wie auch immer man sein nichtphysisches innerstes Sein bezeichnen will). Es kann sein, dass der Körper heilt, die Seele aber nicht. Manchmal gibt es während einer Krankheit einen Punkt, an dem man sich nicht sicher ist, ob man je wieder gesund wird oder ob man es überhaupt noch will. Es ist, als hätte man den Lebenswillen verloren. Es gibt in der modernen Medizin keine Krankheitskategorie dafür, dass Trauma oder Stress bis in die Seele dringen. Aber man fühlt es dennoch. Man fühlt es manchmal bei Menschen, die an kriegsbedingter PTBS leiden, und zwar dann, wenn es nicht mehr möglich ist, in ihnen auch nur einen Funken Hoffnung zu wecken. Man fühlt es manchmal im chronisch verkörperten Stress von Menschen mit traumatischen Kindheitserfahrungen, wenn sie nicht einmal mehr eine Erinnerung an ein Gefühl von Selbstwirksamkeit haben. Und man fühlt es manchmal in der existenziellen Bedrohung durch eine schwere Krankheit und deren Therapie, wenn der Patient fragt: »Wer bin ich denn jetzt?«

Seelenverlust hat in manchen Kulturen einen eigenen Namen, vor allem in indigenen Kulturen und bei amerikanischen Ureinwohnern. Dort wird er als ein eigenständiges Gebrechen anerkannt, nicht als Teil irgendeiner psychischen oder physischen Krankheit. Aus einem solchen Zustand wieder herauszukommen ist entscheidend für die Wiedererlangung des eigenen Wohlbefindens. Es gehört zum Weg in die Heilung, aus diesem Labyrinth herauszufinden.

Susans erste Krebserkrankung veränderte ihr Selbstverständnis für immer. Wie viele ihrer Kolleginnen hatte sie sich bis dahin über ihren Beruf definiert – und über die Familie natürlich auch. Doch eine Krebserkrankung in so jungen Jahren, noch dazu als Dreifachattacke von Operation, Chemotherapie und Bestrahlung, hatte sie »aus der Bahn geworfen, die für andere fünfunddreißigjährige Anwältinnen die normale wäre«. Sie sagte: »Auch wenn mein Körper genesen würde, musste sich meine Seele verändern. Ich konnte nie wieder für meine Altersgenossinnen oder für mich selbst die Frau von früher sein, die Karriere und Familie unter einen Hut bringt. Wenn nach meiner Krebsbehandlung andere Frauen sagten, dass sie *alles hatten*, fragte ich mich stattdessen: ›Warum dieser Krebs?‹ oder ›Warum ich?‹ Mir wurde klar, dass ich keine Anwältin mehr sein wollte. Aber wofür war ich dann da? Wozu war ich überhaupt auf der Welt?«

Für Susan rückte die Krankheit die Frage in den Vordergrund, die wohl die wichtigste im Leben eines jeden Menschen ist: Wozu bin ich auf dieser Welt? Die Medizin bietet Chemie und Biologie als Antwort. Aber wir Menschen brauchen mehr als das.

Wir brauchen etwas Sinnhaltigeres, etwas, das aus den tieferen Dimensionen unseres Seins kommt, aus der sozialen und emotionalen, der geistigen und der spirituellen Dimension. Und um wirklich heilen zu können, müssen sich die meisten von uns diese Frage nach dem Sinn unseres Daseins stellen und die geistige und spirituelle Dimension unserer Seele erkunden.

Das ist also die Ironie an Heilung und an dem, was Heilen schwieriger macht als Kurieren: Die Wunde, an der wir leiden, induziert den Heilungsprozess. Diese Verwundung zu akzeptieren und sich ihr zu widmen öffnet den Weg zum Ganzsein. Der Priester, Schriftsteller und spirituelle Lehrer Henri Nouwen sprach hier vom »verwundeten Heiler«, womit gemeint ist, dass ein Mensch, indem er sein Verwundet- und Beschädigtsein anerkennt und bejaht, tiefen Frieden und tiefe Freude finden kann. Er bezeichnete dies als die Erfahrung, »der geliebte Mensch« zu sein, sich selbst so wertzuschätzen, wie man ist, und ebenso das eigene Leben. Es ist eine »außergewöhnliche spirituelle Erfahrung« anderer Art. Diese Erfahrung tiefen Friedens und tiefer Freude kann in einer spirituellen Form erfolgen wie bei Jake und Joe oder auf anderem Wege. Aadi erlangte sie durch Ayurveda, Sergeant Martin durch seine Freunde mit PTBS, Clara in der Natur, Mabel in ihrer Familie, Jeff beim Laufen und Maria durch die Kochkurse, die sie gab. Jeder Weg ist individuell, und doch führen sie alle zum selben Ziel von Heilung und Ganzsein.

SEELSORGE

Wenn meine Patienten das Bedürfnis haben, sich mit der spirituellen Dimension zu beschäftigen, frage ich sie manchmal, ob sie einen Seelsorger sehen möchten. Aus Untersuchungen geht hervor, dass die meisten hospitalisierten und viele schwer kranke Patienten gern mit ihrem Arzt oder einem Geistlichen über existenzielle oder spirituelle Dinge sprechen würden. Aber Gesundheitsfachkräfte fragen Patienten kaum je nach deren spirituellen Bedürfnissen.

Um dem abzuhelfen, ist die Internistin und Palliativmedizinerin Christina Puchalski, Gründerin und Leiterin des Institute for Spirituality and Health der George Washington University, dazu übergegangen, Gesundheitsfachkräfte darin zu schulen, mit Patienten Gespräche über spirituelle Dinge zu führen. In ihren jährlichen Kursen lernen Ärzte und andere Gesundheitsfachkräfte, die spirituellen Überzeugungen von Patienten in deren Behandlung und Pflege zu integrieren, heikle medizinische Dinge gegenüber Schwerkranken anzusprechen und Gesundheitspersonal darin zu unterstützen, mitfühlende Hilfe zu leisten. Mit anderen Worten, sie versucht mit ihren Kursen, Gesundheitsfachkräfte und das Gesundheitssystem dazu zu bringen, die nichtphysischen, inneren Aspekte von Heilung ernst zu nehmen und die geistige und spirituelle Ebene des Lebens ihrer Patienten anzuerkennen und danach zu fragen.

Ich habe das Glück, in meiner Familie Menschen um mich zu haben, die der spirituellen Dimension Beachtung schenken. Sie haben mich gelehrt, welch heilende Kraft darin steckt, sich in Behandlung und Pflege um Geist und Seele zu kümmern. Mein Vater war Geistlicher und über weite Strecken seiner Berufslaufbahn in Krankenhäusern tätig. Er war einer der ersten Geistlichen, die eine formelle Ausbildung in Krankenhausseelsorge erhielten, und er setzte diese Ausbildung beim Militär um. Ich weiß noch, wie ich ihn als kleiner Junge einmal fragte, warum er als Geistlicher im Krankenhaus arbeite. Ich dachte, Geistliche hätten in der Kirche zu arbeiten.

»Warum ich im Krankenhaus arbeite?«, entgegnete er. »Weil es dort so viel Leiden gibt. Ich arbeite im Krankenhaus, um Leiden lindern und Menschen heilen zu helfen.«

Das beschäftigte mich noch Jahre später. Ich wollte mehr wissen. Also machte ich vor dem Medizinstudium ein fünfmonatiges Praktikum in der Krankenhausseelsorge, das mich eine Menge über Heilung lehrte. Ich erinnere mich noch an den ersten Patienten, dem ich seelsorgerischen Beistand leisten sollte. Es war ein dreiundsiebzigjähriger Mann mit metastasiertem Lungenkrebs im Endstadium und einem Morphintropf gegen die Schmerzen. Er hatte um den Besuch eines Seelsorgers gebeten, war aber bereit, erst mal den »Seelsorger-Lehrling« zu empfangen. Ich war ganze einundzwanzig und furchtbar nervös, und ich hatte nicht die leiseste Ahnung, was ich sagen sollte. Als ich in sein Zimmer kam, stellte ich erleichtert fest, dass der Mann schlief, augenscheinlich sediert durch das Morphin. Ich glaubte mich aus dem Schneider, setzte mich an sein Bett und begann, leise ein paar Gebete zu lesen. Nach wenigen Augenblicken öffnete er die Augen, legte seine Hand auf die meine und sagte: »Das wird schon, mein Junge.« Ich war nicht nur durchschaut, nein, meine grundlegendste Vorstellung vom Heilen war auf den Kopf gestellt: Er heilte mich! In der spirituellen Dimension entsteht Heilung im Raum zwischen den Menschen – im kollektiven Bewusstsein –, und sie funktioniert wechselseitig.

Nachdem meine Frau ihren ersten Brustkrebs überwunden hatte, richtete sie ihr Leben neu aus: Statt ihre Karriere als Anwältin zu verfolgen, machte sie jetzt eine Ausbildung in Seelsorge. Im Anschluss arbeitete sie in einem Seelsorgezentrum des Militärs. Mit Erstaunen hörte ich die Geschichten, die sie über das spirituelle Ringen von Militärangehörigen und deren Familien erzählte. Sie bekam Auffassungen von Leiden zu hören, über die ich als Arzt nie etwas erfuhr. Und sie erzählte mir auch von Heilvorgängen, von denen ich nicht wusste, dass sie bei meinen Patienten abliefen. Ich suchte nach den physischen Ursachen ihres Leidens, um Behandlungsmaßnahmen zu verordnen. Doch durch diese Herangehensweise war ich oft blind für andere Einflüsse, die dieses Leiden fortsetzten oder besserten. Diese Einflüsse erspürte meine Frau. Die Verwundung durch den Krebs und die Behandlung hatten ihre intuitiven Fähigkeiten im Zuhören und spirituellen Begleiten geweckt.

In den letzten Jahren hat mich unsere Tochter Maeba für die spirituelle Dimension von Heilen sensibilisiert. Nach dem Abschluss ihres Theologiestudiums an der Yale Divinity School machte sie eine einjährige Seelsorgesausbildung am Yale University Hospital. Bevor sie schließlich Seelsorgerin wurde, studierte sie noch Medizin im Vorklinikum und arbeitete in der medizinischen Forschung an der Johns Hopkins University. Außerdem arbeitete sie auch in einer von buddhistischen Nonnen betriebenen Schule in Nepal und in einer kinderärztlichen Einrichtung in Äthiopien. Diese Erfahrungen und ihre verschiedenen Ausbildungen befähigen sie, den ganzen Menschen mit seiner spirituellen, psychischen und physischen Dimension zu sehen und mit der Art und Weise, wie dies alles zusammenwirkt.

Eines Abends wurde Maeba zu einem Mann gerufen, der mit unkontrollierbarem Bluthochdruck im Krankenhaus lag. Er bekam verschiedene Medikamente, aber sein Blutdruck blieb dennoch gefährlich hoch. Nachdem sie sich zu ihm gesetzt und eine Weile mit ihm geredet hatte, erzählte er ihr, dieser Tag sei der Todestag seiner Frau, die er sehr geliebt habe. Maeba betete mit ihm, nahm Anteil an der Freude, die diese wechselseitige Liebe in seinem Leben bedeutet hatte, und an dem tiefen Schmerz des Verlustes. Er begann zu weinen, und sie blieb bei ihm sitzen, während er trauerte und klagte. In der folgenden Nacht normalisierte sich sein Blutdruck, und am nächsten Tag wurde er entlassen.

Die Mechanismen, die dem zugrunde lagen, sind durchaus erklärbar. Die Katharsis des Weinens und die bezeugende Anwesenheit meiner Tochter reduzierten sehr wahrscheinlich die Stresshormone, die in seinem Körper tobten und seinen Blutdruck in die Höhe trieben. Wie oft solche biologischen Heilungsvorgänge über die spirituelle Dimension erfolgen, ist nicht bekannt. Obwohl Krankenhäuser über die Besuche von Seelsorgern bei Patienten ebenso Buch führen wie über andere Behandlungsmaßnahmen, werden diese Daten nur selten systematisch ausgewertet, wie etwa bei medikamentösen Behandlungen.

In Quellen wie dem *Journal of Pastoral Care & Counseling* finden sich viele solcher Fallgeschichten. Wie viele Ärzte und Pflegekräfte sie lesen, geschweige denn Schlüsse für integratives Heilen daraus ziehen, ist eine andere Frage. Der Mehrheit der Gesundheitsfachkräfte bleiben diese Zusammenhänge nach wie vor verborgen.

DAVID

Manchmal betrifft Heilen – wie beim »Weg der Schönheit« – das kollektive Bewusstsein und nicht nur den einzelnen Patienten. Einmal wurde Maeba gerufen, um das Frühgeborene einer drogensüchtigen Mutter zu taufen, die nach der Geburt wortlos aus dem Krankenhaus verschwunden war. Das Frühchen hing an lebenserhaltenden Geräten, weil es zu unterentwickelt war, um lebensfähig zu sein. Nachdem klar geworden war, dass der kleine Junge nicht durchkommen würde, brauchte der soziale Dienst mehrere Tage, um die Mutter aufzuspüren, damit man ihre Einwilligung in die Einstellung lebenserhaltender Maßnahmen einholen konnte. Als man die Mutter schließlich am Telefon hatte, weigerte sie sich, dem Baby einen Namen zu geben, willigte aber in das Abstellen der Maschinen ein – und wollte dann, dass das Kind getauft würde. Etliche Schwestern bzw. Pfleger, die sich um das verlassene Kind gekümmert hatten, waren bestürzt. Der kleine Junge hatte noch nicht mal einen Namen, und jetzt bestand die einzige Gefühlsäußerung der Mutter – ihre Abschiedsbitte – darin, ihn taufen zu lassen. Maeba sollte die Taufe vornehmen, bevor das Kind starb. Die einzigen Zeugen waren die Pflegekräfte und einer der Ärzte, die den Jungen zu retten versucht hatten. Während Maeba das Taufwasser und die Zeremonie vorbereitete, fragte sie, auf welchen Namen das Kind getauft werden sollte. Die Pflegekräfte berieten sich kurz und einigten sich auf David.

Die Taufzeremonie begann. Jede der anwesenden Personen hatte die Möglichkeit, die Hände über das Taufwasser zu halten, um es durch ihre heilende Berührung zu segnen. »David«, sagte Maeba, »ich taufe dich im Namen des Vaters, des Sohnes und des Heiligen Geistes.« Und wegen der besonderen Situation, dass sie ein mutterloses Kind taufte, setzte sie hinzu: »Ein Gott und Mutter aller, Amen.« Als das Wasser den Kopf des Frühgeborenen berührte, weinte die ganze Gruppe. Diese spontane kollektive Katharsis dauerte mehrere Minuten. Dann wurde die Beatmung abgestellt, und das Kind starb. Ein tiefer Friede stellte sich ein, noch während alle den Tod des Kindes betrauerten. Nach einem Schweigen, das unter anderen Umständen lang und peinlich gewesen wäre, in diesem Kontext aber eher als wertschätzend empfunden wurde, sagte eine der Schwestern von der Neugeborenen-Intensivstation: »Das habe ich gebraucht. Wegen all der kleinen Davids, die hier sterben.« Die Reaktion war ein kollektives Aufatmen. Sie hatte für alle gesprochen. Trotz seines kurzen Lebens, seiner unglücklichen Ausgangsumstände und seiner tiefen Verwundungen war David unter liebenden Menschen, und das heilte sie alle.

Nicht nur Patienten benötigen geistige und spirituelle Heilung. In vielerlei Hinsicht sprach die Schwester von der Neugeborenen-Intensivstation für den gesamten Gesundheitssektor, Patienten wie Personal. Ärzte und sonstige Beschäftigte im Gesundheitswesen haben die höchsten Burnout-Raten aller Berufe. Fast die Hälfte aller Ärzte leidet an Burnout, definiert als mangelnde Lust an der Arbeit, Apathie und Abgestumpftheit. Mit über 50 Prozent liegt die Burnout-Rate bei Ärzten und sonstigem Personal in der primären Gesundheitsversorgung – an der Front des Gesundheitswesens also – besonders hoch. Hier ist unter den Ärzten mit fast 15 Prozent auch der Substanzmissbrauch hoch. Die Burnout-Raten in der Primärversorgung sind seit 2007 um fast 20 Prozent gestiegen. [In Deutschland fühlt sich die Hälfte der niedergelassenen Ärzte vom Burnout bedroht, jeder vierte bis fünfte ist betroffen, etwa 3 Prozent sind depressiv; Anm. d. Red.]

Als Krankenhausseelsorgerin stellte Maeba fest, dass häufig das Personal ihre seelsorgerische Betreuung brauchte. Das veranlasste sie, ein monatliches gemeinsames Frühstück für das Personal der pädiatrischen Intensivstation einzuführen.

Die Ursachen von Burnout sind vielfältig: Arbeitsüberlastung, Bürokratie, Ineffizienz des Systems, Verlust der Kontrolle über medizinische Entscheidungen und Probleme der Work-Life-Balance. Ausgebrannte Ärzte und Pflegekräfte sind nicht die besten Heiler. Doch die Hauptursache von Burnout ist meiner Meinung nach der Sinnverlust. Er resultiert daraus, dass Ärzte und sonstiges Gesundheitspersonal nicht genug Gelegenheit haben, sich wirklich auf allen Ebenen des Seins um sich selbst und um die Patienten zu kümmern. Die Fachkräfte wissen, dass der einseitige Fokus der Medizin auf den physischen Aspekten von Krankheit und die ökonomischen und administrativen Zwänge, denen die Medizin unterliegt, jene Dimensionen des Heilens ins Abseits drängen, mit denen sie ganzheitlich arbeiten und den Patienten helfen könnten zu heilen. Die schwerste Last tragen diejenigen Gesundheitsfachkräfte, die in der Primärversorgung tätig sind, wo sie mitansehen müssen, wie die Patientengesundheit von Jahr zu Jahr schlechter wird, obwohl sie wissen, was sie tun könnten, um sie zu erhalten. Am entmutigendsten ist es, wenn sie sehen, dass die äußere Umgebung eines Patienten, soziale und emotionale Faktoren, Lebensführung und Verhalten sowie die inneren Dimensionen von Geist und Seele miteinbezogen werden müssten, sie aber weder die Zeit noch die Mittel dafür haben.

Leider beginnt diese Entmutigung schon während des Medizinstudiums. Medizinstudenten im ersten Studienjahr verfügen noch über ein hohes Maß an Altruismus und Empathie. Diese Empathie wird mit jedem Ausbildungsjahr geringer. Und der Prozess setzt sich dann in der Praxis fort, wenn sich herausstellt, dass das Gesundheitswesen nicht darauf ausgelegt ist, Menschen dabei zu helfen, Heilung zu erlangen und gesund zu bleiben, weil es ihnen dafür nicht einmal die elementarsten Werkzeuge an die Hand gibt. Unser »Gesundheitsfürsorgesystem« ist in dreifacher Hinsicht eine Mogelpackung: Es produziert nur 20 Prozent der öffentlichen Gesundheit, es macht es seinen Beschäftigten schwer, mitfühlende Fürsorge zu leisten, und es ist kein integriertes System. Weder Gesundheit noch Fürsorge noch System!

Die Gesundheitsfürsorge braucht ein neues Denken und eine neue Form. Sie muss ihre ökonomischen Anreize auf Prävention und ganzheitliches Heilen verlagern, auch wenn die Industrie vom Gegenteil profitiert. Die Ärzte, Pflegekräfte und medizinischen Fachangestellten brauchen neue Fertigkeiten und Werkzeuge für Krankenhaus und Praxis. Die Patienten müssen andere Erwartungen – und sogar Forderungen – ans Gesundheitswesen stellen. Die Gesundheitsfürsorge muss Heilen mit Kurieren verbinden. Das Gesundheitswesen braucht ein Wunder.

WUNDER

Wunder geschehen. Die meisten Leute wissen das. Viele können von kleinen oder großen Wundern erzählen, die sie miterlebt haben oder die ihnen selbst widerfahren sind. Wunderheilungen sind Genesungen, die die moderne Wissenschaft nicht erklären kann. Was nicht heißt, dass sie nicht erklärbar wären. Aber gewöhnlich machen sich Wissenschaftler und Ärzte gar nicht erst die Mühe, es zu versuchen, denn solche Vorgänge gelten als zu schwer erforschbar. Sie mit dem Mysterium des Wunders zu umgeben macht es noch schwerer. Unsere Untersuchungen am Walter Reed Institute zur Wirkungsweise von Handauflegen – per elektromagnetischer Abstrahlung der Hände – erklärte Susans Energieschub, nachdem ich es bei ihr damit probiert hatte. Dass es den Marines mit PTBS durch Healing-Touch-Sessions besser ging, ist zumindest teilweise erklärbar, und sei es mit dem Placebo-Effekt. Aber das heißt nicht, dass diese Heilungsvorgänge weniger wundersam wären.

In seinem Buch *Der Quanten-Mensch. Ein Blick in die Entfaltung des menschlichen Potentials im 21. Jahrhundert* behandelt Michael Murphy Fälle unerklärter Heilung aus aller Welt, darunter auch die von der katholischen Kirche minutiös dokumentierten seltenen dramatischen Wunder bei oder nach Lourdes-Wallfahrten. Während insgesamt von mehr als 7000 Heilungen durch Lourdes-Besuche berichtet wird, hat die Kirche nur rund 70 davon als echte Wunderheilungen anerkannt. In solchen Zusammenhängen findet man immer nur die dramatischen Wunder. Diese belegen zwar, dass es wahrhaft mysteriöse Heilungsvorgänge gibt, lenken aber auch von den häufigeren und weniger dramatischen Wundern ab, die man im Gesundheitswesen jeden Tag erleben kann, wenn man nur richtig hinschaut.

Eines der häufigeren »wundersamen« Geschehnisse ereignet sich am Ende eines Lebens, wenn die betreffende Person aus dem Koma erwacht oder sogar von den Toten zurückkehrt, um sich von geliebten Menschen zu verabschieden. Ein Beispiel ist der Tod meines Vaters. Mein Vater war presbyterianischer Geistlicher. Er hatte 30 Jahre beim Militär gedient und drei Kriege miterlebt: den Zweiten Weltkrieg, Korea und Vietnam. Danach hatte er zehn Jahre als Krankenhausseelsorger und weitere zehn als Gefängnisseelsorger gearbeitet, war fünf Jahre in einer armen, ländlichen Gegend Zentralkaliforniens tätig gewesen und weitere fünf unter Bedürftigen in Las Vegas und San Diego. Er war ein tiefgläubiger Mensch, der es Christus nachtun wollte. Er glaubte, dass Gott durch die Menschen wirkt. Einmal fragte ich ihn, ob er im Krieg je Angst gehabt habe. Er dachte gründlich nach und erzählte dann, wie einmal Kugeln das Cape durchschlagen hatten, das er zusammengerollt um die Taille trug. Er sagte: »Nein. Angst habe ich nie gehabt. Ich wusste immer, dass Christus bei mir ist.«

Meine Mutter und er waren fast 60 Jahre verheiratet. Sie hatten die drei Kriege gemeinsam durchgestanden, über zwanzig Umzüge hinter sich gebracht und vier Kinder großgezogen. Sie hatten mit der Familie in Vietnam, Deutschland, Texas, Kalifornien und New York gelebt, fast alle zwei Jahre an einem anderen Ort. Sie waren tief miteinander verbunden.

Dann, 86 Jahre alt, hatte mein Vater eine akute Hirnblutung (hämorrhagischer Infarkt) und fiel innerhalb von drei Tagen ins Koma. Der Tod war plötzlich sehr nahe. Als er das Bewusstsein verlor, versuchten es die Ärzte mit Mehrfachintervention. Sie führten Sonden in seinen Schädel ein, um den Hirndruck zu messen, und Katheter, um das Blut abzuleiten. »Das sieht ja aus wie eine Dornenkrone«, sagte mein Cousin. Mein Vater hatte einen Schlauch in der Nase und seine Arme waren in ausgebreiteter Haltung fixiert. »Er sieht aus wie am Kreuz«, sagte unser Sohn Chris. Als mein Vater in dieser schmerzhaften Stellung dalag und noch nicht völlig bewusstlos war, fragte ich ihn, ob er ein Schmerzmittel oder Sedativum wolle. Er verneinte. Ich konnte ihm lediglich mit einem Schwamm etwas Wasser geben. Das alles evozierte bei mir das Bild des gekreuzigten Jesus. Das Geschehen am Ende des Lebens lädt sich stark mit Bedeutung auf. Nach und nach kam die Familie aus allen Teilen des Landes zusammen, um bei ihm zu sein. Die Blutung im Schädelinneren hielt an, und das Koma wurde tiefer. Nach sechs Tagen hatte er ganz das Bewusstsein verloren und reagierte nicht einmal mehr auf tiefen Druck auf das Brustbein. Inzwischen waren die meisten Familienmitglieder da, und wir versammelten uns um ihn. Unsere jüngste Tochter Emily saß an seinem Fußende und sang ihm stundenlang Lieder vor. Wir beteten.

Am Abend des sechsten Tages beugte sich meine Mutter über ihn und küsste ihn. Plötzlich wachte er auf und fragte: »Was ist passiert?« Meine Mutter erklärte ihm, er habe einen Schlaganfall erlitten und sei im Krankenhaus und die ganze Familie sei da. Sie küssten sich wieder und sagten einander: »Ich liebe dich.« Dann fiel er wieder ins Koma, und am nächsten Tag starb er. Er war aus dem Koma zurückgekehrt, um sich von ihr zu verabschieden. Ein Wunder? Vielleicht. Erklärbar? Vielleicht. Aber einmalig ist es nicht. Jeder, der eine Zeit lang in der Palliativ- oder Sterbebetreuung gearbeitet hat, kennt diese Art Wunder. Sie sind häufiger als die dramatischen Wunder in Murphys Buch und oft bedeutsamer. »Für mich war es ein Wunder«, sagt meine Mutter auch jetzt noch, fast zehn Jahre später.

Palliativbetreuung erspart nicht nur Leiden, sie heilt auch, und zwar sozial, emotional, mental, spirituell und oft sogar körperlich. In einer sorgfältigen Studie, die im *New England Journal of Medicine* erschien, teilte ein Team unter der Leitung von Jennifer Temel vom Massachusetts General Hospital 150 Patienten mit Lungenkrebs im Endstadium randomisiert in zwei Gruppen auf. Die eine Gruppe erhielt lediglich die medizinische Standardbehandlung. Der anderen Gruppe wurde es freigestellt, zusätzlich zur Standardbehandlung eine umfassende, frühzeitige Palliativbetreuung in Anspruch zu nehmen. Hierzu gehörten die Sofortbehandlung von Schmerz- und Disstress, psychologische, soziale und spirituelle Unterstützung, einschließlich der Hilfe bei Entscheidungen am Lebensende, und eine ganzheitliche, integrative Fürsorge. Wenn die kurativ ausgerichtete Behandlung zu mehr Leiden führte, wurden diese Patienten im Gegensatz zu dem, was normalerweise in der Medizin passiert, ermutigt, sie abzubrechen.

Unter diesen Umständen war es nicht überraschend, dass die palliativ betreuten Patienten weniger Schmerzen und Depressionen und eine höhere Lebensqualität hatten. Was die Forscher und die Ärzteschaft hingegen überraschte, war ein weiteres Ergebnis: Wenn die kurativen Behandlungsmaßnahmen seltener und die heilungsorientierten öfter angewandt wurden, lebten die Patienten länger: im Schnitt noch 11,6 Monate gegenüber 8,9 Monaten in der rein kurativ behandelten Gruppe. Das war ein kleines, unerwartetes Wunder. Ein Medikament mit derart lebensverlängernder Wirkung würde sehr schnell zugelassen und in den Leistungskatalog von Versicherungen aufgenommen. Es ist hingegen immer noch oft ein Kampf, die Kostenübernahme für Palliativbetreuung zu erwirken. In den USA und vielen anderen Ländern wird das Gesundheitswesen Sterbenden nicht gerecht. Nur etwa ein Drittel der todkranken Patienten erhalten eine echte Palliativbetreuung, wie sie Hospize leisten. Die wenigsten Ärzte sind in Palliativbetreuung ausgebildet, daher wissen die meisten nicht, was zu tun ist, sobald kurative Maßnahmen nicht mehr sinnvoll sind. [In Deutschland haben Versicherte einen gesetzlichen Anspruch auf eine spezialisierte palliative Versorgung; Anm. d. Red.]

Der Chirurg und Autor Atul Gawande schreibt in seinem Buch *Sterblich sein. Was am Ende wirklich zählt. Über Würde, Autonomie und eine angemessene medizinische Versorgung:* »Erst seit ein paar Jahrzehnten experimentieren wir damit, aus der Sterblichkeit eine medizinische Angelegenheit zu machen. Alles, was dazu gehört, ist noch neu und unausgereift. Und ständig sehen wir, dass das Ganze eigentlich nicht funktioniert.« Die amerikanische National Academy of Medicine ist derselben Meinung. In ihrem bahnbrechenden Bericht *Death and Dying in America* von 2014 kommt sie zu dem Schluss, dass die grundlegenden Prinzipien der Palliativbetreuung auf weit mehr als nur das Lebensende angewandt und alle Ärzte in diesen Prinzipien ausgebildet werden sollten. Dazu gehört unter anderem das »häufige Assessment des physischen, emotionalen, sozialen und spirituellen Befindens des Patienten«. Mit anderen Worten: Heilen, wie es in der Palliativbetreuung verkörpert ist, sollte zur generellen Ausbildung von Gesundheitsfachkräften gehören.

INTUITION

Mystiker beschreiben einen Zustand völligen Einsseins mit dem Universum, in dem sie sehen, dass alles mit allem verbunden ist, und Zugang zu allem Wissen und aller Weisheit, zum Geist Gottes haben, wie sie es nennen. Und sie sagen auch, dass dieses Wissen nicht nur ihnen zugänglich ist, sondern allen Menschen. Ich erfuhr von dieser Verbundenheit durch meine Frau, weil sie sie durch ihre Krankheit und ihre Kindheitswunden erlangte. Susan hatte immer schon spirituelle Neigungen und eine ausgeprägte Intuition gehabt. Sie hatte in Yale ein Jahr Theologie studiert, ehe sie zu Jura übergewechselt war. Als sie – mit fünfunddreißig – die erste Brustkrebsdiagnose erhielt, wandte sie sich in dieser lebensbedrohlichen Krise wieder dem Spirituellen zu und nahm diese Dimension zu Hilfe, um Entscheidungen über ihre Behandlung und andere Quellen von Heilung zu fällen. Ihr Vater war vor Kurzem an Lungenkrebs gestorben, und das Wort *Krebs* erfüllte sie mit Angst. Sie glaubte, bald sterben zu müssen. Das brachte sie zu tiefer Einkehr und zum Beten, womit sie ihre ohnehin schon ausgeprägte Intuition noch weiterentwickelte. Wenn schwierige Entscheidungen zu fällen waren – etwa ob sie eine zusätzliche Chemotherapie machen sollte, für deren Nutzen es damals keine stichhaltigen wissenschaftlichen Beweise gab –, versenkte sie sich tief ins Gebet, bis ihr klar war, was sie zu tun hatte. Diese geschärfte Intuition hat ihr gute Dienste geleistet.

Nachdem der Krebs kuriert war, machte sie noch einmal ein Studium, um Seelsorgerin zu werden, und arbeitete anschließend beim Militär mit Ehepaaren, die von Auslands- und Kriegseinsätzen betroffen waren. In dieser Zeit sahen wir beide – ich als Arzt und sie als Seelsorgerin – jene Form von »Seelenverlust«, von dem Soldaten und Veteranen so oft betroffen sind, und wir sahen auch Heilung durch die Wiederherstellung der Seele. Diese Veteranen brauchen spirituelle Betreuung ebenso dringend wie medizinische Behandlung, wenn nicht noch dringender. Susan hat ein geradezu unheimliches Gespür dafür, was sie brauchen und wie sie ihnen dabei helfen kann, es zu finden, eine Intuition, die sie durch ihr eigenes Leiden und ihre eigenen Wunden entwickelt hat.

Dieser sechste Sinn ist die Form, wie unser Körper komplexe Informationen aus vielen Quellen integriert: aus Körpersignalen, Sinnesempfindungen, Beziehungserfahrungen, Erinnerungen, Überzeugungen und Hoffnungen. Die Reaktion erfolgt normalerweise jenseits unseres Bewusstseins. Wissenschaftler unter der Leitung von Gerard Hodgkinson vom Centre for Organizational Strategy, Learning and Change der englischen Leeds University haben die Forschungsergebnisse mehrerer Jahrzehnte zu diesem Vorgang aufgearbeitet. Intuition, so ihre Schlussfolgerung, besteht darin, dass sich das Gehirn dieses Tsunamis an Signalen bedient, um zu einer Entscheidungsreaktion zu gelangen, einer Entscheidung allerdings, die schnell und unbewusst gefällt wird. Diese Reaktion erfolgt zuerst im Körper, daher der Ausdruck *Bauchgefühl*. Elektrodermale Reaktionen – Veränderungen der Hautleitfähigkeit – treten normalerweise schon ein, ehe uns irgendwelche Abwägungen bewusst werden. Wir haben in der Regel nur ein allgemeines Gefühl, dass etwas richtig oder falsch ist, dass wir uns links oder rechts halten, weitergehen oder stehen bleiben, flüchten oder erstarren sollten. Dieses Gefühl ist zwar oft, aber nicht immer richtig. Intuition kann auch täuschen. Ich hatte schon Patienten, die ihrer Intuition blind vertrauten und jede evidenzbasierte medizinische Behandlung ablehnten, nur um unnötig zu leiden und zu sterben. Mit anderen Worten, Intuition kann genauso fehlbar sein wie die Wissenschaft. Wie Professor Hodgkinson sagt: »Wir Menschen brauchen offenkundig sowohl bewusstes wie auch unbewusstes Denken, aber es ist wahrscheinlich, dass keines davon intrinsisch »besser« ist als das andere.« Intuition und Wissenschaft sind beide unvollkommene Erkenntnisquellen. Heilung erfordert die Integration beider.

Seit vielen Jahrhunderten behaupten Heiler vieler Kulturen, diese spirituelle Dimension des Heilens »anzapfen« und nutzbar machen zu können. Aber gibt es wissenschaftliche Belege dafür, dass wir direkt mit dem kollektiven Bewusstsein interagieren? Um das herauszufinden, unternahm ich mit einem Team eine umfassende kritische Aufarbeitung der Forschung zu dieser Form von Intuition. Mich interessierte, ob nicht nur unsere (mentalen) Vorstellungen und Überzeugungen und unsere sozialen Rituale, sondern spirituelle Realität mit materieller Realität interagiert. Wir wollten feststellen, ob es so streng wissenschaftlich belastbare Beweise wie die der modernen Biowissenschaften dafür gibt, dass wir mit unserer Intention mit der Welt jenseits der normalen Grenzen von Zeit und Raum, also mit der nichtlokalen Welt, interagieren können. Finanziert hat die Studie Laurance S. Rockefeller drei Jahre vor seinem Tod. Sie dauerte über fünf Jahre und erfolgte unter Mitwirkung Dutzender prominenter Heiler und Wissenschaftler aus aller Welt. Wir analysierten Hunderte von Studien unter Verwendung modernster Methoden zum Auffinden von Fehlern und Verzerrungen und diskutierten dann die Informationen bei drei Meetings und fassten sie zusammen. Die Methoden und Ergebnisse sind in einem Buch mit dem Titel *Healing, Intention and Energy Medicine* veröffentlicht.

Es stellte sich heraus, was auch in anderen Bereichen medizinischer Forschung gilt: Wenn die Wissenschaftler versuchten, die

Effekte spirituellen Heilens isoliert zu untersuchen, fiel das Ergebnis undeutlicher aus. In den meisten Fällen ergaben sich geringe Effekte, Replikationsprobleme und Publikationsverzerrung, genauso wie es Dr. John Ioannidis in Kap. 3 (s. S. 85) für die medizinische Wissenschaft im Allgemeinen beschreibt. Die besten dieser Untersuchungen stützen jedoch die Behauptung von Mystikern, dass die Verbundenheit, die unserem Bauchgefühl zugrunde liegt, ständig und überall stattfindet. Wie Elektronen auch über Entfernungen hinweg interagieren, so tun es auch alle Lebewesen. Alles hängt mit allem zusammen. Susan und viele andere, die wie sie mit einer schweren Erkrankung konfrontiert sind, scheinen diese, jenseits von Zeit und Raum auftretende, mysteriöse Verbundenheit zu nutzen, um durch das Labyrinth der Heilung zu navigieren. Aus dieser unerklärlichen Verbundenheit entstehen die Wunder des Lebens.

BETEN

Aber heißt das, dass direktes spirituelles Heilen – wie etwa durch Handauflegen oder Beten – funktioniert? Es scheint so zu sein. Und die Effekte liegen oft in derselben Größenordnung wie die von Medikamenten. Bislang bleiben solche Phänomene für uns noch im Reich des Mysteriösen. Wir wissen jedoch, dass die unerklärten Heilungsgeschehnisse, die Wunder also, wahrscheinlich aus diesem Mysteriösen erwachsen und dass wir uns damit verbinden und es nutzen können, wenn wir es denn wollen. Beten ist ein Werkzeug aus der spirituellen Dimension von Heilung, dessen sich Milliarden Menschen bedienen. Doch wie bei anderen einzelnen Elementen von Heilung gilt auch hier wieder: Wenn man die Auswirkungen von denen der anderen Dimensionen isoliert untersucht, werden sie immer kleiner und verschwinden oft ganz.

Der Arzt und Autor Larry Dossey ist einer der besten Denker und Autoren, was die heilende Kraft des Gebets und deren Erforschung anbelangt. Er beschreibt die Erkenntnisse über die Wirkung des Betens aus randomisierten kontrollierten Studien als eindeutig, aber gering und spricht sich generell dafür aus, die spirituelle Dimension des Heilens den Geistlichen und die körperliche Dimension den Ärzten zu überlassen. Aber, sagt er, nur weil Beten nicht *so* wirksam zu sein scheint, wie wir es uns vielleicht wünschen, wirkt es doch, und daher besteht Grund, die Rolle des Betens in Zusammenhang mit Heilung zu ergründen. Wenn uns Beten hilft, uns ganz und geliebt zu fühlen, dann hat es einen Sinn. Wenn es zu einer Heilung beiträgt, umso besser. Wie Dossey in seinem Buch *Heilende Worte. Die Kraft der Gebete als Schlüssel zur Heilung* schreibt: »Der wichtigste Grund zur Untersuchung der Wirkung von Gebeten hat jedoch wenig zu tun mit ihren Heilwirkungen bei Krankheiten. Die Tatsache, dass Beten funktioniert, sagt etwas unschätzbar Bedeutsames über unser Wesen aus und wie wir mit dem Absoluten verbunden sind.«

Wie bei allen anderen in diesem Buch beschriebenen Dimensionen des Heilens liegt auch die heilende Kraft der Komponenten Geist und Seele nicht in deren isolierter Nutzung, sondern in der Bedeutungsreaktion, die wir mit ihrer Hilfe in unserem Leben erzeugen können. Wie jede der anderen Dimensionen des Heilens gibt uns die Ebene von Geist und Seele für die integrative Gesundheit ein weiteres Tool-Set an die Hand.

III.
DER WEG IN DIE HEILUNG

Kapitel 9

Integrative Gesundheit

Balance zwischen Therapie und Heilung

Seit Jahrtausenden ist die therapeutische Begegnung im Wesentlichen die gleiche geblieben. Man hat bisher normal funktioniert und keinen Gedanken an seine Gesundheit verwendet, bis man plötzlich merkt, dass etwas nicht stimmt: Man fühlt sich nicht wohl, sucht nach Hilfe, in der Regel eine Person mit Spezialwissen. In den unterschiedlichen Kulturen und Epochen nennt sich dieser »Experte« Schamane, Bader, Priester oder auch Arzt. Der oder die Kranke hofft nun, dass der Spezialist ihr in den normalen Zustand zurück verhelfen kann. In der Regel nimmt der Spezialist eine Beurteilung vor und gibt Empfehlungen. Oft rät er zu einem anderen Verhalten, bevor er der Patientin einen Arzneitrank oder Pillen verschreibt, ihr Nadeln setzt oder manuell auf die Körperstruktur einwirkt, das Skalpell nimmt oder irgendein anderes Ritual durchführt. Der Experte verabreicht den heilenden Wirkstoff.

Die Details dieser Transaktion und ihr Grundprinzip haben sich von Kultur zu Kultur und mit der Zeit geändert. Die antiken griechischen Ärzte dachten, sie würden die Körpersäfte manipulieren. Ayurvedische Ärzte nutzten die Vorstellung von Bewusstsein und *doshas* als Grundlagen für ihre Behandlungen. Die antiken chinesischen Ärzte gründeten ihre Interventionen auf die Manipulation des »Qi«, der Energie. Schamanen und Priester bemühten sich um die Ergründung der geistigen/seelischen Wurzel der Krankheit und eine Austreibung der Dämonen oder bösen Geister.

Dann kam um die Jahrhundertwende zum 19. Jahrhundert, also vor etwa 200 Jahren, eine neue Vorstellung auf, ein radikal anderes Verständnis vom Menschen und dem Umgang mit Gesundheit und Krankheit. Demnach bestanden nun alle Dinge aus kleinen physischen Substanzen und Teilen – chemischen Stoffen, Zellen und weiteren Elementen, aus denen die Organe und Menschen bestehen –, und dies ließ sich am besten mit einem neuen Erkenntnisansatz untersuchen, den man den wissenschaftlichen Prozess nannte. Die moderne biomedizinische Wissenschaft kam auf, die den Körper in immer kleinere Teile zerteilte, Theorien darüber entwickelte, wie diese Teile zusammengehörten, und die Theorien wiederum nach ihrer Richtigkeit prüfte, um dann die einzelnen kleinen Körperteile zu behandeln. Die Wissenschaft vom Kleinen und Partikulären – manchmal auch Reduktionismus genannt – war geboren. Und damit das Konzept, dass der Mensch aus nichts weiter als einer Reihe mechanischer und chemischer Prozesse besteht. Demnach sind alle biologischen und psychologischen Prozesse aus diesen chemischen Interaktionen entstanden, haben sich zu immer komplexeren Reihen und Erscheinungsformen geordnet und ihren Höhepunkt im Menschen gefunden. Aus dieser Sicht sind wir buchstäblich ein Sack Chemikalien, der immerhin so elegant angeordnet ist, dass er überleben und sich reproduzieren kann. Denken, Fühlen und gar die Seele sind nur Begleiterscheinungen dieser chemischen Interaktionen. Ein mächtiges Konzept.

Dieses Denken zeigte schon bald seinen umfassenden praktischen Wert. Das chemische, zelluläre Lebensmodell brachte die Infektionskrankheiten unter Kontrolle, die vor 200 Jahren der Killer Nummer eins gewesen waren. Mit der Zeit produzierte die Chemie Antiseptika, Antibiotika und schmerzstillende Mittel, die Schmerz und Leid entscheidend linderten. Dem Arzt standen endlich ein paar Werkzeuge zur Verfügung, die handfester waren als magische Beschwörungen und überliefertes Wissen. Der Einfluss dieser Entdeckungen war so groß, dass viele der alten Denkweisen – eine ganzheitliche Betrachtung des Menschen – verworfen wurden. Rund um Chemie und Physiologie und die mechanische Manipulation des menschlichen Körpers entwickelte sich eine ganze Industrie. Die Pharma- und chirurgische Industrie waren geboren. Heute ist jeder dankbar, wenn er, sofern er es braucht, zu diesem kurativen Ansatz Zugang hat, und wer ihn nicht hat, wünscht ihn sich. Die Wissenschaft vom Kleinen und Partikulären ist – bis vor Kurzem – ein durchschlagender Erfolg gewesen.

Dadurch, dass wir die ganzheitlichen, gesundheitsfördernden und nichtmateriellen Dimensionen dessen, was wir als Menschen sind, verwarfen, ist uns in der Gesundheitsfürsorge etwas sehr Wesentliches abhandengekommen. Wir haben zwar unsere Wissenschaft gefördert und sind im Umgang mit akuten Erkrankungen viel sicherer geworden, doch haben wir geopfert, was die meisten Menschen am Leben schätzen, und vergessen, wie Heilung bei chronischen Krankheiten funktioniert. Die Erfolge in der Gesundheitsversorgung haben nachgelassen, die Kosten sind in die Höhe geschnellt. Das reduktionistische, mechanische Modell ist an seine Grenzen gelangt. Wenn wir nun wieder den ganzen Menschen in den Blick nehmen und dies mit dem wissenschaftlichen Prozess und der kurativen Medizin verbinden, dann können wir die Kraft von Heilung und Wohlbefinden auf eine Weise freisetzen, wie die Menschheit es noch nie erlebt hat. Im vorliegenden Kapitel werde ich beschreiben, wie man Zugang zum Heilen *und* Kurieren bekommen und wie man beide mit integrativer Gesundheit in die eigene Gesundheitsfürsorge und ins Leben hineinholen kann. Trevor lehrte mich, was passieren kann, wenn wir diese Aspekte des Heilens nicht integrieren. Mandy lehrte mich, was passiert, wenn wir es tun.

TREVOR

Trevor fing an zu beten. So weit er es überblickte, war er am Ende. Er wartete nun schon zum fünften Mal im Krankenhaus auf eine mögliche Nierentransplantation. Es sah so aus, als würde die Niere, die er in Aussicht gehabt hatte, wieder nicht kommen. Es war das dritte Mal in jenem Jahr und das zweite Mal in drei Monaten, dass er für eine Niere eingewiesen worden und durchs Raster gefallen war. Jetzt war es 7 Uhr morgens, und seine Frau packte seine Sachen zum Gehen. Sein Gefühl war ganz klar: Wenn er jetzt nach Hause ging, dann würde er nie mehr wiederkommen.

Fast auf den Tag zwei Jahre davor war er nach einer misslungenen Nierentransplantation in demselben Krankenhaus gewesen; sein Körper hatte die von seiner Frau gespendete Niere abgestoßen, sodass sie wieder entfernt werden musste. Die Aussicht, ohne funktionierende Niere erneut für unbestimmte Zeit zur Dialyse gehen zu müssen, und das Wissen, dass seine Frau jetzt nur noch mit einer Niere lebte, waren niederschmetternd. Nun stand er endlich wieder oben auf der Warteliste für eine Transplantation und bereitete sich vor.

»Gib uns noch ein paar Minuten«, flehte er seine Frau an. »Irgendetwas wird passieren.«

Seine Frau seufzte. »Du bist so stur«, sagte sie. »Es ist Zeit, nach Hause zu gehen.«

Sie hatte bisher immer recht gehabt. Die letzten Aufenthalte waren nach demselben Schema abgelaufen. Sie waren spätabends vom Krankenhaus angerufen worden, sie sollten kommen, vielleicht hätten sie etwas Passendes da. In der Regel kamen er und seine Frau dann gegen Mitternacht, was ihm genügend Zeit für die Aufnahme und die Vorbereitung auf die OP ließ. Ob die Niere passte, hätte gegen 3 Uhr morgens bestätigt werden sollen. Jetzt war es 7 Uhr, weitaus später, als dass man noch hätte auf eine Transplantation hoffen können. Doch Trevor wollte noch nicht fort. Alles, was ihm blieb, war nun noch die Hoffnung auf ein Wunder.

Doch tief im Innern wusste er, dass seine Frau recht hatte. Es war sein »sturer Optimismus«, wie sie es nannte, der ihn in diesen Schlamassel gebracht hatte. Aber genau der machte ihn auch zu dem, der er war: erfolgreicher Rechtsanwalt und einer der beliebtesten Staatsbeamten seiner Kommune. Einer Kommune, aus der er herausgewachsen und in die er zurückgekehrt war, um zu helfen. Er war der Glückliche, der Schlaue, der Erfolgreiche, er war einem Leben in Fesseln und Armut entkommen und wiedergekehrt, um denen zu helfen, denen das nicht gelungen war. Als eines von fünf Kindern war er an einer unbefestigten Straße in einer kleinen Hütte geboren; der Vater ging Obst pflücken, die Mutter putzen. Seine Eltern hatten beide nach der fünften Klasse die Schule abgebrochen. Doch sie arbeiteten hart und erzogen die Kinder ebenfalls dazu. Dank ihrer Liebe und Ermutigung übertraf Trevor sich selbst – im Sport, im Lernen, in der Beliebtheit. Mit guten Zeugnissen und einem athletischen Körper gewann er ein Fußballstipendium an einem Elite-College. Er machte sein Examen, studierte Jura und schloss das Studium mit Auszeichnung ab. Dann kehrte er als Strafverteidiger an seinen Ort zurück, um denen zu ihrem Recht zu verhelfen, mit denen er aufgewachsen war, und sich bei Kommune und Kirche zu revanchieren. Er organisierte öffentliche Zusammenkünfte, bei denen erfolgreiche Anwohner des Ortes mit Kindern zusammenkamen, um sie zu betreuen und zu inspirieren.

Als er aufwuchs, sagte sein Vater immer: »Trevor, sei gesund wie ein Pferd.« Trevor glaubte ihm und dachte nie über seine Gesundheit nach. Außer bei den Impfungen als Kind und den regelmäßigen Sportuntersuchungen war er nie beim Arzt gewesen. Keiner aus seiner Familie ging zum Arzt. Sie hatten keine Krankenversicherung und konnten sich eine ärztliche Versorgung nicht leisten. Wenn er Ohrenschmerzen hatte oder sich den Knöchel verrenkte, behandelte ihn seine Mutter mit Hausmitteln. Er wurde jedes Mal wieder gesund.

Als Strafverteidiger war er krankenversichert, also ließ er sich durchchecken. Fünf Jahre zuvor hatte er den College-Fußball und die regelmäßige Athletik hinter sich gelassen. Inzwischen saß er meist am Schreibtisch. Der Arzt war alarmiert. Trevors Blutdruck war gefährlich hoch. Der Arzt verschrieb ihm zwei unterschiedliche Medikamente. »Wenn wir den nicht runterkriegen, müssen Sie ins Krankenhaus«, sagte er. Als Trevor eine Woche später wiederkam, war sein Blutdruck zwar nicht mehr im Alarmzustand, aber auch noch nicht normal. Der Arzt verschrieb ihm noch ein drittes Mittel. Weitere drei Wochen darauf war der Blutdruck zwar unter Kontrolle, aber Trevor fühlte sich schrecklich. Die Medikamente machten ihn müde und impotent und verursachten ihm Schlafstörungen.

»Sie werden sich dran gewöhnen«, sagte der Arzt. »Das Wichtigste ist, dass der Blutdruck gesunken ist. Er war gefährlich hoch.« Er hielt inne, bevor er betont nachschob: »Das ist ein stiller Killer, wissen Sie.«

Damit lag er tatsächlich richtig. Weltweit ist unbehandelter oder unzulänglich behandelter Bluthochdruck der verbreitetste Risikofaktor für Schlaganfall, Herzinfarkt, Nierenkrankheit und Herzversagen. In den Vereinigten Staaten sind mehr als 75 Millionen Menschen (jeder dritte Erwachsene) davon betroffen. Mehr als 30 Prozent der Menschen mit Bluthochdruck wissen nichts davon, und nur 50 Prozent haben ihn unter Kontrolle. Laut Schätzungen sterben mehr als 1000 Menschen pro Tag an Bluthochdruck. Die geschätzten Kosten betragen 50 Milliarden Dollar pro Jahr. [In Deutschland leiden etwa 20 bis 30 Millionen Menschen an Bluthochdruck. 88 Prozent der Betroffenen lassen sich behandeln. Nur jeder Fünfte weiß nichts von seiner Erkrankung; Anm. d. Red.]

In wirtschaftlich weniger entwickelten Ländern ist die Lage schlimmer. Die WHO schätzt, dass über eine Milliarde Menschen weltweit an Bluthochdruck leiden – meist unerkannt und unzureichend behandelt. Ein entscheidender Risikofaktor ist die Lebensweise, und zwar sowohl als Ursache für seine Entstehung wie auch dafür, ihn unter Kontrolle zu bekommen. Ein weiterer Faktor sind die Erbanlagen. Die meisten Menschen werden irgendwann in ihrem Leben ein oder zwei blutdrucksenkende Medikamente benötigen. Der Arzt hatte Trevor drei Medikamente verordnet und war mit dem Effekt zufrieden. Aus biologischer Sicht war seine Arbeit damit getan. Doch das war längst nicht die ganze Arbeit. Trevors Krankheit hatte er zwar behandelt, Trevor selbst aber hatte er, wie so oft in der Gesundheitsfürsorge heute, außen vor gelassen. Und genau dieses Versäumnis dem Patienten gegenüber als ganzem Menschen brachte Trevor schließlich in Gefahr.

Die aktuellen Leitlinien empfehlen zur Behandlung von Bluthochdruck mehr als nur Medikamente. Der siebte Report des Joint National Committee on Prevention, Detection, Evaluation, and Treatment of High Blood Pressure (Nationales Gemeinschaftskomitee für Vorsorge, Erkennung, Einschätzung und Behandlung von Bluthochdruck, kurz: JNC 7) thematisiert, wie wichtig das persönliche Verhalten für eine Heilung ist. Lebensstiländerungen werden empfohlen, egal wie hoch der Bluthochdruck einer Person ist. Dazu gehören körperliche Betätigung (womit Trevor aufgehört hatte), eine salzarme Ernährung (die Trevor überhaupt nie in Erwägung gezogen hatte), Verzicht auf Zigaretten (Trevor rauchte nicht) und Kontrolle der Gewichtszunahme (Trevor hatte zugenommen, nachdem er mit dem Sport aufgehört hatte). Seine Ärzte befragten ihn zu diesen Themen und empfahlen ihm, wieder Sport zu machen und sich salzarm zu ernähren. Sie gaben ihm eine Liste mit Nahrungsmitteln, die er meiden sollte, und empfahlen ihm die DASH-Diät (DASH = Dietary Approaches to Stop Hypertension – frei zu Deutsch: Ernährungsumstellung zur Senkung des Blutdrucks). Dabei betonten sie jedoch, dass er die Medikamente immer würde nehmen müssen. Das JNC 7 weist zudem darauf hin, dass die sozialen und emotionalen Heilungsaspekte höchste Aufmerksamkeit verdienen.

In dem Abschnitt »Adherence to Regimens« (Einhaltung der Richtlinien) heißt es: »Die Motivation wächst, wenn die Patienten positive Erfahrungen mit ihren Ärzten machen und ihnen vertrauen. Empathie stärkt das Vertrauen und stellt zugleich einen mächtigen Anreiz dar. Das Patientenverhalten wird durch kulturelle Unterschiede, persönliche Überzeugungen und frühere Erfahrungen mit dem Gesundheitssystem stark beeinflusst. Für dieses Verhalten ist ein Verständnis vonnöten, wenn der Arzt mit den Patienten und deren Familien ein Vertrauensverhältnis aufbauen und die Kommunikation verbessern will.« Das JNC 7 fährt mit einer Auflistung weiterer Gründe für eine »Nichteinhaltung« fort, darunter Verleugnung der Krankheit, persönliche Wahrnehmung der Medizin als Symbol für Krankheit, ungünstige Nebenwirkungen und Medikamentenkosten sowie die fehlende aktive Einbeziehung des Patienten in den Behandlungsplan.

Unglücklicherweise hatte Trevors Arzt offensichtlich nicht gelernt, wie wichtig Empathie und Vertrauen sind. Und in Trevors Leben trafen viele der genannten Gründe für eine Nichteinhaltung des Medikamentenplans zu, ganz abgesehen von seinem sturen Optimismus. Er meinte, es werde schon alles gut werden. Seine Ärzte wussten nichts über ihn. Sie kannten ihn nicht gut und fragten auch nicht nach. Sie wussten nichts über seine sozialen und emotionalen Hintergründe und waren nicht in der Lage, ihn zu einer effektiven Verhaltensänderung zu bewegen. Er brauchte mehr als lebenslange Medikamente mit ihren Nebenwirkungen, die entscheidend daran mitwirkten, dass er sich nicht an die Einnahme hielt. Die Richtlinienzusammenfassung des Joint National Committee für Hausärzte besteht aus etwa 25 Seiten. Acht Seiten sind der Medikamentenversorgung gewidmet, dagegen nur eine Seite der Lebensführung und ebenfalls nur eine Seite der Nichteinhaltung des Medikamentenplans.

Trevor war nach seinen Arztbesuchen alarmiert und skeptisch zugleich. Vorher war es ihm gut gegangen. Jetzt fühlte er sich schrecklich. Wie war es möglich, dass er innerhalb weniger Wochen von »gesund wie ein Pferd« zum impotenten Invaliden übergegangen war? Zudem deckte seine Versicherung nicht die gesamten Kosten der Medikamente, von denen einige teuer waren. Gab es keinen besseren Weg? Er hatte gelesen, dass sich Bluthochdruck durch Ernährung und Sport unter Kontrolle bringen lässt. Er war Sportler gewesen. Warum sollte er sich das nicht zunutze machen? Er fragte an seinem Ort herum, ob jemand Alternativen zu den Medikamenten wüsste. Mehrere seiner Freunde sagten, sie hätten ihre Medikamente abgesetzt und fühlten sich mit Sport und besserer Ernährung großartig. Sie empfahlen ihm eine Heilpraktikerin vor Ort, die »natürliche« Behandlungsansätze nutzte. Sie schenkte ihm die Hoffnung, nach der er suchte. Es sei nicht nur möglich, den Blutdruck natürlich zu behandeln, sagte sie, sondern er könne die Medikamente durch eine Diät und Nahrungsergänzungsmittel ersetzen. Die DASH-Diät war ihr bekannt, doch meinte sie, das sei nur ein Anfang. Sie wies ihn auf eine »wirksamere« Diät hin, die sich »Reisdiät bei Bluthochdruck« nannte und die Leute von jeder Medikamenteneinnahme befreite. Die Diät war in einer Klinik entwickelt worden, die nur wenige Stunden von Trevors Wohnort entfernt lag und zur Duke University gehörte, und wirkte »nachweislich« länger als 75 Jahre. Entweder er ginge für diese Diät in ein privates Zentrum oder sie würde ihm – zu einem geringeren Preis – zu einer »reinigenden« Diät und Nahrungsergänzungsmitteln verhelfen, die dieselbe Wirkung hätten. Sie würde ihm helfen, dies mit seinem Leben zu vereinbaren.

Optimistisch wie immer fand Trevor, das klinge gut, und ließ sich auf eine Zusammenarbeit mit ihr ein. Er setzte seine Medikamente ab, begann mit der Diät und der Einnahme der Nahrungsergänzungsmittel und fühlte sich unmittelbar besser. Nach drei Wochen ließ er sich in einer Apotheke den Blutdruck messen. Er war fast normal. Trevor war wieder der Alte. Dachte er zumindest. Es vergingen zehn Jahre, bis er wieder zu einem Arzt ging – weil seine Füße zu schwellen begannen.

DIE KLUFT IN DER INTEGRATION

Die Kluft, die in der Gesundheitsversorgung zwischen dem körperlichen Kurieren und den Dimensionen des Heilens besteht, beschränkt sich nicht auf den Blutdruck allein. Sie ist generell da und muss dringend überwunden werden. In einer kürzlich von mir vorgenommenen umfassenden Metastudie zur Familienmedizin zählte ich, wie oft Empfehlungen zur Verwendung von Medikamenten und anderer Krankheitsbehandlungen im Vergleich zu den anderen von mir hier beschriebenen Dimensionen – Umgebung, Verhalten, dem Sozialen, Emotionalen und Spirituellen – vorkamen. Von den 361 in der Metastudie vorkommenden Empfehlungen, die den Patienten zur Steuerung ihrer Gesundheit gegeben wurden, bezogen sich 226 auf Medikamentenvergabe, 87 auf Verhalten und Lebensführung, 20 hatten mit komplementären Heilmethoden zu tun (vor allem, um davon abzuraten), 19 thematisierten eine soziale und emotionale Betreuung, und 9 betrafen Mind-Body- oder sonstige geistige Übungen. In verschiedenen Vorträgen über chronische Schmerzen wurden den Patienten zum Beispiel nichtmedikamentöse Methoden als erste Mittel der Wahl empfohlen. Nach einem Vortrag über chronischen Schmerz, in dem für eine Schmerzbehandlung zur Verwendung komplementärer und integrativer Methoden geraten wurde, konzentrierten sich die Fragen der Ärzte nicht auf die Beweise für die Wirksamkeit dieser Methoden, sondern darauf, welche davon von der Versicherung abgedeckt waren und wie diese Empfehlungen ausgesprochen werden sollten. Die Ärzte betonten, sie seien für diese nichtmedikamentösen Behandlungsformen nicht gut ausgebildet und wüssten nicht, wie sie sie den Patienten vermitteln sollten, die von sich aus derlei Methoden nicht wählen würden, und das Gesundheitssystem zahle nicht dafür.

Während die Beweislage gegenüber den Metastudien, die ich vor einem Jahrzehnt durchführte, heute deutlich besser ist und es viel mehr Empfehlungen zur Verwendung dieser Dimensionen des Heilens gibt, besteht in der Praxis weiterhin ein Mangel an Integration von Krankheitsbehandlung und Heilung. Diese Kluft zwischen Beweislage und Praxis ist nur schwer zu überbrücken.

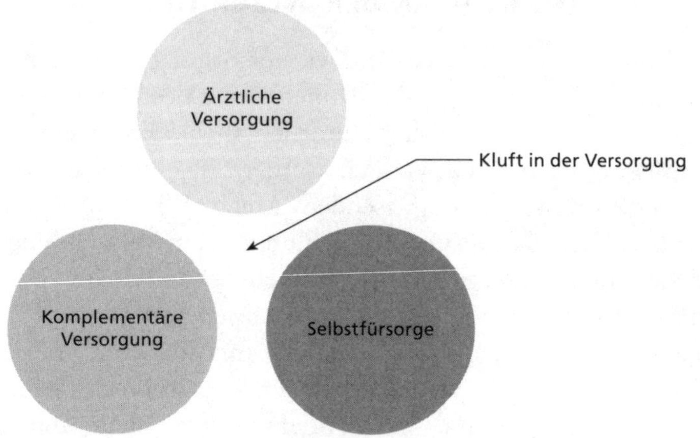

Das Standardsystem macht die Kluft möglich.

Die Ärzte behandelten Trevors Laborwerte, statt ihn dazu zu bringen, seinen Lebensstil zu ändern und sich in seiner sozialen und emotionalen Dimension auf den Heilungsprozess einzulassen. Die Heilpraktikerin verwendete eine Diät, die den Blutdruck zwar kurzfristig schnell senken kann, sich aber langfristig nicht bewährt hat. Obwohl sich die Leute eigentlich nicht darauf verlassen können, sind sie versucht zu denken, sie hätten ihr Problem gelöst. Die Heilkräuter und Nahrungsergänzungsmittel, die die Heilpraktikerin Trevor empfahl, sind ebenfalls nicht als Blutdrucksenker nachgewiesen. Doch sie und Trevor glaubten daran. Beide Spezialisten – der Schulmediziner, der sich nur um die Messwerte kümmerte, und die Heilpraktikerin, die Trevor mit dem versorgte, worauf er gehofft hatte – tauschten sich nie aus. Beiden war die effektive, nachweislich auf lange Zeit anhaltende blutdrucksenkende DASH-Diät bekannt, und doch wusste sie ihm keiner von beiden zu vermitteln. Hätte sich Trevor an diese Diät gehalten, dann hätte er zwar trotzdem, aber vermutlich weniger und geringer dosierte Medikamente benötigt, und er hätte sich wohler gefühlt.

Trotz besserer Beweislage und deutlich mehr Empfehlungen seitens nationaler Organisationen, sich auf Verhaltens- und Lebensstiländerungen zu konzentrieren, werden Ärzte kaum ernährungstherapeutisch ausgebildet, und noch weniger lernen sie über den Umgang mit den sozialen, emotionalen und kulturellen

Dimensionen des Heilens. Heilpraktiker hingegen sind nur selten für den Umgang mit ernsten Krankheiten ausgebildet und noch weniger geübt darin, wie sie das, was sie tun, mit Ärzten koordinieren könnten. Trevor fiel in die Kluft zwischen der evidenzbasierten Medizin und der personenzentrierten Fürsorge. Das Ergebnis waren 15 Jahre mit einem »stillen«, unzureichend behandelten Bluthochdruck. Als er wegen seiner geschwollenen Beine wieder zum Arzt ging, wurde ihm aufgrund seines mangelhaft behandelten Bluthochdrucks Nierenversagen diagnostiziert. Dies führte zu jahrelanger Dialyse und den vergeblichen Transplantationsversuchen.

Trevor hätte eine integrative medizinische Versorgung gebraucht, die die rein biologisch ausgerichtete Therapie mit allem, was ihn sonst ausmachte, koordinierte: die Medikamente mit der Selbstfürsorge, die medizinische Behandlung mit den sozialen und persönlichen Gesundheitsdeterminanten, die Wirkstoffe mit der Selbstwirksamkeit des Patienten – mit seiner eigenen Fähigkeit zu heilen.

Die Wunder der modernen Molekularmedizin mit all ihren Erfolgen in den letzten 100 Jahren haben ihre Grenze dort, wo es um den Umgang mit den meisten chronischen Krankheiten geht. Ausgiebige Versuche zeigen immer wieder, dass selbst der freie Zugang zu medizinischer Behandlung nur etwa 15–20 Prozent der Gesundheit der Bevölkerung ausmacht, der Rest hängt von Faktoren wie Lebensführung, Umwelt und sozialen wie persönlichen Determinanten ab. Das Versäumnis des Gesundheitswesens, den Menschen ganzheitlich zu betrachten und die Gesundheitsdeterminanten zu thematisieren, ist darin begründet, wie die medizinische Versorgung angeboten wird: aufgeteilt in spezialisierte Bereiche, die nicht miteinander kommunizieren, und einzig gerichtet auf einzelne Körperteile, statt den Menschen in seinen Selbstheilungskräften zu bestärken. Die moderne Medizin, die in allem, was akute Erkrankungen betrifft, Wunder über Wunder vollbringt, verfehlt heute dagegen um 80 Prozent, was zur Heilung chronischer Krankheiten gebraucht würde.

Die jüngste Beschreibung dieses Dilemmas wurde von führenden Kräften der U.S. National Academy of Medicine in einem Bericht mit dem Titel *Vital Directions for Health and Health Care*, hrsg. von Victor Dzau, Mark McClellan und Michael McGinnis, veröffentlicht. Sie beschreiben, dass das jährlich in den Vereinigten Staaten für die Gesundheitsversorgung ausgegebene Geld (die zu dem Zeitpunkt aktuellste Summe betrug 3,2 Billionen Dollar) nicht mehr dieselbe Leistung erbringt wie früher. [Für 2017 prognostiziert das Statistische Bundesamt einen Anstieg der Gesundheitsausgaben in Deutschland gegenüber 2016 um 4,9 Prozent auf 374,2 Milliarden Euro; Anm. d. Red.] Sie stellen fest, dass »geschätzte 30 Prozent für Ineffizienzen und überhöhte Preise weggeworfenes Geld sind; die soziale Ungleichheit in der Gesundheitsversorgung hält an und verschlimmert sich; und die Gesundheits- und Wirtschaftslast durch chronische Krankheiten und Berufsunfähigkeit belasten Familien und Kommunen.« Sie trugen den Input von Experten in 19 Aufsätzen zusammen und gaben vier Empfehlungen aus: Zahlung nach Leistung, Stärkung des Patienten, Aktivierung der Kommunen und Koordinierung der Versorgung.

Wären Trevors Ärzte dafür bezahlt worden, ihn gesund zu machen und ihm nicht einfach nur Medikamente zu verschreiben (Zahlung nach Leistung), wäre er bestärkt worden, selbst Verantwortung für seine Gesundheit zu übernehmen (Stärkung des Patienten); hätte die Kommune, in der er lebte, dem medizinischen System vertraut (Aktivierung der Kommunen), und hätte es einen integrierten Ansatz von medizinischer Behandlung und ganzheitlichen Methoden gegeben (Koordinierung der Versorgung), dann hätte Trevor jetzt nicht – um mehr Zeit bettelnd und für eine Spenderniere betend – im Krankenhaus gelegen.

Bald nach der Veröffentlichung des *Vital-Directions*-Berichts gaben das Samueli Institute und das Institute for Healthcare Improvement den Plan »Wellbeing in the Nation« (Wohlbefinden in der Nation, kurz: WIN) mit einer Empfehlung heraus, wie sich die Vereinigten Staaten eine Infrastruktur aufbauen könnten, um in den Kommunen weltweit Heilung zu fördern. Der Bericht empfiehlt die Einrichtung eines nationalen Indexes des Befindens und eines Beratungsnetzwerks für kommunale Gesundheitsförderung, das der Koordination der Gesundheitsförderungsmaßnahmen vor Ort dienen soll. Wenn Prävention, Gesundheitsförderung und

Befinden thematisiert werden, können jede Kommune und ihre Bewohner aufblühen. Beide Berichte verweisen auf lokale Beispiele. Viele Kommunen verfügen bereits über ausreichende Ressourcen, um dies zu tun. Die Kluft in der Integration lässt sich überwinden, sofern wir willens sind, unseren Ansatz zu ändern, um Krankheitsbehandlung und Heilung neu auszubalancieren.

VON SOAP ZU HOPE

In der Geschichte der Medizin ist die Anwendung von Biochemie und Zytologie etwas sehr Neues. Unser Verständnis der Zellfunktion und der Biochemie hinter der Behandlung ist erst etwa zwei Jahrhunderte alt. Das für ein Überleben wesentliche Molekül – Sauerstoff – zum Beispiel wurde 1774 von Joseph Priestley entdeckt. Die Etablierung der reduktionistischen Wissenschaft als Grundlage für die Medizin ist erst etwa ein Jahrhundert her. In den USA wurde sie zum Goldstandard, nachdem hier 1910 der *Flexner Report* für die medizinische Ausbildung veröffentlicht worden war. Die Anwendung dieser Wissenschaftsrichtung bei Menschenversuchen in Form von randomisierten kontrollierten Studien (RCT) ist erst 70 Jahre alt, die erste wurde 1948 durchgeführt. Die endgültige Etablierung der RCTs als der Goldstandard für das, was sich heute evidenzbasierte Medizin nennt, ist jüngeren Datums, sie wurde in den 1970er-Jahren von Wissenschaftlern aus Kanada und Großbritannien vorangetrieben. Der technologische Einsatz zur Weiterentwicklung des menschlichen Körpers und sonstigen Einwirkung auf ihn ist noch jünger. Die Medizinwissenschaft ist in jeder Hinsicht noch sehr jung. So jung, dass erst jetzt langsam ihre Schattenseiten und Grenzen in Prävention und Behandlung chronischer Krankheiten zum Vorschein kommen.

Da man diese Grenzen nun erkennt, wächst das Interesse an ganzheitlichen Ansätzen, die in den letzten 100 Jahren abgelehnt wurden. Ein integrativer Ansatz wird notwendig, wie ich in meiner ärztlichen Tätigkeit feststellte, ein Ansatz, der Therapie und Heilung miteinander verbindet und koordiniert. Dazu musste ich einen anderen Standpunkt einnehmen als den, der mir im Studium beigebracht worden war und von dem aus ich meinen Beruf jahrzehntelang ausgeübt hatte. Es ging darum, von einem Ansatz, der sich ausschließlich auf die Diagnostik fokussiert hatte, zu einer Zusammenarbeit mit den Patienten zu finden, die ihre Selbstheilungskräfte mobilisierte. Ich musste meinen Blickwinkel erweitern, um über das übliche Arzt-Patienten-Gespräch hinaus die Menschen in ihrem Lebensumfeld zu erreichen. Das gelingt mir, indem ich mich von dem, was die Schulmedizin als SOAP-Konsultation bezeichnet, hin zu einer HOPE-Konsultation bewege. Lassen Sie mich erklären, worum es dabei geht.

Die meisten Patienten merken es gar nicht, doch wenn sie ihren Arzt oder ihre Ärztin aufsuchen, hat er oder sie bereits einen genauen Plan, nach dem er den Besuch strukturieren und schriftlich zusammenfassen wird. Bei fast jedem Gespräch wird der Arzt die Begegnung in einer sogenannten SOAP-Notiz zusammenfassen. SOAP steht für *subjective, objective, assessment* und *plan*; es soll den Patienten oder die Patientin auf eine bestimmte Diagnose und die entsprechende Behandlung festlegen. Mit SOAP lernen jede Medizinstudentin, jeder Arzt in der Facharztausbildung, jede Pflegekraft und viele andere Gesundheitsfachkräfte, wie sie eine Begegnung mit einem Patienten zu beurteilen und einzuordnen haben. Alle elektronischen Krankenberichte werden auf der Grundlage von SOAP hergestellt.

Subjective (Subjektives) beginnt mit dem Hauptleiden des Patienten, damit, weswegen er gekommen ist und was ihn belastet. Spezifische Fragen sollen dem Patienten weitere subjektive Informationen entlocken.

Objective (Objektives) ist, was der Arzt beobachtet; hierzu gehören körperliche Auffälligkeiten sowie Labortests und bildgebende Verfahren. Auch wenn es keine ausdrückliche Rangfolge zwischen subjektiv und objektiv gibt, messen die Ärzte doch meist dem Objektiven einen größeren Wert bei als dem Subjektiven oder dem, was der Patient sagt.

Assessment (Beurteilung) soll eine knappe Zusammenfassung dessen sein, was der Mediziner für das Problem hält. Es ist im Wesentlichen die Diagnose. Diese Diagnose zieht meist einen Code oder eine Reihe von Begrifflichkeiten nach sich, die das Lexikon der gesamten Medizin ausmachen. Mit dieser Beurteilung kategorisieren wir die Patienten nicht nur, um Forschung zu betreiben und neues Wissen zu erhalten; sie bildet auch die Kategorien, mit denen wir den Arzt bezahlen und für das Gesundheitswesen Ergebnisse rückverfolgen. Sie ist daher von wesentlicher Bedeutung für die Finanzierung des Gesundheitssystems und des Arztes.

Und schließlich ist *Plan*, also der Plan, dazu da zu bestimmen, wie wir mit der Diagnose umzugehen gedenken, ob wir eine Behandlung, eine Empfehlung oder weitere Beurteilungen und Untersuchungen vorsehen. Ärzten wird beigebracht, dass der Plan mindestens mit der Beurteilung übereinstimmen muss, unter idealen Umständen aber auch mit dem objektiven Teil und hoffentlich ebenfalls mit dem subjektiven Teil von SOAP.

Mit der SOAP-Notiz ordnen wir unsere Begegnung mit einem Patienten und ihre Nachbereitung. Nach den meisten Arztterminen werden die Patienten, egal womit sie gekommen sind, in eine SOAP-Notiz eingefasst sein, die ihnen aber nur selten gezeigt wird. Wenn ja, dann nur, weil wir uns nicht ganz sicher sind und den Patienten fragen wollen, ob es passt. Wir erwarten nicht, dass er weiß, wie die diagnostischen Codes, die Beschreibungen und Pläne aussehen sollen oder was sie bedeuten. Gute Kommunikation in der Begegnung zwischen Arzt und Patient beinhaltet eine Erklärung der Beurteilung und des Plans in verständlichen Worten wie auch die Mitteilung des Befundes mit dem Ziel, den Patienten an den Entscheidungen zu beteiligen. Dieser Prozess nennt sich »gemeinsame Entscheidungsfindung« und gilt bei chronischen Erkrankungen als generell wichtig für jede Entscheidung – und doch findet er nur selten statt. Bei Weitem nicht alle Ärzte sind in der Lage, den Patienten ihre Beurteilung und ihren Plan zu vermitteln, sodass SOAP-Gespräche in der Regel technisch bleiben.

Der SOAP-Prozess kommt auf der Welt täglich Zehntausende von Malen vor; er strukturiert die klinische Begegnung und hält die Maschinerie der medizinischen Versorgung am Laufen. Die SOAP-Notiz wird um eine Reihe von Grundannahmen herum formuliert, die die gesamte moderne medizinische Ausbildung, Forschung und Praxis gliedern. SOAP verwendet einen pathogenen Rahmen: Es geht um Krankheiten und Beschwerden und nicht um

Heilung. Auf diese Weise diagnostiziert die moderne Medizin Krankheiten und bringt sie in Übereinstimmung mit der jeweiligen Behandlung. Je nachdem, wie viel Beweismaterial den Beurteilungsteil mit dem Planteil von SOAP verbindet, bestimmt darüber, ob eine Behandlung als evidenzbasiert gilt oder nicht. Dies wiederum strukturiert die Art und Weise, wie Forschung betrieben wird, wie also zum Beispiel Patienten für klinische Studien ausgewählt werden. Das übt seinerseits eine Einschränkung auf das aus, was im Gesundheitswesen erlaubt ist. Es bringt die moderne Medizin dazu, sich ausschließlich auf die Therapiesuche zu konzentrieren. Diese permanente Suche nach Therapien stellt vielfache Behandlungsformen her, die dem Patienten »zugefügt« werden. Weil SOAP das biomedizinische, biochemische Paradigma verwendet, lässt es oft die Dimensionen des Heilens außer Acht, die andere Teile des Patienten betreffen.

Das Konzept der Salutogenese – des Heilungsprozesses – ist ein Konzept, das Aaron Antonovsky in den 1970er-Jahren geprägt und ich und andere weiterentwickelt haben. Die Salutogenese kommt in der klinischen Begegnung nur selten ausdrücklich vor. Die Ärzte konzentrieren sich auf die Pathogenese – den Prozess der Krankheitsentstehung – und darauf, wie sie dem entgegenwirken können. Kein Wunder, dass die meisten klinischen Begegnungen nicht personenzentriert oder ganzheitlich ablaufen und den größten Teil des Heilungsziels verfehlen. Wir Ärzte müssen die Patienten unbedingt in ein SOAP einpassen! In der Ärzteschaft wird das auch »Tyrannei des Hauptleidens« genannt, auf ihm sitzen wir fest.

Bei den Patientengesprächen ist der SOAP-Prozess zweifellos wichtig für die Diagnose und Behandlung, doch wenn wir Therapie und Heilung des ganzen Menschen miteinander verbinden wollen, brauchen wir mehr als das. Wir brauchen eine Begegnung, die sich speziell auf die Heilung konzentriert. Um also die medizinische Standardbegegnung mit dem Faktor Heilung auszubalancieren, lasse ich dem SOAP-Prozess eine HOPE-Notiz folgen.

HOPE steht für *healing-oriented practices and environments* (heilungsorientierte Praktiken und Umgebungen). Hier geht es um die physische, Verhaltens-, sozial/emotionale Dimension und um den geistig-seelischen Bereich, mit denen wir uns an die 80 Prozent dessen anbinden, wie Heilung funktioniert. Dazu gehört eine Reihe von Fragen, die der betreffenden Person helfen sollen, ihren persönlichen Weg in die Heilung herauszufinden und einzuschlagen. Mit den HOPE-Fragen kann man sondieren, inwieweit jemand bereits auf einem heilsamen Weg ist, und versuchen, solche eventuellen Aktivitäten mit der evidenzbasierten Medizin in Übereinstimmung zu bringen und zu unterstützen. HOPE zeigt auf, was die betreffende Person intuitiv selbst herausgefunden hat, und fügt die entsprechenden rationalen, aus der strengen Forschung resultierenden Elemente hinzu. Da sowohl Intuition wie Wissenschaft für sich genommen zweifelhaft sind, maximiert die Kopplung dieser unterschiedlichen Erkenntniswege den Nutzen sowohl der medizinischen Therapien wie des individuellen Heilvermögens des Patienten. Es optimiert die Bedeutungsreaktion. Indem ich HOPE durchführe, helfe ich den Patienten, die Kluft zu schließen, in die Trevor gefallen war.

Die Geschichte einer Patientin namens Mandy verdeutlicht, wie SOAP und HOPE gemeinsam zu integrativer Gesundheit und Heilung führen.

MANDY

Mandy war 45 Jahre alt und hätte eigentlich in der Lage sein sollen, sich um den Haushalt zu kümmern, doch jetzt ging gar nichts mehr. Selbst vor dem Unfall hatte sie Mühe gehabt, sich um zwei Jungen im Teenageralter und eine neunjährige Tochter sowie um einen viel arbeitenden Ehemann zu kümmern und zugleich einen Teilzeitjob zu bewältigen. Ihr Leben bestand aus dem Jonglieren zwischen Terminen, Mahlzeiten, Haushaltspflichten, Telefonaten und den sozialen Medien. Da blieb keine Zeit für Selbstfürsorge. Bis 15 Jahre davor hatte sie Vollzeit gearbeitet. Dann erlitt sie bei einem, wie sie dachte, eher unbedeutenden Autounfall ein Schleudertrauma und eine Bänderzerrung an der rechten Schulter. Sie ließ den Verletzungen genug Zeit auszuheilen und befolgte alle Instruktionen, inklusive Physiotherapie und entzündungshemmenden Mitteln. Doch der Schmerz ließ nie nach, er wurde chronisch. Bald hatte sie einen komplett steifen Nacken und hartnäckige Schmerzen, die über die Schulter bis in den rechten Arm reichten. Es war der Anfang anhaltender chronischer Nervenschmerzen.

Innerhalb dieser 15 Jahre wurden ihr zahlreiche andere Diagnosen gestellt, von Depression und Angststörung bis hin zu PTBS und Neurose. Sie bemühte sich weiter, ein so gesundes Leben wie möglich beizubehalten: mit körperlicher Betätigung, so gut es ging, Physiotherapie, gesunder Ernährung, der Pflege von Freundschaften und der familiären Beziehungen. Wie bei vielen Patienten mit chronischen Schmerzen waren diese Aktivitäten für sie eine Herausforderung. Viele ihrer Arzttermine endeten mit weiteren Medikamentenverschreibungen. An einem bestimmten Punkt nahm sie mehr als fünf Medikamente, darunter das Opioid Oxycontin, von dem sie sich nur mit Mühe wieder befreite, denn der Schmerz loderte mit aller Kraft auf, sobald sie es abzusetzen versuchte. Schließlich schaffte sie es mithilfe einer stationären Schmerzbehandlung mit Gruppentherapie und ersetzte es durch andere, weniger abhängig machende Medikamente wie Neurontin und Lyrica, die sowohl die Nervenschmerzen wie auch die Weinattacken teilweise linderten.

»Ich muss Sie warnen, Doc, ich weine«, sagte sie bei ihrem ersten Termin bei mir, während ihr die Tränen bereits in die Augen traten. »Manchmal weine ich ganz ohne Grund, tut mir leid.« Ich wartete, bis sie wieder aufhörte. Ihre Schmerzen waren jeden Tag so schlimm, dass sie sie auf einer Skala von 1 bis 10 jeweils mit 5 bis 7 einstufte. Sie waren begleitet von Krämpfen und Steifheit im Nacken und in der rechten Schulter. Über die 15 Jahre hatte sie neben den Medikamenten noch viele andere Behandlungen erhalten: regelmäßige Physiotherapie, Injektionen von Steroiden, Reizstrom und Psychotherapie, alles von schulmedizinischen Schmerzkliniken oder ihrem Hausarzt verabreicht. Wie Trevor geriet sie in eine Parallelwelt der Komplementärmedizin, suchte Chiropraktiker, Akupunkteure, Naturheilkundler, Homöopathen und Mind-Body-Therapeuten auf. Alle schienen ein wenig zu helfen, manche auch mehr als andere, doch half alles immer nur vorübergehend. Am besten taten ihr heiße Bäder und Meditation, wenn sie die Zeit dazu fand. An guten Schlaf war nicht zu denken, zum einen wegen ihrer geschäftigen Familie – die Jungs machten bis spät ihre Hausaufgaben –, zum anderen, weil der Schmerz nachts nicht nachließ. Sie wachte oft auf und fühlte sich morgens nie erholt. Manchmal zog sie sich dann einfach ins Badezimmer zurück, um sich auszuweinen.

Zu mir kam sie, weil sie gehört hatte, ich könne ihr helfen, ihre eigene Heilungsfähigkeit zu verbessern. Man hatte ihr erzählt, ich hätte einen anderen Ansatz und würde ihn mit ihren regulären Medikamenten verbinden. Wir arrangierten also eine HOPE-Konsultation, in der wir die Dimensionen des Heilens in ihrem Leben besprachen. Wir prüften eine Reihe von Optionen, von denen die Wissenschaft gezeigt hat, dass sie Schmerzpatienten helfen können. Ich stellte ihr Fragen wie folgende:

1. Was bereitete ihr am meisten Freude und Wohlbefinden im Leben? Welche Aktivität bedeutete ihr am meisten?
2. Hatte sie Freunde und eine Familie, die sie unterstützten, jemanden, bei dem sie sich ausweinen konnte, den sie liebte, jemanden, der sie nährte und unterstützte?
3. Wie gestaltete sie sich ihren Tag? Welche Medikamente nahm sie? Wie war ihre Lebensweise: Wie ernährte sie sich, wie schlief sie, machte sie irgendwelchen Sport? Was tat sie, um sich zu entspannen?
4. Wie war ihr Zuhause, das äußere Umfeld, in dem sie den Hauptteil ihrer Zeit verbrachte? Hatte sie einen speziellen Ort, an den sie sich von ihren Alltagspflichten und allem Trubel zurückziehen konnte?

Dies sind die wichtigsten Fragen, die ich bei einem HOPE-Assessment durchgehe. Dabei verwende ich die hier dargestellte Grafik. Mandy und ich malten die Dimensionen und die dazugehörigen Elemente auf, damit sie einen Weg für sich in die Heilung finden konnte. Mit Geduld und Ausdauer kann HOPE oft zu einem Spurwechsel beitragen und das Wohlbefinden wiederherstellen, selbst dann, wenn – wie bei chronischen Krankheiten – eine Beseitigung der Krankheit nicht möglich ist.

In meinem Dialog mit Mandy wurden drei Dinge deutlich. Erstens: Vieles lief gut in ihrem Leben und unterstützte ihre Heilung. Sie hatte eine wunderbare Familie und einige richtig gute Freunde.

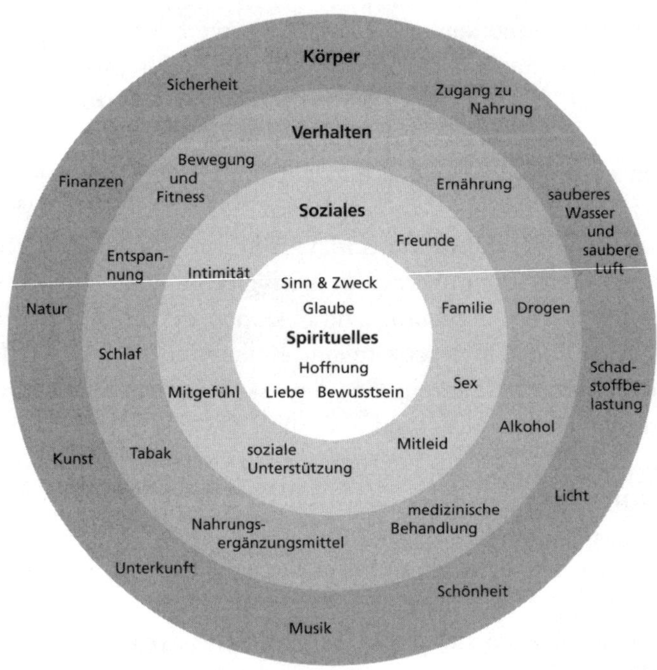

In einer HOPE-Konsultation thematisierte Elemente ganzheitlichen Heilens

Sie achtete sehr auf das Essen in der Familie – viel Obst und Gemüse, Fisch, Vollkorn und wenig Zucker. Sie versuchte, täglich Gymnastik – oder zumindest ihre Krankengymnastikübungen – zu machen. Doch mit vielen Bereichen hatte sie Schwierigkeiten, vor allem was Ruhe und Entspannung anging. Aufgrund ihres Tagesablaufs, ihrer Haushaltspflichten und ihrer Schmerzen fiel es ihr schwer, sich zu entspannen. Fünf Jahre davor hatte sie sich gerade endlich auf dem Weg der Besserung gefühlt, als sie in einen zweiten Autounfall verwickelt wurde. Diesmal stieß sie sich den Kopf, ohne in Ohnmacht zu fallen. Nach der Untersuchung sagten die Ärzte, alles sei in Ordnung. Doch bald darauf fingen ihre Weinattacken an. Sie dachte unablässig an die beiden Unfälle und hatte Angst, womöglich nie mehr gesund zu werden. In diesem Zeitraum fiel die PTBS-Diagnose. Und jetzt kamen auch die Antidepressiva und die Psychotherapie hinzu, die ihr zwar stimmungsmäßig ein wenig, nicht aber gegen die Schmerzen halfen.

An diesem Punkt unseres Gesprächs stellte ich ihr eine Frage, die ich den meisten meiner Patienten stelle: »Was meinen Sie, was da vor sich geht?« Das Timing der Frage muss stimmen, damit ich eine Antwort bekomme, die einen tieferen Sinn ergibt. Die Frage soll den Patienten einen Zugang zu ihrer Intuition ermöglichen – zu Herz, Bauch oder Seele, je nachdem, wie sie es empfinden. Meine Aufgabe ist es dann, diese intuitive Antwort sinnvoll mit der beweisgestützten Medizin in Übereinstimmung zu bringen, damit der Patient in seinem Heilprozess gestärkt werden kann. Und tatsächlich sollte sich herausstellen, dass Mandys Antwort den Schlüssel zu ihrer Genesung enthielt.

»Na ja«, sagte sie nach einer kleinen Pause, »irgendwas ist mit meinem Gehirn los, da scheint was nicht zu stimmen.«

»Warum sagen Sie das?«, bohrte ich nach.

»Nach den ersten Akupunktursitzungen empfand ich große Erleichterung, die Beschwerden waren vielleicht um 95 Prozent zurückgegangen. Der Schmerz lag bei 1 oder 2 auf der Zehnerskala. Aber das hielt nicht an. Ich versuchte es mehrfach, aber nach einer Weile schlugen die Behandlungen gar nicht mehr an, und ich habe sie aufgegeben. Es fühlte sich an, als gebe sich mein Gehirn zwar alle Mühe zu heilen, aber es konnte die Behandlung nicht absorbieren. Es nahm sie einfach nicht an. Wie ich schon sagte, irgendwas stimmt mit meinem Gehirn nicht.« Mandy fing wieder an zu weinen. »Tut mir leid, Doktor.«

Jetzt versammelte sich unser integratives Gesundheits-Team, um die Lage zu analysieren. Die Akupunktur aktivierte bei Mandy zweifellos die körpereigenen Opioide, diese inneren Schmerzhemmer, die jedes Gehirn produziert. Nach den Behandlungen jedoch sank ihr Opioidspiegel, und Mandy reagierte nicht mehr. Der Akupunkteur meinte, sie habe einfach nicht genug Behandlungen bekommen. Regelmäßige Akupunktur aktiviert in der Regel nicht nur die endogenen Opioide, sondern steigert auf längere Sicht auch die Dichte der Opioidrezeptoren im Gehirn, sodass der Betreffende besser auf die vom eigenen Gehirn ausgestoßenen Schmerzmittel reagiert und deren Wirkung verlängert wird. Aus dieser Sicht brauchte Mandy also einfach mehr Behandlungen.

Der Neurologe widersprach. Falls das Problem in der Steigerung dieser Dichte lag, hätte sich das in irgendeiner Weise zeigen müssen. Mandy hatte zunächst über zwölf Wochen wöchentlich Akupunktur erhalten, dann weitere vier Behandlungen jeweils einmal pro Monat. Das hätte ausreichen müssen, damit die Akupunktur »anschlug«, sagte er. Es musste an etwas anderem liegen. Er fragte sich, ob womöglich die Kopfverletzung bei ihrem zweiten Autounfall das Problem verursacht haben könnte. Ich bemerkte, ihre Weinattacken – Zeichen einer möglicherweise verringerten kortikalen Inhibition ihrer Emotionen – hätten nach dem zweiten Autounfall eingesetzt. Auch das kann durch eine Hirnverletzung verursacht sein. Um hier Gewissheit zu bekommen, ordneten wir eine Positronen-Emissions-Tomografie (PET) an.

Die Technologie des Neuroimaging in der Medizin macht zwar rasante Fortschritte, aber wir müssen noch sehr an der Interpretation dessen arbeiten, was wir da sehen, vor allem was das Gehirn betrifft. Bei Mandy wollten wir herausfinden, ob es irgendeinen Nachweis einer Dysfunktion in den Hirnbereichen gab, die auf die Akupunktur hätten reagieren müssen.

Der Amerikaner Daniel Amen ist in der Verwendung des PET-Scans zur Verbesserung unseres Verständnisses von Hirnkrankheiten der weltweit erfahrenste Psychiater; er hat mehr als 25 000 Scans studiert, darunter viele, bei denen es um die Auswirkungen subtiler Hirnverletzungen ging. Ich hatte sein Buch *Das glückliche Gehirn. Ängste, Aggressionen und Depressionen überwinden – So nehmen Sie Einfluss auf die Gesundheit Ihres Gehirns* gelesen und fragte mich, ob PET uns bei der Arbeit mit Mandy weiterhelfen würde. Ein PET-Scan ist eine ziemlich oberflächliche, aber kostengünstige Möglichkeit, sich den Stoffwechsel des Gehirns anzuschauen. Würde der PET-Scan klare Veränderungen im frontalen Bereich von Mandys Gehirn – und vor allem in einem Bereich des ventro-medialen präfrontalen Cortex – anzeigen, hofften wir, das könne sowohl ihre Weinattacken wie auch die mangelnde Wirksamkeit der Akupunktur erklären. Einen Versuch war es wert, vor allem angesichts Mandys Selbsteinschätzung, ihr Gehirn funktioniere nicht richtig.

Der PET-Scan schien ihre Einschätzung und unsere Hypothese zu bestätigen. Er zeigte eine Reduktion des Glukosestoffwechsels im linken Frontallappen, zwar nicht genau dort, wo wir es vermutet hatten, aber doch in einem Bereich, in dem einige der leitenden Funktionen und hemmenden Leitungsbahnen für Schmerz und Gefühlskontrolle beschädigt worden sein konnten. Wir würden niemals herausfinden, ob dies durch den Autounfall verursacht war und ob es ihre andauernden Schmerzen oder die nur kurzzeitige Reaktion der Opioide auf die Akupunktur erklärte. Doch schien es unsere Annahme zu bestätigen, dass Mandy diese Hirnbereiche wiederaufbauen musste. Und was noch wichtiger war: Es weckte in Mandy den Wunsch, wieder für sich zu sorgen. Sie hatte jahrelang nichts mehr für sich getan. Die einfachste Möglichkeit, das Gehirn wiederaufzubauen, besteht in Gehirntraining. Wir empfahlen ihr entweder Biofeedback oder intensive Entspannungsübungen. Letzteres sprach Mandy an, nun galt es also, eine Methode zu finden, bei der sie gern und lange genug bleiben würde, um die Funktionen in diesem konkreten Hirnbereich wieder zu aktivieren. Mandy entschied sich für die Achtsamkeitsmeditation.

GEIST-GEHIRN-KÖRPER

Ein Großteil der Biomedizin konzentriert sich bei der Behandlung psychischer und psychosomatischer Erkrankungen auf das Gehirn. Doch ist auch das Umgekehrte möglich: Gehirn und restlicher Körper lassen sich ebenfalls mittels des Geistes behandeln. Mandy musste einen Weg finden, um den Teil ihres Gehirns wiederaufzubauen, der verletzt worden und jetzt dysfunktional war, eventuell durch die jahrelangen Schmerzen und Behandlungen zur Schmerzlinderung sogar atrophiert. Eines Tages werden wir vielleicht Stammzellen oder direkte elektrische Stimulation für die Wiederherstellung einzelner Bereiche des Gehirns nutzen können, doch noch sind wir nicht so weit. Unsere Erfahrung mit Medikamenten und Kräuterbehandlungen zeigt außerdem, dass diese Methoden nur wenigen Menschen und nur begrenzt Erleichterung bringen, zugleich aber bei vielen Nebenwirkungen hervorrufen. Inzwischen gibt es Methoden zum Wiederaufbau des Gehirns durch Verhalten, soziales Lernen und Mind-Body-Techniken. Körperübungen können neuronales Wachstum generell fördern.

Mandy machte zwar etwas Gymnastik, war aber nicht in der Verfassung, intensiv Sport zu betreiben. So konnten wir dies nicht nutzen, um die bei ihr spezifisch problematisch scheinenden Bereiche wiederaufzubauen. Ein Biofeedback der Gehirnströme kann oftmals bestimmte Hirnbereiche aufbauen. Diese Methode hätte viele Arztbesuche und eine komplexe Ausstattung notwendig gemacht. Virtuelle Realität ist ebenfalls eine mögliche Methode, bei chronischen Schmerzen aber meist nicht anwendbar. Außerdem kostet es Geld und ist nicht leicht in die Selbstfürsorge zu integrieren. Wir brauchten einen Ansatz, der für Mandy im Alltag praktikabel war. Die Achtsamkeitsmeditation schien ihr selbst am praktischsten und sinnvollsten. Sie musste es sich nun für mindestens acht Wochen einrichten, täglich Tiefenentspannung zu üben.

Ich wusste von Studien, die zeigen, dass bei Probanden, die über acht Wochen 30 Minuten pro Tag Mind-Body-Techniken wie Achtsamkeitsübungen oder Meditation gemacht hatten, die Bereiche des Frontallappens ausgebaut wurden, die bei Mandy verloren gegangen waren. Sie wollte es unbedingt ausprobieren. Meditation hatte ihr schon einmal geholfen und ihre Ängste gelindert, doch war sie nicht dabeigeblieben. Die Herausforderung bestand jetzt darin, die Übungen in ihren Alltag zu integrieren. Hier kamen nun der Verhaltenstherapeut und der Gesundheitscoach aus dem Team ins Spiel. Sie erarbeiteten mit ihr – und ihrer Familie – eine Möglichkeit, die es ihr erlauben würde, täglich 30 Minuten Achtsamkeitsmeditation zu praktizieren. Dies war ihr lieber als Jakes Visualisierungen und auch lieber als das Herzfrequenzvariabilitäts-Biofeedback als weitere evidenzbasierte Möglichkeit.

Der erste Versuch scheiterte, weil sie sich zu Hause von den Verantwortlichkeiten für die Familie überfordert fühlte. Sie hatte daheim keinen Ort, an dem sie sich voll und ganz entspannen konnte. Nun halfen ihr der Verhaltenstherapeut und der Gesundheitscoach dabei, diesen besonderen Ort zu Hause für sich zu finden: in ihrem Schlafzimmer, wo sie sich eine kleine private Ecke schuf. Die Familie kooperierte und sorgte dafür, dass dies ein geschützter Ort blieb, der von ihnen nicht betreten wurde. In dieser ganz privaten Ecke stellte sie einige ganz persönliche, heilige Gegenstände und Familienerinnerungen auf. Sie dekorierte sie mit einem weichen Tuch und sanftem Licht. Ein CD-Player spielte ihre Lieblingsmusik oder Naturgeräusche. Das war ihr optimales heilendes Umfeld. Eine Reihe von Weckrufen, die über eine App sowohl an die Handys der Familienmitglieder wie an ihr eigenes gingen, sorgten dafür, dass sie täglich 30 Minuten Achtsamkeits- und Atemübungen machen konnte. Ein erneuter PET-Scan nach zwei Monaten, der Besserungen der neuronalen Funktion im Frontallappen zeigte, ermutigte sie weiterzumachen. Sie stellte auch fest, dass sich ihr Schlaf gebessert und die Schmerzen auf der Zehnerskala von 5 bis 7 auf 4 oder 5 gesunken waren. Jetzt kam wieder die Akupunktur ins Spiel.

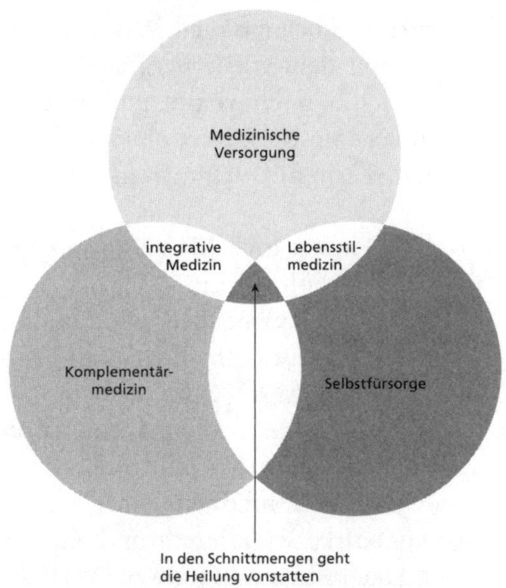

Die integrative Gesundheit schließt die Kluft.

Laut Forschungsergebnissen verändert sich die Dichte der Opioidrezeptoren im Gehirn nach acht bis zwölf Wochen Akupunkturbehandlung. Doch hatte dies zuvor bei Mandy nicht funktioniert. Wir hofften, dass sie nun über die nötige neuronale Grundlage verfügte, damit die Akupunktur anschlagen konnte. Mandy hatte ihren Geist genutzt, um eine Veränderung im Gehirn herbeizuführen. Sie begann also jetzt mit 20 Akupunktursitzungen, bei denen eine Kombination aus Körper- und Ohrpunkten verwendet wurde. Schritt für Schritt ließ über die nächsten zwei Monate das Wiederaufwallen des Schmerzes, wie sie es bei der ersten Akupunkturreihe erlebt hatte, nach. Nach drei Monaten war sie bei einer Skala von 10 auf einem Schmerzniveau von 1 bis 2, und sie konnte die Akupunkturanwendungen auf einmal pro Monat und schließlich auf einmal alle drei Monate reduzieren. Und was noch wichtiger war: Ihre Lebensqualität, Funktions- und Selbstheilungsfähigkeit nahmen zu. Sie lernte, dass sie sich oft, wenn die Schmerzen größer wurden, nicht genügend um sich gekümmert hatte, weil sie entweder nicht genug geschlafen, ihre Achtsamkeitsübungen vergessen oder eine erhöhte Stressbelastung nicht wahrgenommen hatte. Sie nahm jetzt nur noch ein niedrig dosiertes Antidepressivum, das zusammen mit dem wiederhergestellten Frontallappen dafür sorgte, dass sie kaum noch weinte, und für den gelegentlich aufflammenden Schmerz ein Acetaminophen.

Mandy war Nutznießerin der integrativen Gesundheit.

Ich nutze den Begriff »integrative Medizin« mit Bezug auf den Zusammenschluss der Schulmedizin – in der ich ausgebildet wurde – und der Komplementärmedizin, wie Akupunktur, Chiropraktik oder Massage. Der Begriff »Lebensstilmedizin« bezieht sich auf den Zusammenschluss der Schulmedizin und des Verhaltens in Form von Selbstfürsorge wie Ernährung, körperliche Betätigung und Stressmanagement. Am Schnittpunkt dieser drei Bereiche steht die »integrative Gesundheit«, ihre treibenden Kräfte sind solider wissenschaftlicher Hintergrund und patientenzentrierte Fürsorge. Und beides stand Mandy zur Verfügung. Und was chronische Krankheiten angeht, stellt die integrative Gesundheit die Zukunft der Gesundheitsfürsorge dar.

EINE VERLAGERUNG IN DIE GANZHEITLICHKEIT

Um das Jahr 500 v. Chr. soll ein tibetischer Herrscher etwas sehr Beachtliches getan haben. Anscheinend lud er die Meisterheiler aller großen Heiltraditionen aus der ganzen Welt zu einer einjährigen Konferenz des Lernens ein. Die Ärzte kamen aus allen Enden der damals bekannten Welt, darunter Griechenland und der Nahe Osten, Nordafrika, China und Indien. Jeder sollte von seiner Heilkunst das Beste erzählen, damit die effektivsten Behandlungen, die die Menschheit überhaupt kannte, zusammengefasst werden konnten – mit anderen Worten ging es darum, aus den damaligen Heiltraditionen der ganzen Welt einen wirklich integrativen Ansatz zu bilden. Was dabei herauskam, war ein bemerkenswertes System, das das medizinische Denken über mehr als 1000 Jahre inspirierte und beeinflusste. Auch das war schon integrative Medizin.

Wir müssen ähnliche Anstrengungen betreiben, um die besten Heiltraditionen, die es heute weltweit gibt, miteinander zu verbinden. Im Zeitalter der Information und globalen Interaktion haben Patienten bereits Zugriff auf die Praktiken zahlreicher Heiltraditionen und nichtkonventioneller Systeme. 1993 veröffentlichte David Eisenberg von der Harvard University eine Studie im *Journal of the American Medical Association*, die zeigte, dass mehr als ein Drittel der Menschen in den USA Methoden aus der sogenannten Komplementärmedizin wählten und alternative Heilberufler aufsuchten. Ein Jahrzehnt später lag der Prozentsatz bei 40 Prozent aufwärts. In Europa, Südamerika und Euroasien ist die Verwendung der Komplementärmedizin noch verbreiteter, in nichtwestlichen Ländern liegt sie bei über 80 Prozent der Bevölkerung. [Laut einer vom Bundesverband der Pharmazeutischen Industrie (BPI) beauftragten Forsa-Umfrage hat rund die Hälfte der Befragten Erfahrung mit homöopathischen Arzneimitteln. Mehr als 70 Prozent von ihnen sind zufrieden oder sehr zufrieden mit Wirksamkeit und Verträglichkeit; Anm. d. Red.] Doch nur selten wissen die Schulmediziner etwas über diese Methoden, die Patienten erzählen den Ärzten kaum, dass sie sie anwenden, und die Ärzte fragen nicht danach, geschweige denn, dass sie sie anbieten würden.

Die Kluft zwischen Therapie, Heilung und Selbstfürsorge ist größer denn je. Patienten sind auf sich gestellt, wenn sie versuchen, für sich die richtige Mischung zu finden. Die Konsequenzen dieser Kluft können wie bei Trevor tragisch sein, der mit seinem Bluthochdruck kämpfte, nach ganzheitlichen Methoden suchte, ohne den nötigen wissenschaftlichen Input zu bekommen, und schließlich bei einem Nierenversagen landete. Wir brauchen heute wieder vereinte Anstrengungen wie damals in Tibet – und zwar mit der Hilfe der modernen Wissenschaft und der Informationstechnologie.

Glücklicherweise verlagert sich die Gesundheitsfürsorge heute bereits in die Richtung einer größeren Integration. Die Bemühungen laufen, wenn auch mit einigen Schwierigkeiten. Die Weltgesundheitsorganisation brachte 1948 eine kontroverse Gesundheitsdefinition heraus. Demnach ist Gesundheit nicht nur die Behandlung körperlicher Krankheiten, sondern »ein Zustand vollständigen körperlichen, geistigen und sozialen Wohlbefindens und nicht einfach nur das Freisein von Krankheit und Gebrechen«. Die WHO erklärte, diese Definition solle das Ziel aller Gesundheitsfürsorge sein. Dennoch machte die moderne Medizin auf ihre reduktionistische Art und Weise weiter, indem sie nach immer feineren Unterteilungen des Körpers ins Kleine und Partikuläre suchte.

Zu derselben Zeit, als die WHO ihre Definition veröffentlichte, wurde intensivst an der Struktur der DNA geforscht, bis sie von Watson und Crick entdeckt und 1953 bekannt gemacht wurde. Der erste randomisierte kontrollierte Versuch (RCT), der in dasselbe Jahr fiel wie die Veröffentlichung der WHO, machte die reduktionistische Wissenschaft zur Grundlage aller klinischen Versuche und medizinischen Entscheidungen. Wie wir bereits sagten, ist RCT zum wichtigsten Werkzeug geworden, wenn es darum geht zu entscheiden, was in der Gesundheitsfürsorge als anerkannt gilt. Seit fünf Jahrzehnten beherrscht die Wissenschaft vom Kleinen und Partikulären die biomedizinische Forschung und die klinische Praxis – sie wird überall und auf alles angewendet.

Dann entwickelten internationale Gruppen langsam das Bedürfnis nach einem Gleichgewicht und einer ganzheitlichen, personenzentrierten Fürsorge. 2001 gab ein bahnbrechender Bericht des Institute of Medicine (heute National Academy of Medicine) mit dem Titel *Crossing the Quality Chasm* (Überbrückung der Qualitätskluft) zehn Prinzipien aus für eine Neugestaltung der Gesundheitsversorgung, die patientenzentrierter und ganzheitlicher ausgerichtet sein soll. Die ersten drei Empfehlungen lauten wie folgt:

1. Die Versorgung gründet auf anhaltenden heilenden Beziehungen.
2. Die Versorgung ist den Bedürfnissen und Werten des Patienten angepasst.
3. Der Patient ist die Kontrollquelle.

In dem Bericht werden außerdem wissenschaftliche Nachweisbarkeit, Informationsaustausch, größere Sicherheit, Antizipation der (und nicht nur Reaktion auf die) Bedürfnisse des Patienten, Prävention und Kooperation zwischen den Ärzten gefordert, mit anderen Worten: eine Versorgung durch Teams. Um diesen Grundprinzipien gerecht zu werden, veröffentlichten 2007 vier große Verbände aus der medizinischen Grundversorgung – Pädiatrie, Familienmedizin, Innere Medizin und Geburtskunde/Gynäkologie – in einem Kraftakt gemeinsam eine Reihe von Leitlinien für das patientenzentrierte medizinische Zuhause. Die Idee dahinter war, eine Versorgung zu liefern, die folgende Eigenschaften besitzt:

- patientenzentriert: berücksichtigt die Bedürfnisse und Vorlieben von Patient und Familie;
- umfassend: umfasst den Menschen als Ganzes, samt körperlicher, geistiger Versorgung, Prävention, Befinden, akuter und chronischer Behandlung;
- koordiniert: ist so organisiert, dass sie alle Elemente der Gesundheitsfürsorge integriert;
- zugänglich: 24/7-Fürsorge, samt telefonischer Erreichbarkeit und elektronischer Kommunikation;
- der Qualität und der Sicherheit verpflichtet: durch beständige Verbesserungen gewährleistet.

Anders gesagt: Es ging darum, dass die Medizin offener für den ganzen Menschen, integrativer und mehr auf Prävention und Gesundheitsförderung fokussiert sein muss, als das bei unserem derzeitigen Gesundheitssystem der Fall ist. *Crossing the Quality Chasm* wurde zum allgemeinen Tagesgespräch.

Auch andere Gruppen und Länder drängen nach mehr integrativer, ganzheitlicher Gesundheitsfürsorge. 2008 steckte das international ausgerichtete Institute for Healthcare Improvement (IHI) ein Schulungsprogramm zur Erreichung eines dreifachen Ziels in der weltweiten Gesundheitsfürsorge ab und begann seine Umsetzung zu finanzieren: (1) Verbesserung der Patientenerfahrung, (2) Förderung der weltweiten Volksgesundheit und (3) Kostensenkung der Gesundheitsversorgung pro Patient. Aus diesen Bemühungen entstand das Konzept von Zahlung nach Leistung (und nicht nach Verfahren oder Behandlung). Das Ziel war von Visionären wie dem Gründer des IHI Don Berwick benannt worden, der eine Art »Integrator« anforderte, eine Organisation, die Verantwortung für alle drei Ziele übernehmen sollte. Berwick gründete daraufhin das Center for Medicare and Medicaid Innovation, das neue Modelle der Gesundheitsfürsorge finanzierte und testete, um zu zeigen, wie sich Zahlung nach Leistung umsetzen lässt. Bemühungen von Zahlung nach Leistung gab es auch bereits in Großbritannien, Europa, Australien, Singapur, Japan und anderen Ländern. Diese innovativen Modelle gehen immer mehr in die Richtung der Art integrativer Gesundheitsfürsorge, wie zum Beispiel Trevor sie zur Prävention gebraucht hätte und wie Mandy sie nutzte, um sich von ihren chronischen Schmerzen zu heilen.

Doch ist die Umsetzung so aufstrebender Prinzipien noch immer eine Herausforderung. Die Medizin verfolgt weiterhin größtenteils individuelle Behandlungsprozesse und zahlt dafür, dass Dinge mit einem Patienten gemacht werden, statt mit ihm zusammen Heilungsprozesse zu fördern. Wir geben noch immer das meiste Geld dafür aus, nach Behandlungswirkstoffen zu suchen, die nur inkrementell zur Gesamtgesundheit beitragen, statt die Selbstwirksamkeit des Menschen für eine transformierende Heilung zu optimieren. Der Wille ist da, doch die Möglichkeiten sind gering, und die ökonomischen Antriebskräfte arbeiten, wenn es um Heilung geht, dagegen an.

Kürzlich finanzierte die Peterson Foundation das Clinical Excellence Research Center der Stanford University dafür, die besten 5 Prozent der Grundversorgungszentren ausfindig zu machen, die dem oben genannten dreifachen Ziel und dem Modell des patientenzentrierten medizinischen Zuhauses entsprechen, und die Eigenschaften ihres Erfolgs zu beschreiben. Es überrascht nicht weiter, dass diese Eigenschaften fast identisch zu denen ausfielen, die in dem Bericht *Crossing the Quality Chasm* aufgelistet waren. Die wirksamste Gesundheitsfürsorge ging über ein simples Austeilen von Medikamenten hinaus. In den ausgewählten Zentren wurde Zeit investiert, um weitere Dimensionen des Heilens zu erforschen. Sie sprachen den Patienten als ganzen Menschen an, strukturierten die Versorgung so, dass der Patient das Ruder für seine Heilung selbst in die Hand nahm, brachten die Bildung von Ärzteteams mit sich und berücksichtigten bei den Prozessen immer die Verhaltensebene und die soziale und emotionale Komponente von Heilung. Sie boten im besten Sinne integrative Gesundheitsfürsorge an.

EIN NEUER WEG IN DIE HEILUNG

Die beiden fehlenden Bereiche der integrativen Gesundheit – Komplementärmedizin sowie Lebensstilmedizin oder Selbstfürsorge – werden parallel zu den Forderungen des Mainstreams nach mehr personenzentrierter und ganzheitlicher Gesundheitsfürsorge inzwischen häufiger angewendet und erforscht. Falls Ihr Arzt oder Ihre Ärztin Interesse daran hat, etwas über diese Bereiche zu lernen, kann er oder sie (oder Sie selbst) im nächsten Kapitel mehr darüber erfahren. Viele dieser Quellen integrieren Lebensstil- und Verhaltensänderungen in die Behandlung, statt sie nur in der Prävention chronischer Krankheiten einzusetzen. Der Mediziner und Wegbereiter Dean Ornish hat sich auf dieses Thema spezialisiert und in jahrzehntelanger, rigoros durchgeführter Forschung seine Wirksamkeit bewiesen. In seinem jüngsten Bestseller *The Spectrum* führt er die Elemente der Lebensstilmedizin zusammen, um zu zeigen, dass wir den Verlauf chronischer Krankheiten umkehren und krankheitsverhindernde Gene aktivieren können. Das ist, verglichen mit dem, was die meisten Mediziner gelernt haben, ein wirklich neuer Weg in die Heilung.

Wie Trevor und viele andere meiner Patienten mich gelehrt haben, ist das Verhalten nur eine der Dimensionen, die zur Aktivierung der 80 Prozent nötig sind, die durch Selbstheilung zustande kommen. Fast alle Patienten, mit denen ich zu tun habe, wissen, dass ihr Verhalten wichtig für die Gesundheit ist. Doch reicht dieses Wissen nicht aus, wie Trevor schmerzhaft erfahren musste. Eine kürzlich von der Mayo Clinic veröffentlichte Studie zog den Schluss, dass sich nur 2,7 Prozent der (amerikanischen) Bevölkerung an die vier gesundheitsfördernden Verhaltensweisen (nicht rauchen, gemüsereiche Ernährung, regelmäßiger Sport und ausreichendes Stressmanagement) halten. [Experten zufolge leben in Deutschland nur 9 Prozent der Bevölkerung tatsächlich rundum gesund – sie haben genügend Bewegung, rauchen nicht, ernähren sich passend, trinken wenig Alkohol und haben einen gesunden Umgang mit Stress; Anm. d. Red.]

Dabei reicht ein derartiges gesundes Verhalten nicht aus, weil man damit die tieferen Dimensionen – die Bereiche Soziales/Emotionales und Geist/Seele – nicht anspricht, die für eine dauerhafte Heilung von so wesentlicher Bedeutung sind. Maria änderte ihr Verhalten, konnte aber erst heilen, als sie eine Gruppe fand, der sie das Kochen beibringen konnte. Sergeant Martin verwendete eine Behandlungsmethode – die hyperbare Sauerstofftherapie –, obwohl sie nachweislich unwirksam war. Ausschlaggebend für seine Heilung war sein dortiges Engagement gegenüber anderen Militärangehörigen. Hätte Norma nicht an der klinischen Studie teilgenommen, die ich zum Thema Arthritis durchführte, dann hätte sie vielleicht nie genügend Motivation aufgebracht, um ihre Schmerzen zu überwinden und ihr Ehrenamt wiederaufzunehmen. Für Mabel waren, wie für viele schwer kranke, ältere oder gebrechliche Menschen, Beziehungen der Schlüssel zu Heilung und Wohlbefinden.

In Kapitel 7 haben wir gesehen, dass mindestens ein Gesundheitssystem, nämlich das Nuka System of Care in Alaska, seine Gesundheitsversorgung auf ein beziehungs- und patientenzentriertes Paradigma umstellen konnte. Der Erfolg dieses Systems gründet zum Teil auf seiner Verankerung in den indianischen Traditionen Alaskas. Doch ist die Welt mit ihren unterschiedlichen Traditionen und vielfältigen Kulturen und Sprachen zunehmend mobil. Ist es möglich, ein integratives Heilsystem aufzubauen, das für diese mobile, multikulturelle Welt flexibel genug ist? Um das herauszufinden, suchte ich eine Einrichtung auf, die genau dies versucht.

Rushika Fernandopulle wurde in Sri Lanka geboren, wo er – genau wie ich damals in Vietnam und wie Aadi in dem ayurvedischen Krankenhaus im Nachbarland Indien – die vorrangige Gesundheitsfürsorge seitens traditioneller Ärzte erlebte, die natürliche Substanzen verwenden und alte Rituale durchführen. Ansteckende Krankheiten, fehlende Kanalisation, Traumata und Mangelernährung waren in Sri Lanka weit verbreitet. Doch was Fernandopulle bei Menschen mit chronischen oder psychischen Erkrankungen auffiel: Sofern sie sauberes Wasser und Nahrung bekommen konnten und Zugang zu den Grundlagen der modernen Medizin erhielten, waren sie glücklich, und es ging ihnen im Allgemeinen gut. Ihre Lebensweise und sozialen Beziehungen unterstützten eine lebenslange Gesundheit. Wie an den fünf Orten der Welt, die der Autor Dan Buettner in seinem Buch *Blue Zones* als die Orte ermittelt hat, an denen die Menschen am längsten und gesündesten leben, nahmen die Sri Lanker weniger Medikamente und hatten weniger Krankheiten als viele Menschen in den westlichen Ländern. Traditionelle Ärzte und die alten Frauen lehrten die Menschen, wie man lebt. Es gab keine Kluft zwischen Medizin und Leben. Die einzige Kluft bildete die Wissenschaft.

Dann kam Fernandopulle in die USA und erhielt in Harvard die wohl beste wissenschaftliche medizinische Ausbildung, die man überhaupt bekommen kann. Genau wie ich erlebte er die Wunder, die die moderne Wissenschaft in der medizinischen Therapie vollbringen kann. Genau wie ich hatte er die Vorteile und die Grenzen der alten traditionellen Heilsysteme erlebt. Und er sah, wie ich, dass es den chronisch Kranken im Westen nicht besser erging, obwohl sie mehr bezahlten. Also machte er sich daran, die Kluften in unserem Gesundheitssystem zu füllen. Doch fand er es extrem schwer, ein System zu ändern, das nur Behandlungen bezahlte und bestärkte. Genau wie ich empfand er, dass die Beschaffenheit der klinischen Begegnung, das Zahlungssystem, die elektronische Krankenakte und der SOAP-Anamnesebogen nicht geeignet waren, den ganzen Menschen zu heilen. Am Ende gab er es auf, die Systeme verändern zu wollen, und widmete sich stattdessen dem Aufbau eines neuen Systems, das die Beschaffenheit der Gesundheitsversorgung ändern und die Kluft zwischen Therapie und

Heilen füllen konnte. Er nannte es nach einem kleinen Vogel Sri Lankas: Iora.

Oberflächlich gesehen ist die Aufgabe eines Iora-Zentrums dieselbe wie die jedes medizinischen Zentrums: Es bietet Prävention, Behandlung von Infektions- und anderen Krankheiten an und hilft den Menschen, gesund zu werden und zu bleiben. Kaum gräbt man jedoch ein wenig tiefer, zeigen sich die fundamentalen Unterschiede zur üblichen Versorgung. Zu einem Iora-Zentrum gehören eigens ausgebildete Experten, die sich »Gesundheitscoaches« nennen und Hand in Hand mit dem Pflegepersonal und den Ärzten arbeiten, um sich zusammen mit den Patienten all den Bereichen widmen zu können, die einen Einfluss auf deren Gesundheit oder Heilung haben können. Das Iora-Zentrum liefert Standardversorgung wie Impfungen, Medikamente, kleinere operative Eingriffe und therapeutische Gespräche. Doch kann es den Patienten auch Informationen über Ernährung und Verhaltensänderungen, Stressmanagement und soziale Dienste sowie bei Bedarf Zugang zu finanzieller oder rechtlicher Hilfe verschaffen. Außerdem kann es Verbindungen zu Gesundheitszentren herstellen, die auf die Komplementärmedizin spezialisiert sind und diese Methoden wie auch die anderen Dienste integrieren.

Jedes Mitglied des Gesundheitsteams und der Patient haben jederzeit vollen Zugang zu allen Informationen in der Krankenakte, die patientenzentriert strukturiert ist und nicht die Kosten in den Mittelpunkt stellt. Man braucht sich keine Sorgen mehr um die Behandlungskosten zu machen, denn in den Iora-Zentren ist die Gesamtversorgung durch eine Monatspauschale pro Patient abgedeckt (bezahlt von einem Sponsor, wie Iora es nennt, der zum Beispiel eine Krankenkasse oder ein privatversicherter Arbeitgeber sein könnte). Krankenhaus- und Facharztversorgung laufen extra, doch arbeitet das Iora-Team hart daran, eine breitere Versorgung abzudecken und zugänglich zu machen, als es die medizinische Grundversorgung tut, überflüssige Dienste abzuschaffen (die ein Drittel der medizinischen Versorgung ausmachen) und nach einer Facharztbehandlung die Rehabilitation zu erleichtern.

Heilen und Genesung stehen im Mittelpunkt. Gruppenkurse

und Einzelberatung in Ernährungs- und Lebensstilfragen werden angeboten, und die Belegschaft ist offen für das soziale/emotionale und geistige/spirituelle Leben der Patienten. Die Atmosphäre ist warm und einladend, die üblichen Barrieren oder das Gefühl, wie in einem normalen Gesundheitszentrum abgefertigt zu werden, fehlen. Das Gesundheitsteam kennt die Patienten. Die Angestellten werden eigens danach ausgewählt und ausgebildet, ob sie zuhören können und mitfühlend sind. Anders als an den meisten Orten wird man nicht schon innerhalb der ersten 16 Sekunden eines Arztgesprächs unterbrochen. Ein spürbares Gefühl von Fürsorge ist vorhanden.

Und das wirkt heilungsfördernd. Wie bei den 5 Prozent der von Stanford ermittelten besten Grundversorgungszentren sind die Ergebnisse von Iora herausragend. Die Daten von zehn solcher Zentren, die seit mindesten zwei Jahren Bestand haben, weisen beachtliche Erfolge auf. Das allgemeine Interesse ist groß, die Patiententreue noch größer. Außerdem empfehlen viele Patienten die Zentren weiter. Die medizinischen Gesamtkosten liegen um 14 Prozent pro Jahr niedriger, stationäre Aufnahmen und Notaufnahmen fallen im Vergleich zum Durchschnitt in der Einzelleistungsabrechnung der staatlichen Krankenversicherung um 40 Prozent geringer aus; die Behandlung von Bluthochdruckpatienten ist um 21 Prozent erfolgreicher. Ohne Ausnahme bekommen alle Patienten bei dringendem Bedarf innerhalb von 24 Stunden Hilfe. Im Medicare Star Rating System verzeichnet Iora eine Steigerungsrate von 30 Prozent pro Jahr.

Setzt man das dreifache Ziel, das patientenzentrierte medizinische Zuhause und die Stanford-Beurteilung als Standard an, entspricht Iora nicht nur allen Maßstäben, sondern übertrifft sie sogar. Und was mindestens ebenso wichtig ist: Die Patienten, Ärzte, Gesundheitscoaches und Kommunen haben mehr Freude an einem solchen Zentrum. Die Mitarbeiter erleiden weniger Burnouts, und die Pflegekräfte und Ärzte haben das Gefühl, ihre Fähigkeiten werden wirklich gebraucht.

Doch lässt sich dieser Ansatz auf unterschiedliche Umfelder und Patienten anwenden? Die Antwort lautet: Ja. Iora-Zentren laufen heute mit guten Erfolgen in so unterschiedlichen Gegenden wie

Universitätsstädten, dem Las Vegas Strip oder auch in einem so armen Stadtviertel wie Queens in New York. »Was wir jetzt brauchen«, sagt Fernandopulle, »ist ein Gesundheitssystem, das diese Art von integrierter Gesundheitsversorgung wirklich will und bereit ist, dafür zu zahlen.«

HEILUNG DURCH LEBENSINHALT

Egal wie wir es mit den heilungsfördernden Elementen anstellen: Erst wenn wir sie mit unserem Lebensinhalt verbinden, geschieht tiefe Heilung. Noch häufiger geschieht sie, wenn die Dimensionen des Heilens aufeinander abgestimmt sind. Desgleichen wenn die wissenschaftlichen Erkenntnisse in den Prozess integriert werden. In dem Augenblick, in dem der Patient die Elemente bündelt, die für ihn den tiefsten Sinn ergeben, wird sich die dramatischste Wirkung entfalten. Dann wechseln wir von den 20 Prozent Besserung aus der therapiebasierten Medizin in die 80 Prozent Selbstheilungspotenzial über, die in jedem von uns nur darauf warten, zum Leben erweckt zu werden.

Victor Strecher, Professor für Gesundheitswesen an der University of Michigan, hat in seinem Buch *Life on Purpose* überraschende, umfassende Forschungsergebnisse darüber zusammengetragen, wie ein sinnerfülltes Leben gegen chronische Krankheiten vorbeugt und remittierend wirkt, wie es Leid lindert oder gar das Leben verlängert. Wenn Menschen das Gefühl haben, eine wichtige Aufgabe im Leben zu erfüllen, und ihre Werte und Taten übereinstimmen – und vor allem wenn diese Aufgabe im Dienst anderer steht –, dann sind sie in jeder Hinsicht besser dran als andere. Ein sinnvoller Lebensinhalt steht laut Studienergebnissen in Verbindung mit geringerem Gewicht, besserem Schlaf, mehr Freunden, besserem Sex, schnellerer Genesung, weniger Suchtrückfällen, einem geringeren Alzheimer- und Demenzrisiko, weniger Herz-Kreislauf-Erkrankungen, einem geringeren Bedarf an Gesundheitsversorgung und niedrigeren Todesraten.

Uns ist sogar bekannt, wie sich ein sinnvoller Lebensinhalt biologisch auswirkt: Er fördert das Wachstum im ventro-medialen präfrontalen Cortex – dem Standort des »Selbstgefühls« im

Gehirn – und kann sogar Telomere erhalten oder verlängern, die Gene, die unsere Lebensdauer vorhersagen. Ist dieser individuelle Lebensinhalt mit Familie, Gemeinschaft und Arbeit koordiniert, dann wird er auch für die Gesundheit anderer in diesen Bereichen förderlich sein. Firmen, deren Mitarbeiter sich gut behandelt fühlen und auf die Firmenziele eingestimmt sind, sind nicht nur profitabler für ihre Firma, sondern sie leben auch länger als andere. Familien und Kommunen mit einem Lebensziel sind lebendiger und glücklicher, es gibt dort weniger Gewalttätigkeit und Armut, die Menschen sind gesünder und fühlen sich wohler. Daher besteht die Absicht des HOPE-Prozesses darin, unsere Dimensionen des Heilens mit dem Sinn und Zweck unseres Daseins – mit unserer Lebensaufgabe, damit, warum wir hier auf dieser Welt sind – zu verbinden und geistig und körperlich eine Bedeutungsreaktion zu erzeugen.

Begreifen wir erst einmal die Dimensionen des Heilens und welche Elemente unseren individuellen Lebenssinn und -inhalt ausmachen, dann haben wir eine Grundlage für die Erzeugung von Heilung und Wohlbefinden. Und wir betrachten die Gesundheitsfürsorge aus einem ganz anderen Blickwinkel, der uns einen Weg aus ihrem derzeitigen Dilemma höherer Kosten, geringerer Zufriedenheit und schlechterer Gesundheit zeigt. Die Patienten von mir, die diesen Ansatz nutzen, empfinden sich nicht mehr als Opfer eines Systems, das nicht für sie gemacht wurde. Dieses neue Verständnis wird zur Grundlage einer wahren Reform der Gesundheit (und nicht der Gesundheitsfürsorge).

Was jetzt am meisten nottut, ist die Bereitschaft, Heilung wieder zu einem Thema der Gesundheitsfürsorge werden zu lassen. Am effektivsten gelingt dies, wenn Sie sich in Ihrem Leben bewusst machen, was Heilung eigentlich bedeutet. Sie mögen vielleicht keinen Zugang zu integrativer Gesundheitsfürsorge haben, wie sie eine Nuka- oder Iora-ähnliche Einrichtung bietet, oder sich in einer von den 5 Prozent besten patientenzentrierten medizinischen Zentren versorgen lassen können. Aber das ist gar nicht so entscheidend. Vergessen Sie nicht: Nur 20 Prozent unserer Gesundheit verdanken wir einem Arzt oder einer Klinik. Die restlichen 80 Prozent hängen von uns ab, davon, wie wir selbst die schon in unserem Leben vorhandenen Dimensionen des Heilens nutzen. Durch einen HOPE-ähnlichen Prozess können Sie diese 80 Prozent aktivieren.

Im folgenden und letzten Kapitel gebe ich eine einfache Anleitung zu einem HOPE-Gespräch mit begleitenden Tools. Sie und Ihre Ärzte können diese Tools nutzen, um Zugang zu Ihren Dimensionen des Heilens zu gewinnen. In den Anhängen stelle ich Ihnen einen Prozess zur Verfügung, den Sie – auch ohne Ihren Arzt oder Ihre Ärztin – für Ihren persönlichen Weg in die Heilung nutzen können. Integrieren Sie diesen Weg in Ihr Leben, arbeiten Sie die Fragen selbstständig durch; nehmen Sie Ihre Erkenntnisse mit zu Ihrem Arzt, sofern er bereit ist, Sie auf diesem Weg zu begleiten. Zögert der Arzt, könnten Sie ihm das vorliegende Buch zur Verfügung stellen und ihn um seine Eindrücke bitten, sobald er es ausgelesen hat. Es könnte ja sein, dass die Ärzte die Prinzipien und Tools auch für ihr eigenes Leben als nützlich empfinden. Mir geht es jedenfalls so. Vielleicht helfen sie ihnen sogar, mit einem eventuellen Burnout umzugehen und patientenzentrierter zu arbeiten. So können Sie auch umgekehrt Ihrem Arzt zu einer Heilung verhelfen!

HOFFNUNG UND HEILUNG

Die Onkologin hatte meine Frau ganz zufällig darauf gebracht, *Die Torte* zu backen, die so effektiv auf ihre Genesung hinwirkte. Wir hatten viele andere Therapien für ihre Erschöpfung, Anämie, den Haarausfall und das durch die Chemotherapie bedingte Risiko von Herz- und Nervenschädigungen ausprobiert. Dazu gehörten sowohl pharmazeutische Mittel wie auch verschiedene alternative Methoden, wobei es für Letztere meist keinerlei Wirkungsbeweise gab. Bei manchen wussten wir, dass sie schadeten. Die Onkologin bot verschiedene Medikamente für den Umgang mit den Nebenwirkungen der Chemotherapie an. Manche funktionierten gut, vor allem gegen die Übelkeit und die drastische Abnahme der weißen Blutkörperchen. Doch war auch hier nur wenig davon nachweislich wirksam, und nichts half ihr gegen die extreme Erschöpfung.

Kurz vor dem Feiertag des *4. Juli* beschrieb Susan dann bei einem Arztbesuch wieder einmal, wie müde und kurzatmig sie sei. Die Ärztin war schon unterwegs zur Tür, als ich mich nach Susans Anämie erkundigte. Sie schaute sich die Blutwerte an: »Stimmt ja, Sie haben eine Anämie«, sagte sie. Sie hielt kurz inne und sagte: »Vermutlich ist das sogar der Grund für Ihren Erschöpfungszustand. Aber Sie brauchen sich keine Sorgen zu machen, Susan. Das gehört zu einer Chemotherapie dazu. Ihr Mangel an roten Blutkörperchen befindet sich nicht in einem gefährlichen Bereich, und wir behalten ein Auge drauf. Das ist ganz normal bei dem, was Sie gerade durchmachen. Nach der Chemo wird es Ihnen bald besser gehen.«

Später sagte mir Susan, dass ihr bei diesen Worten ein Licht aufging. Es war »normal«, und es lag an ihr, wie sie es durchstand. Nach diesem Arztbesuch sagte sie zu mir: »So wie ich es verstanden habe, hat die Ärztin mir im Wesentlichen gesagt, dass ich nicht aufgeben soll. Genau das hatte ich mir schon gedacht. Und genau das werde ich auch tun. Lass uns den *4. Juli* richtig feiern. Es ist an der Zeit, *normal* zu sein.«

Nur wenige Tage später brachte Susan die Energie auf, *Die Torte* zu backen. Natürlich erfuhr die Onkologin nie etwas von *Der Torte* oder von sonst irgendwelchen der Faktoren, die während der Behandlungstortur Susans Heilung förderten. Dafür hatte sie keine Zeit. Doch ohne *Die Torte* und die Hoffnung, die Susan damit verband, hätte während ihrer Krebsbehandlung womöglich keine heilende Transformation stattgefunden. Es war genau diese Hoffnung, die ihr die Onkologin sozusagen in einem Nebensatz gemacht hatte, mit der Hand schon auf der Türklinke, um den nächsten Patienten hereinzurufen. Ich musste an alle die Male denken, wo ich mit Patienten dasselbe gemacht hatte. Erst jetzt war ich der Meinung, dass wir uns in der Gesundheitsfürsorge nicht so ausschließlich auf die Behandlungsmöglichkeiten fokussieren sollten. Denn so verpassen wir glatt, was den Heilungsprozess eigentlich einleitet.

Dies war das fünfte Mal, dass Trevor mit Aussicht auf eine Spenderniere ins Krankenhaus kam. Als er um Mitternacht eintraf, sagte der Arzt, falls die mögliche Niere in dieser Nacht nicht passte, würden sie ihn morgens entlassen und später im Jahr neu anfangen. Trevors Frau blieb bei ihm und schlief auf einem Stuhl in seinem Krankenzimmer. In der Morgenstille dachte Trevor über das nach, was seine Frau zu ihm gesagt hatte; wie sein »unverbesserlicher Optimismus« ihn in diese Lage gebracht habe; wie er den Ärzten nicht getraut und zu sehr an die natürlichen Behandlungen geglaubt habe; wie er sich so sehr darauf fokussiert habe, seiner Gemeinschaft etwas zurückzugeben – und damit seiner Leidenschaft und Lebensaufgabe zu folgen –, und dass er sich und seine Gesundheit vernachlässigt habe. Hätte es ein integratives Gesundheitssystem gegeben, das die Kluft zwischen Medikamenten, Ernährung und Selbstfürsorge überbrückt hätte, wäre die Versorgung, die er erhalten hatte, personenzentrierter gewesen; und wäre sie auf das, was seinen Lebensinhalt ausmachte, besser abgestimmt gewesen, dann hätte er sich womöglich jahrelange Leiden und Kosten und seiner Frau die Entfernung einer Niere ersparen können und er bräuchte seine derzeitige fast vollständige Abhängigkeit vom Gesundheitssystem nicht zu ertragen. Vielleicht, dachte er bei sich, waren sein Optimismus, seine Leidenschaft und Lebensziele oder die Gebete deplatziert. Er steckte in tiefer Verzweiflung und Hoffnungslosigkeit. Dabei wollte er nur, dass es ihm gutging, damit er seinen Leuten wieder beistehen konnte, vor allem den jungen, die so waren wie er früher. Er wollte, dass sie die Chance auf ein erfülltes, erfolgreiches Leben bekamen.

Dann tat er etwas, das er eigentlich nicht hätte tun sollen. Er erhob sich eigenständig vom Bett und kniete nieder, um zu beten. Seine Knie schmerzten. Der Infusionsschlauch zog ihn am Arm. Er fühlte sich benommen. Neben seinem Bett kniend sagte er seine Lieblingsstelle aus der Bibel, Jesaja 6:8, auf: »Und ich hörte die Stimme des Herrn, wie er sprach: Wen soll ich senden? Wer will unser Bote sein? Ich aber sprach: Hier bin ich, sende mich!« Wieder zurück im Bett, dachte er an das Loblied »Here I am, Lord.« Plötzlich überkam ihn tiefer Frieden. In diesem Moment »wusste ich, dass ich eine Niere bekommen würde«, sagte Trevor. Er beschrieb, das Gefühl sei viel stärker gewesen als sein üblicher Optimismus. Es war ein überwältigendes Gefühl der Erleichterung. Er konnte sich dem überlassen, was immer Gott von ihm wollte, er war getragen von Gottes liebenden Händen. Er fiel in einen tiefen Schlaf, so tief, wie er seit Wochen nicht mehr geschlafen hatte.

Als er um 7 Uhr erwachte, war seine Frau am Packen, um die gemeinsame Heimfahrt vorzubereiten. In der Nacht war kein Aufruf wegen einer Niere gekommen. Er suchte nach seinen Socken, doch irgendetwas ließ ihn zögern.

»Bist du bereit?«, fragte seine Frau, die sich über sein Zögern wunderte. Es war schon viel zu spät, als dass weiteres Warten noch sinnvoll gewesen wäre. Doch war er nicht bereit. Ihm raste durch den Kopf, was alles passieren würde, wenn er jetzt ginge. Er würde eine Dialyse bekommen. Er würde heimkehren, weiter in seiner Rechtsanwaltskanzlei und in der Stadt arbeiten und seiner lebenslangen Leidenschaft und seinem Lebenszweck nachgehen. Er würde so lange weitermachen, bis es Zeit wäre zu sterben, dachte er.

»Lass uns noch ein bisschen warten«, sagte er zu ihr. Sie blieben schweigend sitzen. Die Socken zog er nicht an, er konnte sich nicht dazu überwinden.

Als der Arzt ins Zimmer trat, sah er sie mit einem ungewöhnlichen Lächeln an. »Sind Sie so weit?«, fragte er mit seltsamer Stimme.

»Natürlich, wir haben schon alles zusammengepackt«, antwortete Trevors Frau, ohne die nackten Füße ihres Mannes zu beachten.

»Also dann.« Der Arzt konnte nicht länger an sich halten und lächelte sie breit an. »Dann packen Sie mal besser wieder aus und machen Sie sich bereit für den OP-Saal. Wir haben eine Niere für Sie. Sie kam heute früh, und sie passt!«

Trevors Frau saß bass erstaunt da. Trevor holte tief Luft, bevor er das Lächeln des Arztes erwiderte. »Also dann«, war alles, was er antwortete.

Er würde geheilt werden.

Kapitel 10

Für Heilung sorgen

Ihre eigene HOPE-Konsultation

Die Ärzte wollen keine frustrierten, unglücklichen Patienten, und die Patienten wollen keine ausgebrannten, unglücklichen Ärzte. Keiner von uns will das Gefühl haben, Opfer des Gesundheitssystems zu sein.

Um zu verstehen, warum das nur allzu häufig doch der Fall ist und wie man diesen Zustand bessern kann, müssen wir das Gesundheitssystem und die Umgebung über unsere individuellen Verhältnisse hinaus betrachten. Es gibt viel Druck, der eine patientenzentrierte, integrative Behandlung verhindert, vor allem wenn es um Prävention und chronische Krankheiten geht. Ist man sich als Patient dieser Druckmechanismen bewusst, kann man ihnen entgegenwirken, indem man heilende Beziehungen zu Ärzten aufbaut und sich eine eigene heilende Umgebung schafft. Im vorliegenden Kapitel werden die Kräfte beschrieben, die Ihnen und Ihrem Gesundheitsteam helfen können, sich mit den Selbstheilungskräften zu verbinden, die in Ihnen und überhaupt in jedem Menschen stecken. Nehmen wir uns einen Augenblick Zeit und fassen zunächst einmal zusammen, welche Kräfte auf das derzeitige Gesundheitssystem einwirken.

DIE AUF DAS GESUNDHEITSSYSTEM EINWIRKENDEN KRÄFTE VERSTEHEN

Ursprünglich wurde unser modernes Medizinalwesen für die akute Gesundheitsfürsorge aufgebaut. Probleme, die eine sofortige Intervention verlangen, wie es bei Verletzungen, Trauma, Infektionen, Herzanfall und Schlaganfall der Fall ist, werden viel besser gehandhabt als chronische Erkrankungen. Die meisten Ärzte werden zu Spezialisten eines bestimmten Gebiets. Außer den ausgebildeten Allgemeinmedizinern sind die meisten Ärzte nach ihrer

Ausbildung mit gutem Fachwissen über einen bestimmten Teil von uns – über das Herz-Kreislauf-System, die Knochen und Muskeln, die Verdauungsorgane, das Gehirn und zentrale Nervensystem oder das endokrine System (Drüsen und Hormone) – ausgestattet. Das geht so lange gut, wie unsere Probleme auf diese einzelnen Systeme begrenzt sind. Doch die meisten gesundheitlichen Probleme – vor allem wenn sie auf Stress und unsere Lebensweise zurückgehen – betreffen Körper, Geist und Seele, also den Menschen als Ganzes. Die Fachleute hingegen sind nicht darin geübt, gesundheitliche Probleme ganzheitlich zu betrachten.

Wir sind fasziniert von den Möglichkeiten der Technologie, die zu unglaublichen Fortschritten im Gesundheitswesen geführt haben und dies auch weiterhin tun werden. Die Schattenseite ist: Je erfinderischer wir in der Diagnostik und chirurgischen Technologie werden, umso mehr verlieren wir die Verbindung zum wesentlichen Menschsein des Patienten. Den Patienten werden Blutdruckmanschetten und Nadeln zur Blutentnahme gesetzt, sie werden an Monitore angeschlossen, mithilfe von Roboterarmen operiert, die an winzige Kameras montiert sind, mit Ultraschall, MRT und CT-Scans untersucht. Die Ärzte können uns inzwischen ins Gehirn und in die Organe, in die Zellen und Gene hineinschauen und objektive Informationen über das erhalten, was dort vor sich geht. Für Diagnose und Behandlung ist das natürlich nützlich, doch verführt es auch dazu, den Menschen zum Objekt zu machen und zu entpersönlichen. Wir werden behandelt, als wären auch wir Maschinen, die repariert werden müssen, und nicht lebendige, atmende Menschen mit Gefühlen, Ängsten und Wünschen, die Heilung benötigen.

Ärzte leben mit der Gefahr, dass sie Fehler machen können, für die sie sich vor Gericht verantworten müssen. Angesichts der Ungewissheiten, die in der Medizinwissenschaft bestehen, ist das Fehlerrisiko hoch. Das mögen Ärzte nicht, und viele überkompensieren es mit überflüssigen Behandlungen, was wiederum nur selten funktioniert. Quantität ist eben nicht gleich Qualität. Tatsächlich ist die Überbeanspruchung der medizinischen Technologien einer der Hauptgründe für Schäden an den Patienten. Zudem bringt das Risiko eines Kunstfehlerprozesses oder einer Rüge seitens eines Kontrollorgans viele Ärzte dazu, eine sogenannte Defensivmedizin zu praktizieren, zusätzliche Untersuchungen anzuordnen, abzuwarten, ob Spezialisten eine Diagnose »absegnen«, und sich auf extra Formalitäten zu konzentrieren, die häufig auch nicht dem Patienten dienen oder wissenschaftlich fundiert sind.

Ärzte arbeiten zu viel. Einmal schenkte mir mein Vater zum Geburtstag eine Kaffeetasse, auf der »Kognitiver Overload« stand. Die Botschaft war klar: Mach langsamer und entspann dich. Nimm dir Zeit zuzuhören, und zwar nicht mit dem Kopf, sondern mit dem Herzen. Wir werden täglich mit Informationen überflutet, und keiner (auch keine Gruppe von Menschen) ist in der Lage, aus allen diesen zur Verfügung stehenden Informationen etwas zu extrahieren oder so zusammenzufassen, dass es ihm nützlich wäre. Zudem sind viele Ärzte überarbeitet. Sie werden nach Quantität bezahlt. Einzelleistungsvergütungssysteme und reduzierte Gebühren pro Patient bedeuten weniger Zeit pro Patient. In einem solchen System bekommen die Patienten nicht immer die beste, wissenschaftlich erprobte Behandlung, denn entweder fehlt den Ärzten die nötige Zeit, um wichtige evidenzbasierte Informationen zu identifizieren, sie kennen die neueste Forschung nicht, oder sie haben zu wenig Zeit, um sie an den Mann zu bringen.

In den vorigen Kapiteln habe ich von der konsequenten Zunahme von Burnout bei Gesundheitsfachkräften geschrieben. Eine weitere Konsequenz sind Behandlungsfehler, wie zum Beispiel das Verschreiben einer falschen Medikamentendosis oder die falsche Interpretation eines Analyseergebnisses. Das Institute of Medicine berichtet, dass vermeidbare menschliche Irrtümer in Krankenhäusern jährlich in den USA zu fast 100 000 Todesfällen führen, was die dritthäufigste Todesursache ausmacht. Durch Behandlungsfehler sterben mehr Menschen als durch Autounfälle, Brustkrebs oder AIDS. Überarbeitung gehört mit zu den Ursachen. [In Deutschland enden Schätzungen zufolge jährlich rund 0,1 Prozent der Behandlungen in einem Krankenhaus vermeidbar tödlich. Das entspricht rund 20.000 Todesfällen; Anm. d. Red.]

Das US-amerikanische Gesundheitssystem ist zunehmend von Managed Care bestimmt. Versuche, die steigenden Kosten des Gesundheitswesens einzugrenzen, nehmen den Ärzten und Patienten die Entscheidungen über Behandlungen, um sie stattdessen in die

Hände von Versicherungen oder staatlichen Kontrollorganen zu legen. Sowohl Patienten wie Ärzte sind frustriert, dass von ihnen als wichtig oder sinnvoll befundene Therapien von den Versicherungen nicht oder nur minimal abgedeckt sind, auch dann, wenn ihre Anwendung wissenschaftlich gut fundiert ist. Die gemeinsame Arzt-Patienten-Zeit wird außerdem durch eine Kopfpauschale und durch Zahlung der Anzahl von Behandlungen beschränkt. Hat ein Arzt nur eine Viertelstunde oder gar nur fünf Minuten Zeit für einen Patienten, kann sich keine persönliche Beziehung mehr entwickeln. Der Patient geht häufig mit nichts weiter als einer Medikamentenverschreibung nach Hause, von dem Einfluss, den er selbst durch seine Lebensführung nehmen oder dass er gar seine Selbstheilungskräfte aktivieren könnte, ist keine Rede mehr. Dies dient weder der Prävention noch dem Umgang mit chronischen Erkrankungen, geschweige denn einer optimalen Heilung.

Die Hierarchie des Gesundheitswesens verläuft absteigend wie folgt: Arzt, Krankenschwester oder Pfleger, medizinisch-technischer Assistent und an letzter Stelle der Patient. Kommt man in ein Krankenhaus oder in eine ambulante Station, wird man häufig zunächst durch Diagnosen und medizinische Prozeduren verunsichert und dann mit einem geschwächten Selbstwertgefühl entlassen. Ein solches System verhindert jedoch jede partnerschaftliche Zusammenarbeit mit dem Arzt, und es hindert diesen daran, den Patienten im System zu vertreten.

Die kulturellen Hintergründe von Patienten und Ärzten werden immer vielfältiger, Patienten haben sehr verschiedene persönliche Vorlieben und Überzeugungen, was ihre Gesundheit angeht. Allzu oft sind Ärzte und sonstige Gesundheitsfachkräfte nicht darauf vorbereitet, eine Gesundheitsfürsorge zu leisten, die den kulturellen oder ethnischen Hintergrund des Patienten oder etwa Glaubensunterschiede berücksichtigen würde. Sie haben gelesen, was Trevor aufgrund dieses Mangels an Verständnis zustieß. Auch die Sprache ist in vielen Fällen ein Kommunikationshemmnis. Selbst in der Welt der Alternativmedizin sollten sich die Patienten vor etwaigen Grabenkämpfen zwischen den unterschiedlichen Methoden in Acht nehmen, da jede ihren Ansatz für den einzig besten halten könnte, egal ob es sich um Naturheilkunde, Chiropraktik oder Akupunktur handelt. Kein Ansatz funktioniert für alle Menschen gleich, selbst dann nicht, wenn sie ein und dieselbe Krankheit haben.

GESUNDHEITSSYSTEME, DIE AUF EINE INTEGRATIVE GESUNDHEIT HINARBEITEN

Das ist die schlechte Nachricht. Die gute ist, dass inzwischen Gesundheitssysteme weltweit mehr integrative Gesundheitsfürsorge einführen und versuchen, einen ausgewogeneren Ansatz zur Heilung chronischer Krankheiten zu entwickeln. Ich empfehle Ihnen, bei Ihrem Arzt oder Ihrer Ärztin, Ihrem Gesundheitssystem, Ihrer Regierung und Krankenversicherung solche Systeme für sich einzufordern. Was Patienten wie Trevor vor 20 Jahren noch nicht bekommen konnten, ist heute schon eher zugänglich – sofern man danach Ausschau hält und danach verlangt. Die integrative Gesundheitsfürsorge erscheint unter verschiedenen Namen und in unterschiedlichen Formen.

Im vorigen Kapitel habe ich eine Übersicht über die Richtlinien und Gesundheitssysteme gegeben, die ein patientenzentriertes medizinisches Zuhause und andere integrierte Ansätze zu optimieren oder eine Zahlung nach Leistung im Gesundheitswesen einzuführen versuchen. Ich habe das Nuka- oder Iora-System und die Arbeit der Institute for Healthcare Improvement and Stanford Evaluations über die besten 5 Prozent der Einrichtungen als Beispiele für die Grundversorgung in den USA genannt. Der Commonwealth Fund berichtet regelmäßig über solche Beispiele integrierter Gesundheitsfürsorge. Doch bezogen die meisten dieser Zentren die Komplementärmedizin nicht in ihr Angebot ein. Viele von ihnen lassen damit eines der drei Standbeine der vollständigen integrativen Gesundheitsfürsorge aus, die da wären: schulmedizinische Versorgung, komplementäre medizinische Versorgung und Selbstfürsorge. Lassen Sie mich einen kurzen Überblick über die Gruppen weltweit geben, die auch dieses zweite Standbein der integrativen Gesundheitsfürsorge – die integrative Medizin und Gesundheit, die Schulmedizin und die Komplementärmedizin (CAM) – in ihre Arbeit integrieren.

INTEGRATIVE MEDIZIN UND GESUNDHEIT

Die beste Übersicht über die wachsende Verbreitung alternativer Heilansätze gibt die WHO, deren Office of Traditional & Complementary Medicine (Behörde für traditionelle und Komplementärmedizin, kurz T&CM) Informationen, Forschungsergebnisse und Zugänge zu nichtwestlichen (nicht schulmedizinischen) Heilmethoden verfolgt und voranbringt. Patienten wie Ärzte – an manchen Orten zwischen 30 und 90 Prozent der Allgemeinheit – machen reichlich Gebrauch von diesen Methoden. Länder wie Singapur, Japan, China und Korea bieten ihrer Bevölkerung für T&CM-Methoden teilweise oder sogar vollständig Versicherungsschutz. 80 Prozent der 129 Mitgliedsstaaten bieten laut WHO-Einschätzung Akupunktur an (ursprünglich eine ausschließlich in der Traditionellen Chinesischen Medizin angewendete Methode), in 18 Mitgliedsstaaten (14 Prozent) zahlen die Versicherungen dafür. [Die gesetzlichen Krankenkassen in Deutschland übernehmen die Kosten einer Akupunktur nur bei chronischen Schmerzen der Lendenwirbelsäule oder bei Kniegelenkarthrose. Voraussetzung ist, dass die Schmerzen seit mindestens sechs Monaten bestehen; Anm. d. Red.] Im Jahr 2012 gab es in 39 Mitgliedsstaaten (30 Prozent) T&CM-Ausbildungsprogramme als Promotionsstudiengänge und 73 (56 Prozent) verfügten über staatlich geförderte Forschungsinstitute. Die Jahreswirtschaftsleistung, allein was Kräuter- und Naturprodukte angeht, beträgt über 83 Milliarden Dollar in China, 7,4 Milliarden Dollar in Korea und 14,8 Milliarden Dollar in den USA.

Weltweit geben Patienten ähnliche Gründe für ihre Verwendung der T&CM an wie meine Patienten: leichterer Zugang, Unzufriedenheit mit der ausschließlich schulmedizinischen Gesundheitsfürsorge und der Wunsch nach einer sichereren, natürlicheren oder mehr ganzheitlich orientierten Fürsorge. Kosteneinsparungen wurden genannt, was auch durch Daten bestätigt wird. Berichte der WHO und der RAND Corporation (einer unabhängigen internationalen Forschungsinstitution) zeigen, dass bei chronischen Schmerzen manche Methoden der T&CM bei gleichem Ergebnis kostengünstiger sind als die Schulmedizin. Zentren, die T&CM in ihre Grundversorgung integrieren, vermelden geringere Kosten, was Hospitalisierung und Medikamentenverbrauch angeht.

Der WHO Strategy Report und andere haben herausgefunden, dass sich die beiden Systeme T&CM und Schulmedizin weltweit meist nicht miteinander verbinden. In der Regel wirken T&CM- und konventionelle Krankenhäuser unabhängig voneinander. In einer Metastudie, die 17 000 Einzelstudien über die sogenannte integrative Medizin weltweit ins Visier nahm, hat der RAND-Forscher Ian Coulter gezeigt, dass nur fünf davon eine vollständige Integration der Systeme untersuchten. Das heißt, dass die Patienten zwischen den Stühlen sitzen und leider selbst zu Integratoren werden müssen. Das ist eine Herausforderung, wenn man davon ausgeht, dass bei der Komplementärmedizin die Qualität der Ausbildung und die einzelnen Methoden oft weder reguliert noch so auf eine wissenschaftliche Nachweisbarkeit ausgerichtet sind, wie es in der Schulmedizin der Fall ist. Länder wie Australien, Kanada und manche europäischen Staaten verfügen im Gegensatz zu vielen anderen über eine strenge Regulierung von Qualität und Gebrauch natürlicher Substanzen wie Heilkräuter und Nahrungsergänzungsmittel. Ergänzungsmittelhersteller und Heilkräuterverarbeiter können ihre Produkte dort mit zweifelhaftem oder unzureichendem wissenschaftlichen Hintergrund vermarkten und verkaufen. Der WHO-Bericht stellt weltweit bei der T&CM im Vergleich zur Schulmedizin eine große Spannbreite in der Regulierungsqualität fest.

Es ist zwar nicht meine Absicht, hier eine umfassende Übersicht über die T&CM-Methoden weltweit zu liefern, doch könnte die Erwähnung einiger Regionen den Lesern zu einem besseren Verständnis verhelfen, wie sie diese Systeme für ihre persönliche Integrative Gesundheit nutzen können.

Die USA haben in den letzten Jahren, beschleunigt durch die NIH, das Office of Alternative Medicine (das ich von 1995 bis 1999 leitete, kurz OAM) und schließlich das National Center for Complementary and Integrative Health, das das OAM ersetzte, bedeutende Fortschritte in der Entwicklung der integrativen Medizin gemacht. Diese Bemühungen führten zur Entwicklung einer

Reihe von Gesundheitszentren an Universitäten. Denjenigen in den USA, die ihre Gesundheitsversorgung in solchen akademischen Gesundheitszentren erhalten, sei gesagt, dass eine wachsende Zahl davon auch mit integrativer Medizin- und Gesundheitsversorgung arbeitet. Das Academic Consortium for Integrative Medicine and Health besteht aus mehr als 70 akademischen Gesundheitszentren und Lehrkrankenhäusern, die eine integrative medizinische Versorgung anbieten. In den USA gehören dazu die medizinischen Fakultäten von Harvard, Stanford, der Johns Hopkins University und der Duke University, wie auch der University of Arizona, of Minnesota, of Maryland und der University of California. Die Bemühungen wurden jahrelang von der Bravewell Collaborative, einer Gruppe privater Philanthropen, unterstützt. Bravewell hat bis zu ihrer Auflösung nicht nur die akademische Entwicklung der integrativen Medizin, sondern auch ein Forschungsnetzwerk, einen Film und 2009 eine Konferenz der NGO National Academy of Medicine mit dem Titel *Integrative Medicine and the Health of the Public* gefördert. Diese Konferenz rief dazu auf, die Prinzipien der integrativen Gesundheit in die Gesundheitsfürsorge aufzunehmen, mit dem Ziel, eine mehr ganzheitlich ausgerichtete Versorgung unter Berücksichtigung von Ernährung, Mind-Body-Techniken, intensiverem Gebrauch natürlicher Substanzen und weiteren alternativen Behandlungsformen in die etablierte Gesundheitsfürsorge zu integrieren.

Es gibt noch viele andere Gruppen, die sich führend mit der Integration alternativer medizinischer Methoden in den Mainstream befassen. Darunter die European Society of Integrative Medicine (ESIM) und die International Society for Complementary Medicine Research (ISCMR), die 2017 jeweils ihren 10. bzw. 12. internationalen Kongress abhielten. Seit über 30 Jahren befasse ich mich mit diesem Gebiet und beobachte, wie oft in diesen Gruppen Philosophien und Ansätze entwickelt wurden, die (mit gleicher oder anderer Bezeichnung) von der etablierten Medizin übernommen werden. Diese Gruppen stehen für das »Dranbleiben an der Zukunft von Prävention und Heilung«. Sie weisen zwar nicht wie die Kanarienvögel im Bergwerk auf Gefahren in der Gesundheitsfürsorge hin, wohl aber auf Innovationen, was

Heilung betrifft. Die meisten dieser Organisationen versuchen, ihre Tätigkeiten besser in die konventionelle, biomedizinische Gesundheitsfürsorge zu integrieren.

Einer der Vorreiter und führenden Kräfte im Bereich der integrativen medizinischen Ausbildung ist Andrew Weil. Sein Zentrum für Integrative Medizin an der University of Arizona verfügt über medizinische Ausbildungs- und Stipendiatenprogramme, bei denen bereits mehr als 1500 Ärzte in den Grundlagen integrativer Gesundheit ausgebildet wurden und somit ein Stab an jungen Ärzten mit dem Wissen über Heilung und den einschlägigen Fertigkeiten besteht. Weil ist Bestsellerautor, der in seinen zahlreichen Büchern beschreibt, wie Sie die integrative Medizin in Ihr Leben integrieren können. Sein neuester Titel *Vernunft statt Tabletten. Wann Medikamente wirklich notwendig sind, welche Alternativen sinnvoll sind und wie sich der Körper selbst heilen kann* ist ein gut recherchiertes Buch mit jeder Menge praktischer Ratschläge, wie Sie Lebensstilansätze und natürliche Substanzen zur Behandlung vieler Krankheiten nutzen können, für die die meisten Ärzte Medikamente verschreiben. Das kommt gerade zur rechten Zeit, da wir heute den Missbrauch von Opioiden und ihre schädlichen Auswirkungen wie eine Epidemie bekämpfen müssen.

Vor Kurzem startete die University of California Irvine (UCI) ein bemerkenswertes Experiment zur integrativen Gesundheit. Hier wurde ein ganzes College nach den Prinzipien der integrativen Gesundheit aufgebaut, bestehend aus den Fakultäten Medizin, Krankenpflege, Pharmazie und Gesundheitswesen. Das College wurde unter Mitbeteiligung der UCI sowie von Susan und Henry Samueli gegründet (die auch die von mir geleiteten Programme Samueli Integrative Health Programs finanzierten). Ziel dieses neuen College ist es, »die nächste Generation Gesundheitsexperten zu erziehen, damit sie die derzeitigen Begrenzungen überwinden; klinische Programme mit größerem Fokus auf Lebensstil, Prävention, Wellness und optimale Gesundheit zu fördern; und ein erweitertes Set an Tools und Plattformen zur Förderung eines gesamtsystemischen Gesundheitsansatzes zu entwickeln, der alle Formen evidenzbasierten – konventionellen wie alternativen – Heilens beinhaltet.« Dies wird Gesundheitsexperten in der Tat eine neue Chance bieten zu lernen, wie Therapie und Heilung ausbalanciert werden und wie sie sich den Faktoren widmen können, die eine Heilung in Gang setzen.

Weitere Beispiele sind die Cleveland Clinic, eines der besten medizinischen Zentren der USA. Es hat ein Programm für die sogenannte funktionelle Medizin gestartet, ein Begriff, den Jeffrey Bland vor mehr als 30 Jahren prägte. In diesem Programm wird versucht, evidenzbasierte Ernährungs- und Lebensstiländerungen mit der etablierten Medizinwissenschaft zu verbinden. In seinem Buch *The Disease Delusion* (2015) beschreibt Bland, wie Ernährung und Genomforschung in der Heilung gemeinsam eine Paradigmenverschiebung bewirken, wo die gesamtsystemische Wissenschaft und das alte Prinzip von Nahrung als Medizin zusammen verwendet werden. Das Cleveland Clinic Program, geleitet von Mark Hyman, Autor zahlreicher Bestseller über Prävention und Gesundheitsförderung, plant Untersuchungen zur Wirksamkeit dieser Prinzipien für die Heilung verschiedener bedeutender Krankheiten. Die Cleveland Clinic betreibt ebenfalls ein Institute for Integrative Health and Wellness mit einem Team-Ansatz, gemischt aus CAM- und klassischen Ärzten. Die Ärzte haben leichteren Zugang zu Ausbildungen über die Rolle von Ernährung und Lebensweise bei den Patienten. Das Institute for Functional Medicine (IFM) bietet Ärzten inzwischen regelmäßig Seminare und einen Abschluss in funktioneller Medizin [Universitäre Einrichtungen für Naturheilkunde/Komplementärmedizin in Deutschland siehe unter: http://www.dialogforum-pluralismusindermedizin.de/links; Anm. d. Red.].

Als ich den IFM-Kurs das letzte Mal besuchte, bemerkte ich, dass dort nicht mehr nur denen gepredigt wurde, die ohnehin schon an die alternativen Heilmethoden glaubten. Die meisten der Ärzte, die die Fortbildung besuchten, kamen aus Mainstream-Organisationen (wie der Veterans Health Administration, der Kaiser Permanente und Providence Health). Sie wollten sich in Ernährungsfragen fortbilden, einem Thema, das an den medizinischen Fakultäten oder in der Facharztausbildung nicht vorkommt.

Die Mayo Clinic, ebenfalls eine der wichtigsten Gesundheitsfürsorge-Organisationen der Welt, hat mit einem Programm der integrativen Medizin, einem neuen vielstöckigen Healthy Living Center und weiteren Initiativen viel für die Entwicklung neuer Heilmodelle investiert. Das Healthy Living Center hat alles aufgenommen, was wir heute über Gesundheitsförderung wissen, und ein entsprechendes Programm für Kranke und Gesunde aufgebaut. Genau diese Integration brauchen wir für Prävention und optimale Behandlung chronischer Krankheiten. Die Mayo Clinic bietet Krankenhäusern und Gesundheitszentren, die diese Ansätze übernehmen möchten, weltweit Fortbildung und Förderung an.

Und zu guter Letzt darf das Center for Spirituality and Healing (CSH) an der University of Minnesota nicht unerwähnt bleiben. Das CSH wurde über 30 Jahre von Mary Jo Kreitzer geleitet, einer promovierten Krankenschwester, Vorreiterin in der Entwicklung visionärer Ansätze für Heilung und Wohlbefinden. Sie hat zahllosen Patienten, Fachleuten, Unternehmen, Gesundheitseinrichtungen und Politikern klargemacht, wie Heilung funktioniert. Über die Jahre hat sie auch mein Denken entscheidend beeinflusst. Kurs und Tools des CSH sind für Patienten wie Fachleute gleichermaßen zugänglich.

Auch andere Organisationen bieten Fortbildungen zur integrativen Gesundheit an. Während viele solcher Kurse früher von Fachleuten unterrichtet wurden, die weit außerhalb des Mainstreams standen, sind sie jetzt Teil einer guten Gesundheitsfürsorge. Ich will Ihnen hier nur einige nennen. The Academic Collaborative for Integrative Health (ACIH) ist eine Mitgliederorganisation für alternative Schulen, darunter Naturheilkundler, Chiropraktiker (die außerdem eine eigene akademische Mitgliederorganisation haben), Massage-Therapeuten, Akupunkteure und Hebammen. ACIH vertritt diese Berufe und setzt sich für sie ein. Seit Kurzem überbrückt das Institute for Lifestyle Medicine, das von Edward Phillips, Professor an der medizinischen Fakultät in Harvard, gegründet und geleitet wurde, die Kluft zwischen medizinischer Behandlung und Selbstfürsorge. Zusammen mit dem Yale-Professor David Katz und anderen half Phillips beim Aufbau des American College of Lifestyle Medicine (ACLM), das zugelassenen Ärzten Fortbildungen darin anbietet, wie man dem Patienten sportliche Betätigung und eine gesunde Ernährung nahebringt. Diese und andere Organisationen geben Ärzten Wissen und Fertigkeiten an die Hand, mit denen sie eine konventionelle medizinische Fürsorge mit der Selbstfürsorge von Patienten wie Trevor verbinden können. Der Begriff *integrative Gesundheit* wird heute zwar von vielen Organisationen – darunter auch das National Center for Complementary and Integrative Health der NIH – verwendet, doch findet eine echte Integration bisher eher selten statt. Wenn Sie also nach einem geeigneten Arzt oder Gesundheitszentrum suchen, sollten Sie unbedingt auf drei Dinge achten, die den Schlüssel zum Heilen bilden: konventionelle medizinische Versorgung, Komplementärmedizin und Selbstfürsorge.

Wer für seine Gesundheitsfürsorge beim US-Militär oder der Veterans Health Administration (VHA) ist, kann feststellen, dass hier ein radikaler Wandel zu einer mehr ganzheitlich ausgerichteten, integrativen Gesundheit stattfindet. Admiral Mike Mullen, früher Vorsitzender der Vereinigten Generalstabschefs, startete das bereits in Kapitel 6 erwähnte Programm mit dem Titel *Total Force Fitness*. Dieses Rahmenwerk integriert alle Elemente der Dimensionen des Heilens, wie sie im vorliegenden Buch beschrieben sind. Es nennt sie nur nicht Gesundheit, sondern »Fitness«: Verhaltensfitness, soziale und psychologische Fitness und sogar spirituelle Fitness. Das Total-Force-Fitness-Rahmenwerk wird inzwischen unter Namen wie »Healthy Base Initiative« und »Operation Live Well« überall im Militär eingeführt. Die letzten beiden obersten Militärärzte der US-Streitkräfte, Lieutenant General Eric Schoomaker und Lieutenant General Patty Horoho schufen hier Vorzeigeprogramme für Schmerzpatienten unter Berücksichtigung von deren Funktionsfähigkeit. Die VHA ist dabei, ein personalisiertes Gesundheitsprogramm einzuführen, das die Interessen der Veteranen und die klinischen Ziele auf ganzheitliche Weise miteinander verbindet. Hier wird versucht, die Art der Behandlung zu verändern, die in der VHA bislang üblich war: weg von einem rein auf Therapie fokussierten System, hin zu einem System, das bei den einzelnen Veteranen die personalisierte Selbstfürsorge und Heilung fördert.

Die NATO beginnt jetzt auch beim Militär in Europa das Prinzip der integrativen Gesundheit einzuführen. Kürzlich fasste ein NATO-Bericht diesbezügliche Aktivitäten und Empfehlungen zusammen. Ähnliche Trends zeigen sich in Europa. Viele europäische Länder haben zwar eine lange Geschichte mit traditionellen Heilmethoden wie Kuren, anthroposophischer Medizin, Homöopathie und Kräuterbehandlungen, doch sind diese Methoden durch den Aufstieg der modernen Biomedizin im frühen 20. Jahrhundert weitgehend in den Hintergrund gerückt. Die Europäische Union veröffentlichte 2015 einen Bericht über den aktuellen Zustand der Komplementärmedizin. Das auf drei Jahre angelegte EU-Projekt CAMbrella beschrieb eine Vielfalt von CAM-Heilmethoden samt ihren Richtlinien in der EU [weitere Informationen siehe unter: https://www.kokonat.med.tum.de/forschung-und-entwicklung/eu-projekt-cambrella (abgerufen am 28.10.2018); Anm. d. Red.].

Eine europäische Herausforderung, die in anderen Ländern (außer vielleicht den USA und Australien) weniger zu Buche zu schlagen scheint, ist eine starke Skepsis gegenüber den CAM, die der Unwissenschaftlichkeit bezichtigt werden. Auch wenn es allgemein zu den CAM-Methoden tatsächlich weniger wissenschaftliche Untersuchungen gibt als zur konventionellen Gesundheitsfürsorge, so ist doch die Wissenschaft generell in allen medizinischen Ansätzen, darunter auch den CAM, herausgefordert, Gewissheit zu bringen. Wir brauchen insgesamt mehr wissenschaftliche Begleitung in der Gesundheitsfürsorge.

Indien besaß weit entwickelte traditionelle (und manche neueren CAM-) Systeme mit einer langen Geschichte, bevor die moderne westliche Medizin kam und schnell die nationale Gesundheitsfürsorge und ihre finanziellen Mittel vereinnahmte. Doch hat die indische Regierung kürzlich in die Entwicklung von Wissenschaft und Standards für T&CM im Land investiert. Dazu gehören Ayurveda, Yoga, Naturheilkunde, die graeco-arabische Unani-Medizin, die tamilische Siddha-Medizin und die Homöopathie. Die meisten dieser Systeme sind Tausende Jahre alt – außer der Homöopathie, die im 19. Jahrhundert von Deutschland aus exportiert wurde und auf der ganzen Welt Verbreitung fand. Die

WHO berichtet von 508 »Hochschulen« in Indien mit jährlich über 25 000 Studenten und fast 2500 Doktoranden, in denen eine oder mehrere dieser Heilkünste gelehrt werden. Es gibt enorm viel Erfahrung in der medizinischen Anwendung. Dennoch kann ich, dank meiner Besuche, Untersuchungen und Forschung vor Ort, aus eigener Erfahrung sagen, dass noch bedeutende Qualitätssteigerungen nötig sind, bevor diese Ansätze in die Schulmedizin integriert werden können. Dual ausgebildete Ärzte wie Dr. Manu gibt es nur wenige. Bisher bleiben sie weitgehend von der konventionellen Mainstream-Medizin abgetrennt und bieten keine integrative Gesundheitsversorgung.

Die Traditionelle Chinesische Medizin (TCM) war bis zur Moderne die Hauptmedizin Chinas. Während und nach der Kulturrevolution wurde die TCM weitgehend vernachlässigt und sogar unterdrückt. Doch hat China heute beachtliche Investitionen in die Forschung und Integration der TCM in die moderne westliche Medizin gesteckt. In einem von der chinesischen Regierung 2017 veröffentlichten Bericht werden die enorme Verbreitung der TCM in China und die Integration von TCM und westlicher Medizinindustrie beschrieben. Es ist die Rede von fast 4000 TCM-Krankenhäusern und 40 000 TCM-Gesundheitszentren. Darunter 446 Integrativ-Krankenhäuser und 7705 Integrativ-Zentren, wo TCM und westliche Medizin zusammen praktiziert werden. Es gibt mehr als 25 TCM-Hochschulen und 200 westlich orientierte medizinische Hochschulen, die zusätzlich eine TCM-Ausbildung anbieten. Der Bericht führt 11,5 Prozent niedrigere Kosten für ambulante Behandlungen und 24 Prozent niedrigere Kosten für stationäre Behandlungen gegenüber der konventionellen westlichen Medizin auf.

Mehr als 15 Prozent der Gesamtkosten in der Gesundheitsfürsorge werden in China für die TCM aufgewendet. In Hinblick auf Chinas sozioökonomischen Einfluss im Ausland spielt die TCM für die Regierung eine wichtige Rolle. Der Bericht endet mit der Bemerkung: »Die Zeit für eine Renaissance der TCM ist gekommen.« Sie scheint sich tatsächlich auch in anderen Ländern auszubreiten. Mehr als 183 Länder neben China bieten TCM-Ausbildungen an, und 103 Länder regeln TCM-Praktiken formal, in 18 davon wird Akupunktur von der Krankenversicherung gezahlt. Die Akupunktur ist in den meisten Ländern großteils als sichere, effektive Methode gegen Schmerzen anerkannt, darunter Europa und die USA. Doch kann ich aus meinen Erfahrungen in China sagen, dass die Qualität der klinischen TCM-Forschung noch verbessert werden muss, bevor im Westen eine volle Integration stattfinden kann.

UMGANG MIT DEM EIGENEN GESUNDHEITSSYSTEM UND ARZT

Keines dieser Systeme ist perfekt, doch in jedem bewegt sich die Gesundheitsversorgung in die richtige Richtung. Da ich mich seit Langem mit diesem Thema beschäftige, kann ich sagen, dass es hier eine Grundhaltung gibt, in der es um Heilung und Selbstfürsorge und nicht nur um Behandlung geht. So entmutigend die Liste der Kräfte auch klingen mag, die im modernen Gesundheitssystem gegenteilig wirken, können Sie doch viele dieser Kräfte überwinden und sich ein Umfeld schaffen, in dem heilende Zusammenarbeit möglich ist. Beginnen Sie am besten mit Ihrem Arzt oder Ihrer Ärztin.

Kürzlich kam eine Frau zu mir, die ein Nachfolgerezept von mir wollte. Sie war Ende dreißig, verheiratet, arbeitete Teilzeit und hatte drei Söhne im Teenageralter. Ihr Hausarzt war im Urlaub, und sie brauchte ein neues Rezept für ein Muskelrelaxans gegen ihre chronischen Nackenschmerzen. Außerdem wollte sie ein Schlafmittel und ein Opioid gegen die Schmerzen verschrieben bekommen.

Ich schreibe nie Nachfolgerezepte aus, ohne die betreffende Person vorher untersucht zu haben. Bei meiner Untersuchung stellte ich keine physischen Beeinträchtigungen ihres Nackens fest und fragte sie, ob sie den Schmerz je habe untersuchen lassen. Sie antwortete: »Ich weiß, woher die Nackenschmerzen kommen: vom Stress.« Immer wenn ihr Mann, der beim Militär war, an einen neuen Ort versetzt wurde, musste sie das Haus verkaufen, den Umzug für die ganze Familie organisieren, für die Jungen eine neue Schule und für sich eine neue Arbeit finden und sich in einem neuen sozialen Umfeld zurechtfinden. All das verursachte ihr Nackenschmerzen, wie sie sagte.

Die Muskelrelaxanzien verschafften ihr etwas Erleichterung, doch flammte der Schmerz bei erhöhtem Stress immer wieder auf. Dann erwähnte sie noch ein Problem, das sie nicht im Zusammenhang damit sah: Sie musste nachts bis zu sechsmal auf die Toilette. Ihr letzter Arzt hatte keinerlei körperliche Ursache gefunden und ihr ein Medikament verschrieben, das die Blasenkontraktionen beruhigen sollte. Ich erklärte ihr, dass die Hauptursache für häufiges Wasserlassen, sofern es sich nicht körperlich erklären lässt, Stress sei und dass dieses Symptom gerade nachts häufig auftrete. Ich erklärte ihr, dass Stress das sympathische Nervensystem so stimuliert, dass es dem Körper Signale sendet, die wiederum das Bedürfnis hervorrufen, Wasser zu lassen. »Sie beschreiben da drei Probleme – Nackenschmerzen, häufiges Wasserlassen und Schlafstörungen –, die ein und denselben Grund haben könnten«, sagte ich. »Ihr Nervensystem ist scheinbar aus dem Gleichgewicht und dabei wird das sympathische Nervensystem überreizt. Es könnte sein, dass alle drei Symptome verschwinden, wenn Sie etwas tun, um eine Entspannungsreaktion auszulösen.«

Da sie interessiert wirkte, sprachen wir über einfache Entspannungsmöglichkeiten, darunter auch die Atem- und Entspannungsübungen, die ich in Kapitel 7 (s. S. 157) beschrieben habe und im Anhang (s. S. 321) zusammenfasse. Doch am Ende sagte sie seufzend: »Ich habe einfach nicht die Zeit, um so was für mich zu tun.« Sie verließ die Praxis mit ihren Verschreibungen. Etwa einen Monat später kam sie wieder. »Ich möchte gern, dass Sie mir helfen, diese Entspannungsreaktion auszulösen«, sagte sie. Ich wusste zwar nicht, was ihren Gesinnungswandel ausgelöst hatte, freute mich aber, dass sie nun bereit war, ihre Heilung selbst in die Hand zu nehmen. Wir überlegten gemeinsam, was sie tun könnte, und probierten ein paar einfache Entspannungsübungen aus. Um diese Erfahrung tiefer in ihrem Leben zu verankern, beschloss sie, dreimal pro Woche Yogaunterricht zu nehmen. »Ich werde meiner Familie sagen, dass ich das für meine Gesundheit brauche – auf ärztliche Anweisung«, sagte sie. Sie richtete sich jetzt eine heilende Umgebung ein, indem sie mich als Gesundheits-Unterstützer und nicht mehr nur als Arzneimittelversorger nutzte. Nachdem sie zwei Monate dreimal pro Woche Yoga gemacht hatte, waren die Nackenschmerzen, das häufige Wasserlassen und die Schlafprobleme verschwunden.

Suchen Sie sich den richtigen Arzt aus. Wenn auch Sie einen möchten, der kein Arzneimittelversorger ist, sondern partnerschaftlich mit Ihnen zusammenarbeitet, können Sie den ersten Arztbesuch als eine Art Bewerbungsgespräch betrachten. Sie wollen für sich und Ihre Familie den besten Arzt einstellen. Die einzigen beiden Gründe für einen Arztbesuch sind: herausfinden, ob ein akutes gesundheitliches Problem ernst ist und nach sofortiger Aufmerksamkeit verlangt, und Prävention. Andere Gründe gibt es nicht.

Akute Probleme lassen sich entweder in einer Notaufnahme, in einer Ambulanz oder Akutsprechstunde lösen. Doch für die Behandlung chronischer Krankheiten oder für die Prävention brauchen Sie einen Allgemeinmediziner. Befragen Sie verschiedene Kandidaten, bis Sie den passenden gefunden haben. Es handelt sich hier schließlich um eine wichtige Beziehung, die ein Leben lang halten – und lebensrettend sein – kann. Zeigen Sie Ihren Kandidaten und Kandidatinnen das HOPE-Assessment, das Sie am Ende dieses Kapitels finden, und schauen Sie, ob sie sich auf den Prozess einlassen mögen. Finden Sie heraus, inwieweit Ihr Kandidat Patienten bereits nach seinen Dimensionen des Heilens befragt. Ihr Ziel ist es, jemanden zu finden, der für Prävention und Heilung partnerschaftlich mit Ihnen zusammenarbeiten will.

Drei Hauptmerkmale kennzeichnen eine gute partnerschaftliche Beziehung im Gesundheitsbereich: Fürsorge, Kompetenz und Glaubhaftigkeit. Suchen Sie nach dieser Kombination, bevor Sie jemandem Ihre Gesundheit anvertrauen. Haben Sie keine Bange, Ihren künftigen Arzt nach seiner Ausbildung, Erfahrung oder nach speziellen Kenntnissen zu fragen. Bitten Sie ihn ruhig auch um seine Meinung zur ganzheitlichen oder integrativen Medizin. Antwortet er, alle alternativen Methoden seien wertlos oder die ganzheitliche Medizin sei Zeitverschwendung, dann ist er vielleicht nicht der Richtige für Sie. Wenn er jedoch bereit ist, die medizinische Forschung ernsthaft für Sie auszuwerten und für Sie zu sorgen, dann könnte er eine wichtige Rolle in der Zusammenarbeit spielen, und es ist womöglich egal, was er über die Komplementärmedizin denkt.

Ich würde Ihnen außerdem einen Arzt empfehlen, der im Team arbeitet oder Zugang zu einem Netzwerk anderer Fachleute im Gesundheitsbereich hat, darunter Lebensstilexperten, Gesundheitscoaches, Ernährungsberater, Verhaltenstherapeuten oder andere Gesundheitsexperten für konventionelle oder alternative Methoden. Dabei spielt es keine Rolle, ob diese Leute nur vor Ort sind oder direkt im selben Gesundheitszentrum arbeiten. Wenn der Arzt auch selbst Prävention, integrative Versorgung, Lebensstil- und Verhaltenstherapien und alternative Behandlungen anbietet, ist das ein guter Indikator. Fragen Sie nach dem Umfang seines Netzwerks. Mit wie vielen anderen Ärzten arbeitet er regelmäßig zusammen? Sind die anderen ebenfalls staatlich anerkannt? Verfolgt er mit, welche Behandlungen seine Patienten von den anderen erhalten, und arbeitet er regelmäßig mit Letzteren zusammen, um die beste Kombination für den Patienten zu finden? Gibt er Hinweise zur Selbstfürsorge, und liefert er als Teil des Entscheidungsprozesses Nachweise darüber, dass die vorgeschlagene Behandlung auch funktioniert? All das wären gute Zeichen.

Schauen Sie sich auf der Suche nach einem Arzt oder einer Ärztin das Team an, mit dem sie arbeiten. Für die Prävention und Behandlung chronischer Krankheiten sind regelmäßige Kommunikation und Teamarbeit notwendig, damit Veränderungen im Zustand des Patienten beurteilt und entsprechende Behandlungsanpassungen vorgenommen werden können. Beachten Sie bei Ihren Praxisbesuchen, ob die Leute untereinander kommunizieren. Ist die Atmosphäre freundlich und respektvoll? Oder blaffen sich die Mitarbeiter gegenseitig an, wirken sie hektisch, abgeschottet oder desorganisiert? Sie könnten unter einem Burnout leiden, was für Sie wenig förderlich wäre.

Beachten Sie auch, wie die Mitarbeiter im Team Sie behandeln. Wirken sie kompetent? Vertrauen Sie ihnen? Fühlen Sie sich gut umsorgt und verstanden? Meldet sich zum Beispiel ein Teammitglied vor oder nach einem Praxisbesuch bei Ihnen, um Sie nach

Ihren Anliegen zu fragen? Bezieht Sie das Team in Entscheidungen mit ein? Werden Sie so vorbereitet, dass Sie die Zeit mit dem Arzt gut nutzen können? Und was ganz wichtig ist: Sagt man Ihnen offen und ehrlich, was Sie brauchen, auch wenn Sie es vielleicht nicht wollen? Darmspiegelung ist da ein gutes Beispiel. Ab einem Alter von 50 Jahren reduzieren Darmspiegelung und vergleichbare bildgebende Verfahren das Risiko von tödlichem Darmkrebs gewaltig. Trotzdem macht kaum jemand so etwas freiwillig. Ein guter Arzt wird Sie dazu ermutigen und Ihnen empfehlen, die entsprechenden Vorsorgeuntersuchungen vorzunehmen, auch wenn sie unangenehm sind.

HALTEN SIE NACH DEM FÜNF-B-ANSATZ AUSSCHAU

In der integrativen Medizin haben die Ärzte folgende vier Verantwortungsbereiche:

1. **Beschützen.** Sie sollten Sie vor gefährlichen, widerlegten oder toxischen Behandlungen beschützen.
2. **Befürworten.** Sie sollten Behandlungen befürworten, die funktionieren könnten und keine schädlichen Nebenwirkungen haben, wie zum Beispiel Mind-Body-Übungen, Akupunktur oder Massage.
3. **Befördern.** Sie sollten bewährte konventionelle Methoden wie Pap-Test, Darmspiegelung und Impfungen und bewährte alternative Behandlungen wie Akupunktur, Massage und Yoga bei chronischen Rückenschmerzen und bei vielen Krankheitsbildern Körper- sowie Mind-Body-Übungen und entsprechende Diäten befördern.
4. **Beziehung.** Sie sollten Sie partnerschaftlich in das Gesundheitsteam integrieren und bereit sein, mit Ihnen zusammen die drei Bereiche der integrativen Gesundheit – Schulmedizin, komplementäre Medizin und Selbstfürsorge – zu untersuchen und zu besprechen.

Bezahlung. Die finanzielle Abdeckung für Vorsorge und Gesundheitspromotion ist der Schlüssel zur Heilungsoptimierung. Prüfen Sie Ihre Krankenversicherungspolice oder fragen Sie direkt bei Ihrer Krankenkasse nach, was sie abdeckt. Fragen Sie, ob auch Komplementär- und integrative Medizin, Lebensstilmedizin und Gesundheitscoaching mitversichert sind.

Stärken Sie, wenn Sie Ihren Arzt mögen, die Beziehung zu ihm. Sprechen Sie über Ihren Wunsch, sich selbst intensiver für Ihre Gesundheitsfürsorge einzusetzen. Damit könnte die Bitte verbunden sein, dass er die Wirksamkeit bestimmter Behandlungen nachrecherchiert, für die Sie sich interessieren. Bitten Sie Ihren Arzt um Ratschläge für eine bessere Prävention oder Lebensweise und um Vorschläge zu Ernährung, sportlicher Betätigung oder Stressmanagement. Fragen Sie, wie Sie gegen die Folgen chronischer Krankheiten vorbeugen oder wie Sie sie minimieren können, und lassen Sie sich über eventuell notwendige Screeningtests informieren. Ermutigen Sie Ihren Arzt, Sie als ganzen Menschen zu sehen. Sprechen Sie beim Arztbesuch über Ihre Familie, Ihre Arbeit, Ihre Interessen und Hobbys und vor allem über die problematischen Lebensbereiche, wie zum Beispiel Probleme mit Partner, Kindern oder Arbeitskollegen.

Seien Sie sich darüber im Klaren, dass der Arzt nur begrenzt Zeit haben könnte. Machen Sie sich vor Ihrem Termin eine Liste mit den Punkten, die Sie ansprechen möchten, und klären Sie für sich, inwieweit Ihre Lebensweise Ihre Gesundheit beeinträchtigen könnte. Fragen Sie, falls Sie für Lebensstilveränderungen offen sind, nach einem Gesundheitscoach, Ernährungsberater, Akupunkteur oder Ähnlichem. Vertreten Sie Ihre Gesundheitsziele proaktiv. Teilen Sie mit, was Sie tun wollen und wie Sie sich fühlen möchten. Rücken Sie nicht erst im letzten Moment mit der wichtigsten Information heraus.

Und zu guter Letzt: Machen Sie das Beste aus dem gesamten Gesundheitsteam. Sie können auch die Dienste der Arzthelferinnen, Schwestern oder auch anderen Mitarbeiter in Ihrem Gesundheitszentrum nutzen.

DIE HOPE-KONSULTATION

Die schnellste und direkteste Möglichkeit, Ihren Arzt dazu zu bewegen, sich für die Aktivierung Ihrer Selbstheilungskräfte einzusetzen, besteht darin, ihn um eine HOPE-Konsultation zu bitten.

Wir wissen, dass es vor und nach einer Diagnose und in dem Zwischenzustand zwischen Gesundheit und richtiger Erkrankung spezifische gesundheitsfördernde Umstände und Möglichkeiten gibt, eine chronische Erkrankung zu vermeiden, zu verlangsamen oder, wenn sie bereits da ist, zu lindern, den Gesamtzustand zu stärken und die Funktion, Lebensqualität und das allgemeine Befinden zu verbessern. Leid lässt sich heilen, egal wie krank oder in welchem Lebensstadium man ist – vorausgesetzt, diese Handlungsmöglichkeiten ergeben für die betroffene Person einen Sinn und ermöglichen es ihr, ihre Selbstheilungskräfte zu aktivieren. All das wird in einer HOPE-Konsultation erkundet und in der HOPE-Notiz festgehalten.

Die HOPE-Konsultation wird nach vollständiger medizinischer Diagnose und Therapieentscheidung durchgeführt und enthält die SOAP-Notiz. Bei der HOPE-Konsultation geht der Arzt die zentralen Heilungsbereiche mit dem Patienten durch. Es geht darum, den Blick von der reinen Therapie und Krankheit auf die Selbstheilung zu verlagern, die natürlich mit der medizinischen Therapie verbunden ist. Nach Überprüfung der medizinischen Diagnose und Informationen über die Geschichte des Patienten und den Kontext, in dem er lebt, werden in diesem Gespräch die Faktoren untersucht, die individuell eine Heilung befördern können. Hierbei geht es nicht um spezifische Therapien, sondern um Aktivitäten, die diese Therapien ergänzen können, damit eine Besserung der Symptome, Funktion und Lebensqualität wie auch von Zufriedenheit und Befinden erreicht werden kann. Es kommt vor, dass die betroffene Person schon während dieses Vorgangs wieder gesund wird. Im Anhang finden Sie und Ihr Arzt weitere Informationen zur HOPE-Konsultation.

HOFFNUNG AUF HEILUNG

Vom Augenblick unserer Geburt an sind wir Stress und Traumata ausgesetzt, und all das wirkt stetig schädigend auf unsere Körpersysteme und -strukturen. Unsere Gesundheit wird von Angst, Sorgen, Schmerz und Umweltgiften angegriffen, ebenso von dem Bedürfnis, unseren Körper der Schwerkraft entgegen aufrecht zu halten, und von der Energie, die wir zur Behebung einer Erkältung aufbringen müssen. Selbst Essen und Atmen bringen unsere Zellen und Gewebe zum Zusammenbruch.

Wenn wir einen schlechten Tag haben, an dem alles schiefzulaufen scheint, kann es uns schon mal so vorkommen, als müssten wir gegen unsere emotionale und körperliche Auflösung angehen, oder? Es könnte ein kleiner Trost sein zu wissen, dass es ein Prinzip in der Physik gibt, und zwar das zweite Gesetz der Thermodynamik, nach dem sich alles im Universum auf die Entropie zubewegt, auf einen Zustand von Unordnung und Chaos. Die Kräfte der Natur wirken permanent darauf hin, uns ins Universum hinein zu zerstreuen, uns verschwinden zu lassen. Doch meist lösen wir uns nicht auf, wir fallen nicht auseinander, denn schließlich besitzen wir auch die angeborene Fähigkeit, Ordnung zu halten und Schäden zu beheben, die durch Lebensstress und Traumata verursacht wurden – das Chaos des Universums gewissermaßen rückgängig zu machen und zu heilen. Wenn aber diese Wiederherstellungsmechanismen zusammenbrechen, entwickeln wir Krankheiten oder verlieren mental, emotional und/oder physisch unser Wohlbefinden. Natürlich gibt es aggressive Krankheiten oder traumatische Verletzungen, denen selbst die gesündesten Selbstwiederherstellungssysteme nicht gewachsen sind. Durch Förderung und Instandhaltung unserer angeborenen Selbstheilungskräfte haben wir jedoch bessere Widerstands- und Belastbarkeitschancen und können uns leichter von den Herausforderungen des Lebens erholen.

Möge der Weg, den wir mit *Heilung geschieht von selbst* gemeinsam gegangen sind, Ihnen helfen, den Mut und die Hoffnung zu finden, um weiterzugehen. Sie brauchen sich nicht hilflos zu fühlen oder zu verzweifeln, wenn Ihnen alles auseinanderzufallen scheint. Je bewusster Sie sich über Ihre Reaktionen auf die Kräfte werden, die Ihr Leben beeinflussen, desto mehr werden Sie feststellen, dass die bewussten Entscheidungen, die Sie täglich und in jedem Augenblick treffen, Ihre Zukunft zum Besseren wenden können. Sie können alle Dimensionen Ihres Lebens beeinflussen, indem Sie sich mit den Heilungskräften umgeben und auffüllen.

Ganzsein ist möglich. Heilung ist möglich.

ANHANG

Die HOPE-Konsultation

Dieser Wegweiser möchte Ihnen behilflich sein, in Zusammenarbeit mit Ihren Ärzten Ihre Selbstheilungskräfte zu stärken. Ziel ist es, den üblichen, auf Krankheit fokussierten oder pathogenetischen Ansatz mit einem gesundheitsfördernden oder salutogenen Ansatz zu ergänzen (der Medizinsoziologe Aaron Antonovsky prägte den Ausdruck *Salutogenese,* Entstehung von Gesundheit, im Gegensatz zu *Pathogenese*, Entstehung von Krankheit).

Hunderttausende Ärzte auf der ganzen Welt schreiben oftmals tagtäglich Dutzende von SOAP-Notizen. Das ist so eingespielt und automatisiert, dass sie nur selten über die Konsequenzen ihres Verhaltens nachdenken: wie es ihr Denken über jeden Patienten, mit dem sie es zu tun haben, formt und lenkt. SOAP dehnt das pathogenetische Denken nicht nur auf das aus, was mit dem Patienten gemacht wird, es stellt auch ein ganzes Bündel von kulturellen Erwartungen, Rahmenkonzepten und Verhaltensmustern her, denen die gesamte moderne Medizin entspricht.

Heilung verlangt nach einer anderen Art Beurteilung oder Assessment. Die Verhaltensweisen und Wechselwirkungen müssen miteinbezogen werden, die salutogenes Denken ermöglichen und einen Rahmen für Erwartungen und Handlungen bieten, die sich auf die Förderung unserer angeborenen Selbstheilungsfähigkeit fokussieren. Die klinische Diagnose eines Patienten kann für die Art und Weise, wie Heilung geschieht, eine Rolle spielen, muss es aber nicht. Andersherum sind die Bestandteile dessen, was Heilung ausmacht, häufig allgemein wirksam, d.h., ein Prozess, der die Heilung einer Krankheit ermöglicht, tut dies ebenso bei einer anderen Krankheit. Daher sind Assessment und Plan, wie sie in der SOAP-Notiz festgehalten werden, in der Regel nicht direkt relevant, wenn es um Gesundheitsförderung und Heilung geht.

Und genau an dieser Stelle kommt die HOPE-Konsultation ins Spiel.

Die HOPE-Konsultation – ein Arztgespräch über heilungsorientierte Methoden und Umgebungen – besteht aus einer Reihe von eigens abgestimmten Fragen, verschiedene Aspekte aus dem Leben eines Menschen auszuwerten, die seine Heilung ermöglichen oder ihn von einer Heilung abhalten. Das heißt, wir suchen mit ihrer Hilfe nach Möglichkeiten, den Genesungs- und Rehabilitationsprozess und die Rückkehr in ein Gefühl des Ganzseins zu fördern. Ziel der HOPE-Konsultation und -Notiz ist es, Verhaltensweisen zu identifizieren, mit denen sich Heilungsprozesse stimulieren oder unterstützen lassen. Dazu gehört eine Beurteilung des Patienten auf vier Ebenen. Die erste – die *innere* – Ebene betrifft die Wahrnehmungen, Erwartungen und das Bewusstsein. Es gibt Lebenseinstellungen, die Heilung ermöglichen oder fördern können, und andere, die sie verhindern oder blockieren. Die zweite – die *zwischenmenschliche* – Ebene konzentriert sich auf die sozialen Beziehungen und die Kultur, in der wir leben. Auch hier gibt es soziale Verbindungen oder Beziehungen, deren Beschaffenheit Heilung unterstützen oder auch beeinträchtigen kann. Die dritte – die *Verhaltensebene* – betrifft die Dinge, die wir täglich tun, um die Selbstheilungskräfte des Körpers entweder zu unterstützen und zu nähren oder sie zu beeinträchtigen und damit weiteren Schaden zu verursachen. Und schließlich ist die *äußere Ebene* die Umgebung, in der wir leben. Dazu gehören das Zuhause, die Arbeit, Schule, Besorgungen und Freizeit – etwa in der Natur – und die Frage, inwieweit wir uns in diesen verschiedenen Umgebungen nährenden oder schädigenden Elementen aussetzen.

Mit der HOPE-Notiz lassen sich diese Heilungsebenen dank der gesamtsystemischen Wissenschaft fokussiert, zielgerichtet und systematisch bei einem Arzt-Patienten-Gespräch dokumentieren. Sie bietet das Werkzeug, um jede Heilungsebene und die einzelnen Elemente anzusprechen. Die natürliche Überlappung der Ebenen bringt das Arzt-Patienten-Gespräch in den Fluss. Es ist eine Ergänzung zu dem von der SOAP-Notiz vorgegebenen krankheitsfokussierten Behandlungsrahmen. Bei chronischen Krankheiten bringt es die bei der SOAP-Notiz oft ausgelassenen, auf Umwelt und Verhalten bezogenen, wie auch die sozial-emotionalen und mental-spirituellen Determinanten des Heilens mit ein.

Die HOPE-Konsultation kann Arzt und Patient zu einer besseren Gesundheit und mehr Wohlbefinden lotsen. Wie bei jeder Intervention hängt das Geschehen von der Krankheit der betroffenen Person, von ihrem Gesundheitszustand und ihrer Bereitschaft ab, sich ihrem Befinden zu widmen. Auf die meisten Patienten haben die aus einer HOPE-Konsultation erwachsenden Empfehlungen eine positive Wirkung. Ob sie nun auf die Krankheit selbst entscheidenden Einfluss nimmt oder nicht – sie kann bei chronischen Krankheiten fast immer das Befinden fördern und die Körperfunktionen bessern. In jedem Fall wird in einer HOPE-Konsultation zu sage und schreibe 70 bis 80 Prozent beleuchtet, was der Patient im Zusammenhang mit einer chronischen Krankheit für sich braucht.

Im Folgenden finden Sie eine Zusammenfassung der einzelnen Elemente. Die vier Ebenen einer HOPE-Konsultation sind: die innere, zwischenmenschliche, verhaltensbezogene und äußere Ebene.

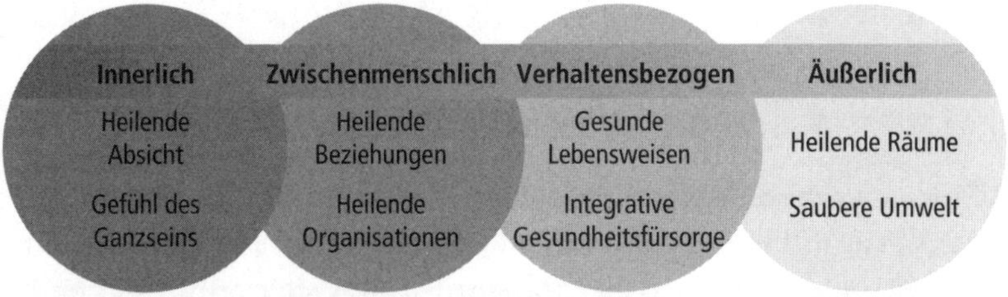

Die optimalen Heilungsebenen

DIE INNERE EBENE

Das innere Milieu birgt oft den Schlüssel zu Heilung und Wohlbefinden. Manchmal steckt ein spirituelles oder religiöses Leben dahinter, manchmal sind es sinnstiftende Aktivitäten. Häufig hat es damit zu tun, dass man anderen hilft, kann sich aber auch in einer kreativen Tätigkeit oder in familiären Aktivitäten finden. Hauptsache es verschafft dem Menschen ein Lebensziel, das über ihn selbst hinausgeht. In diesem Teil der HOPE-Konsultation geht es um die tiefsten Einsichten des Patienten über sich selbst und darum, hier eventuelle Zusammenhänge mit seiner Krankheit, seinem Leid und seiner Heilung festzustellen.

DIE ZWISCHENMENSCHLICHE EBENE

Die soziale Umgebung ist für Gesundheit und Heilung von wesentlicher Bedeutung. Gesundheit und Glück sind sozial ansteckend. Sozialer Zusammenhalt ist nicht nur gesundheitsfördernd, sondern in allen Kulturen und Zusammenhängen auch essenziell für substanzielle Verhaltensänderungen. In diesem HOPE-Teil zielen die Fragen darauf ab, den Umfang der sozialen Beziehungen des Patienten zu erkunden und – vor allem von Familien- und Freundesseite aus – zu stärken.

DIE VERHALTENSEBENE

Manche Verhaltensweisen stehen in Verbindung mit chronischer Krankheit und Heilung. In diesem Abschnitt der HOPE-Konsultation erkundet man, was der Patient tut, um sich selbst zu helfen. Hier werden vier Hauptbereiche abgeklopft, je nach Input des Patienten können weitere hinzugefügt werden.

Stressmanagement: Untersuchungen haben den Nutzen von Tiefenentspannung und dem damit einhergehenden körperlich-geistigen Zustand gezeigt, der bekanntlich Stressreaktionen entgegenwirkt, die Bereitschaft zu persönlichen Einsichten fördert und dazu motiviert, die Lebensweise zu verändern. Tiefenentspannungsübungen können außerdem Gesundheit und Widerstandsfähigkeit stärken. In der HOPE-Konsultation versucht der Arzt herauszufinden, was der Patient tut, um sich zu entspannen, und schlägt regelmäßige Übungen wie Atemübungen, Visualisierungen, Achtsamkeit, Meditation oder auch Biofeedback vor.

Körperliche Aktivität: Körperliche Aktivität kann Stress lindern, die Schmerz- und Gehirnfunktion verbessern, Alters- und Herz-Kreislauf-Erkrankungen verlangsamen und dem Menschen helfen, sein optimales Gewicht zu erreichen und beizubehalten. Fitness hält im Zusammenspiel mit ausreichend Ruhe und Schlaf ein Leben lang und in jeder Lebensphase – egal ob gesund oder krank – die Körperfunktionen und Produktivität in Schuss. Der Patient wird nach seinen Aktivitäten gefragt, Übungen und Methoden werden angeboten, um ihn zu ausreichend Bewegung zu motivieren.

Schlaf: Genügend Schlaf und eine gute Schlafqualität bessern die meisten Symptome. Sie können Stress reduzieren, Schmerzen lindern, die Hirn- und Immunfunktionen fördern, Altersprozesse verlangsamen, das Risiko von Herz-Kreislauf-Erkrankungen und Krebs verringern und dazu beitragen, dass man sein optimales Gewicht erreicht. Guter Schlaf hilft, ein Leben lang und in jeder Lebensphase – egal ob man gesund ist oder krank – die Körperfunktionen und Produktivität intakt zu halten. Der Patient wird nach Dauer, Qualität und Effektivität seines Schlafs gefragt, und der Arzt bietet Methoden zur Förderung eines guten Schlafs an.

Optimale Ernährung und Drogenkonsum: Das ideale Gewicht und optimale Körperfunktionen lassen sich am besten durch geeignete Ernährung und eine Reduzierung der Belastung durch toxische Substanzen wie Nikotin, Alkohol, Drogen und Umweltgifte fördern. Für die Ernährung und Drogenhandhabung braucht man Motivation, Kontrolle seitens der Umgebung, Training in der Lebensmittelauswahl und Beteiligung von Familie, Freunden und Gemeinschaft. In der HOPE-Konsultation wird der Patient nach dem Gebrauch dieser Substanzen gefragt, ebenso nach seinen Essgewohnheiten wie nach etwaigen Symptomen gastrointestinaler Funktionsstörungen wie Sodbrennen, Blähungen, Reizdarmsyndrom oder Verstopfung.

Was die komplementärmedizinische Fürsorge betrifft, wird der Patient nach seiner Nutzung von oder seinem Interesse an Methoden wie Akupunktur, traditioneller oder Volksmedizin, Naturheilkunde oder Chiropraktik sowie Nahrungsergänzungsmitteln und Kräutern gefragt. Diese Methoden, die auch als Komplementärmedizin bezeichnet werden, können Heilung fördern oder schaden, je nachdem, ob sie sachgerecht eingesetzt werden. Sie können die Schulmedizin und Selbstfürsorge ergänzen, sofern ihr Nutzen nachgewiesen ist.

DIE ÄUSSERE EBENE

Eine gesunde äußere Umgebung beeinflusst und unterstützt die Gesundheit. Hier geht es um die physischen Strukturen und das Umfeld, in dem der Patient lebt, und wie diese eine Heilung fördern und negative Einflüsse auf und von der Erde mindern. Der Patient wird gefragt, wie sein Zuhause und sein Arbeitsplatz beschaffen sind und ob er sich einen speziellen Ort eingerichtet hat, an dem er sich entspannen kann und wirklich zu Hause fühlt. Architektur, Kunst, Zeit in der Natur, Klänge, Geruch und Licht sind Schlüsselelemente für die Erschaffung einer solchen Umgebung. Zudem untersucht man in der HOPE-Konsultation eine etwaige Belastung durch Toxine, die eine Heilung behindern und Krankheiten verursachen können, und versucht, eine solche Belastung zu minimieren. Für weitere Informationen empfehle ich das kürzlich erschienene Buch *Toxine – Die unsichtbare Gefahr. Wie Gifte aus Umwelt, Nahrung und Kosmetik unsere Gesundheit gefährden – und was wir dagegen tun können* von Joe Pizzorno.

Zusammengenommen steht das Wort »HOPE« für **H**ealing-**O**riented **P**ractices and **E**nvironments, zu Deutsch »heilungsorientierte Methoden und Umgebungen«, die für Einzelpersonen ebenso wie für die Gesellschaft als Ganzes gelten.

BEISPIELFRAGEN FÜR EINE HOPE-KONSULTATION

Folgende Fragen dienen als Anleitung für das Gespräch zwischen Patient und Arzt während der HOPE-Konsultation. Weitere Fragen können je nach Persönlichkeit, Bereitschaft und Lebensumständen des Patienten individuell hinzugefügt werden.

Innerlich

- Was bewegt Sie dazu, Heilung zu suchen? Welches Ziel und welche Absicht stehen dahinter?
- Bewerten Sie Ihren Gesundheitszustand (1 bis 10). Welche Veränderungen erwarten Sie?
- Was meinen Sie, wozu Sie auf der Welt sind? Was ist Ihr Lebensziel? Welche Ihrer täglichen Aktivitäten sind für Sie am wichtigsten?

Zwischenmenschlich

- Was für soziale Verbindungen und Beziehungen haben Sie?
- Bekommen Sie soziale Unterstützung? Haben Sie Familie und Freunde, mit denen Sie über Ihre Erlebnisse und Gefühle sprechen können? Gibt es Leute, mit denen Sie Spaß haben?
- Erzählen Sie mir von sich. Erzählen Sie mir von den wichtigsten Traumata in Ihrem Leben.
- Was macht Sie glücklich?

Verhaltensbezogen

- Was tun Sie tagsüber? Welche Lebensgewohnheiten haben Sie?
- Was tun Sie gegen Stress? Wie entspannen Sie sich und wie erholen Sie sich? Reflektieren Sie über das, was Sie tun?
- Rauchen Sie, trinken Sie oder nehmen Sie irgendwelche Drogen?
- Wie ernähren Sie sich? (Beschreiben Sie Ihr letztes Frühstück, Mittag-, Abendessen.)
- Treiben Sie Sport? Wenn ja, welchen und wie oft?
- Wie schlafen Sie (Qualität und Stundenanzahl)? Wachen Sie erfrischt auf?
- Wie viel Wasser, zuckerhaltige Getränke und Tee oder Kaffee trinken Sie?

- Nutzen Sie die Komplementärmedizin (CAM), zum Beispiel Nahrungsergänzungsmittel, Heilkräuter oder Behandlungen von CAM-Ärzten und -Heilern?

Äußerlich

- Wie sieht Ihr Zuhause aus? Das Arbeitsumfeld?
- Gibt es in Ihrem Zuhause einen Ort, an den Sie sich zurückziehen können und an dem Sie fröhlich sein und sich entspannen können?
- Wie nehmen Sie Kontakt zur Natur auf?
- Sind Sie Umweltgiften ausgesetzt, vor allem Schwermetallen oder Ethylendichlorid (EDC, 1,2-Dichlorethan), das zur Herstellung von PVC verwendet wird?

Vergleichen Sie die grafische Darstellung »In einer HOPE-Konsultation thematisierte Elemente ganzheitlichen Heilens« auf Seite 276, die ich verwende, um meine Patienten auf ihrem Weg in die Heilung zu begleiten.

DIE HOPE-NOTIZ

Die Antworten auf diese Fragen bilden die Grundlage für die HOPE-Notiz, die der Krankenakte beigelegt wird. Aus diesem Assessment wird, zur Förderung dessen, was der Patient bereits für seine Heilung tut, gemeinsam mit ihm ein Plan für eine Bedeutungsreaktion entwickelt. Ziel des Plans ist es, ergänzende, nachweislich funktionierende Heilmethoden mit den derzeitigen Aktivitäten des Patienten zu verbinden. Dies wird der Nachvollziehbarkeit halber und für die Zielsetzung in einer HOPE-Liste aufgeführt.

Nach der HOPE-Konsultation bitte ich meine Patienten, mir eine Zusammenfassung der wichtigsten drei Bereiche zu schicken, die sie im ersten Monat fördern möchten, und ein Ziel für diesen ersten Monat zu nennen, formuliert in Form von einer Aktivität oder gewünschten Symptomlinderung. In der Regel brauchen die Patienten weitere Hilfestellung, um ihre Ziele auch zu erreichen. Hierfür stehen Tools zur Verfügung wie:

- Ein (bislang nur auf Englisch verfügbares) Arbeitsbuch mit dem Titel *Optimal Healing Environments: Your Healing Journey*, das auf meiner Website drwaynejonas.com kostenlos (auf Englisch) zur Verfügung steht.
- Gesundheitscoaching: Bei Bedarf vermittle ich den Patienten einen Gesundheitscoach, der ihnen bei eventuellen Lebensführungsänderungen oder bei weiteren Untersuchungen zur Seite stehen kann.
- Gruppen zur Gesundheitsförderung: Kliniken bieten Gruppen zur Förderung von Gesundheit und Befinden an, entweder allgemein zur Gesundheit oder auch zu speziellen Krankheiten wie Schmerzen, Diabetes, Adipositas, Herz-Kreislauf-Problemen und Krebs.
- Gesundheitsanalysen: Bei Bedarf können wissenschaftlich basierte oder auf künstlicher Intelligenz aufgebaute Untersuchungen zur Feststellung spezifischer Faktoren genutzt werden, die die Wahrscheinlichkeit gesundheitlicher Fortschritte erhöhen.
- Manchmal werden Grafiken der Heilungsebenen wie »Die optimalen Heilungsebenen« auf S. 323 verwendet, damit die Patienten einen visuellen Eindruck ihrer vielen Heilungsoptionen bekommen und sie so besser steuern können.

Ein Plan für den Weg in die Heilung

Die folgenden Leitlinien mögen als Schritte banal und naheliegend klingen, doch sind sie äußerst wirksam. Zusammengenommen bilden sie den Schlüssel zu 80 Prozent dessen, was Gesundheit und Heilung ausmacht. Suchen Sie sich beim Durchgehen der einzelnen Punkte diejenigen raus, die Ihnen jetzt schon Freude machen, und nutzen Sie, damit sie ihre Kraft entfalten können, als Hintergrund die in diesem Buch enthaltenen Ideen und Ressourcen. Wenn Sie die Hauptkomponenten der einzelnen Dimensionen des Heilens in Ihr Leben integrieren können, dann erhöhen Sie deutlich die Wahrscheinlichkeit, gesund zu bleiben, wenn Sie es bereits sind, oder gesund zu werden, sofern Sie in Behandlung sind. Eine Zusammenarbeit mit Ihrem Arzt und einem Gesundheitscoach kann die Wirksamkeit der vorgeschlagenen Aktivitäten fördern.

Viele Menschen haben mir gesagt, dass sie diese Schritte eigenständig und ohne professionelle Hilfe in ihr Leben integrieren können. Jeder von uns besitzt die Fähigkeit zu heilen. Kleine Veränderungen im Alltag schaffen große Veränderungen fürs Leben. Die Selbstheilungskräfte lassen sich durch Ihre Hoffnungen, Beziehungen, Aktivitäten und die Orte entfachen, an denen Sie leben und arbeiten. Schreiben Sie sich beim Lesen des Buches und der folgenden Ratschläge Ihre Gedanken, Absichten und Erwartungen auf. Finden Sie heraus, was davon Sie inspiriert, ein gesundes und mit Leben, Freude, Sinn und Inhalt angefülltes Leben zu führen.

WIE FÄNGT MAN AM BESTEN AN?

Veränderungen geht man am besten klein und wohlüberlegt an. Suchen Sie sich erst einmal nur einen Lebensbereich aus. Sie werden merken, dass sich die positiven Auswirkungen bald auch in den anderen Dimensionen Ihres Lebens bemerkbar machen. Mithilfe der folgenden vier Aussagenpaare können Sie entscheiden, womit Sie beginnen wollen. Jedes Paar bezieht sich dabei auf eine der vier Dimensionen des Heilens. Vergessen Sie nicht, dass ich sie zwar in die vier HOPE-Ebenen unterteilt habe, sie sich aber in Wahrheit überlappen und einander beeinflussen. Daher spielt es auch keine Rolle, wofür Sie sich jetzt entscheiden.

Lesen Sie als Erstes die beiden folgenden Aussagen:

Ich fühle mich ruhig und entspannt in meiner Umgebung.
Bei der Arbeit oder zu Hause habe ich Raum für mich zum Nachdenken.

Falls Sie diesen Aussagen nicht zustimmen können, wollen Sie sich vielleicht auf Ihre *äußere Umgebung* konzentrieren.

Wie sieht es mit den nächsten beiden Aussagen aus?

Ich vermeide Verhaltensweisen, von denen ich weiß, dass sie ungesund sind.
Ich nehme mir Zeit für die Dinge, die mir Freude machen.

Falls Sie diesen Aussagen nicht zustimmen können, wollen Sie sich vielleicht auf die Dimension des *Verhaltens* konzentrieren.

Und nun zu den beiden folgenden Aussagen:

Meine Beziehungen geben mir Kraft.
Ich fühle mich von meiner Familie und Gemeinschaft unterstützt und mit ihnen verbunden.

Falls Sie diesen Aussagen nicht zustimmen können, wollen Sie sich vielleicht auf Ihre *sozialen/emotionalen Bedürfnisse* konzentrieren.

Und zu guter Letzt noch diese beiden Aussagen:

Ich nehme meine subtilen Körpersignale wahr und weiß, dass sie mit meiner Gesundheit zu tun haben.
Wenn ich an mein Leben denke, fühle ich mich hoffnungsvoll und positiv. Ich mag mein Leben.

Falls Sie diesen Aussagen nicht zustimmen können, wollen Sie sich vielleicht auf Ihre *geistig-spirituelle Verbindung* konzentrieren.

Womit Sie anfangen, spielt keine Rolle. Vielleicht mit dem, was Sie am nötigsten brauchen. Oder Sie nehmen zum Einstieg das, was Ihnen am leichtesten fällt. Eine hilfreiche Technik ist in jedem Fall das Führen eines Tagebuches. Es wird Ihnen helfen zu heilen, mehr Sie selbst zu werden und sich weiterzuentwickeln:

- Ein Tagebuch hilft Ihnen, Ihre tiefsten Gedanken und Ängste zu ordnen.
- Tagebuch schreiben ist wie Therapie, nur kostenlos. Es hilft Ihnen, den Menschen zu verstehen, der Sie am besten kennt: Sie selbst.
- Wenn Sie zurückblättern und lesen, was Sie geschrieben haben, können Sie Ihre Fortschritte erkennen.
- Manchen Leuten macht es Freude, wenn ihre Tagebucheintragungen anderen helfen. Aber entscheiden Sie selbst, ob Sie sie teilen wollen.
- Ein Dankbarkeitstagebuch wirkt stresslindernd. Es tut gut, sich an die Dinge zu erinnern, für die wir in unserem Leben dankbar sein können.

Es gibt viele Arten, Tagebuch zu führen. Schreiben Sie in ein Heft oder einfach an den Rand der Buchseiten. Es ist Ihr ganz persönlicher Weg in die Heilung. Nehmen Sie sich die Zeit, die Sie brauchen. Am wichtigsten ist es, dass Sie den Anfang finden!

DAS ÄUSSERE UMFELD: UMGEBEN SIE SICH MIT SCHLICHTER SCHÖNHEIT

Die Orte, an denen wir leben, arbeiten, uns vergnügen oder gesundheitliche Fürsorge erhalten, beeinflussen unsere Fähigkeit, Frieden, Ruhe, Kraft und Heilung zu finden.

Sind Sie schon mal irgendwo gewesen, wo Sie sich einfach nur wohl und im Frieden mit sich fühlten? Solche heilenden Orte fördern die Freude und mindern den Stress. Sie bringen Familie und Freunde zusammen und tragen dazu bei, dass wir in Bestform sein können.

Ihr Zuhause

Am leichtesten lässt sich vermutlich das eigene Zuhause beeinflussen. Nutzen Sie es als Hilfe für Ihren Weg in die Heilung. Wenn Ihnen Ihr Zuhause keine Freude macht und keinen Frieden bringt, führt das zu Unbehagen, Zerfahrenheit, Stress und dem Gefühl, keine Kontrolle und Sicherheit zu haben sowie die Verbindung zu sich selbst und zur Natur zu verlieren. Ein einladendes Zuhause kann uns nach einem stressigen Tag auf der Arbeit, in der Schule oder nach einem anstrengenden Termin helfen, Frieden zu finden. Farben, Ordnung oder Durcheinander, Gerüche und Ausstattung üben einen Einfluss auf uns aus – und zwar ständig.

Hier einige Tipps, wie Sie Ihr Zuhause zu einem heilenden, friedlichen Ort machen können:

- Umgeben Sie sich mit Natur, indem Sie natürliches Licht verwenden, Fotos oder Kunstansichten von der Natur aufhängen, Naturgeräusche erklingen lassen und Blumen aufstellen.
- Hängen Sie persönliche Fotos von Familie und Freunden auf, dekorieren Sie mit Dingen, die Ihnen etwas bedeuten, die für Sie Glauben oder Heilung symbolisieren, und stellen Sie Ihre Möbel kontaktfördernd auf.
- Erleichtern Sie sich das Leben, indem Sie für Ordnung sorgen und sich stille Orte der Einkehr schaffen.

Jede Umgestaltung unseres Zuhauses bietet die Gelegenheit, uns Gedanken über unser derzeitiges Leben zu machen. Gegenstände, die uns einmal Freude gemacht haben, könnten jetzt Sehnsucht nach der Vergangenheit wecken oder auch Angst oder Wut hervorrufen. In diesem Fall sollten Sie überlegen, ob Sie sie nicht durch positiv besetzte Dinge ersetzen wollen.

Ein erholsames Schlafzimmer

Ein schlicht, ordentlich und sauber gehaltenes Schlafzimmer, das sich nachts gut abdunkeln lässt, fördert den Schlaf. Wenn es durch Straßenlaternen oder natürliches Licht zu hell ist im Zimmer, sollten Sie sich Verdunkelungsrollos oder Vorhänge anschaffen. Verwenden Sie am besten eine Uhr, die nur bei Knopfdruck aufleuchtet und keinesfalls weiß oder gelb, sondern rot oder blau leuchtet. Umgeben Sie sich mit bequemem Bettzeug, das sich auf der Haut gut anfühlt (mehr zum Schlaf in dem Abschnitt »Nachts wieder aufladen« auf Seite 343).

- Farben sind wichtig. Wählen Sie sie passend zu Ihrer Stimmung. Warme Rot-, Orange- und Gelbtöne energetisieren und stimulieren, während ein kühles Blau, Grün und Violett Frieden und Ruhe ausstrahlen.
- Düfte haben eine starke Verbindung zum Gehirn. Experimentieren Sie damit. Gerüche können Gefühle des Wohlbefindens auslösen, die Stimmung aufhellen, Stress lindern und einen klaren Kopf verschaffen. Was lässt Sie tiefer atmen, wenn Sie einen Raum betreten?
- Sprechen Sie mit Ihrem Hausarzt über Aromatherapie. Achtung: Falls jemand im Haus schwanger ist oder Asthma oder eine sonstige Lungenkrankheit hat, wird der Arzt Ihnen von bestimmten ätherischen Ölen abraten wollen.
- Dämpfen Sie die Geräusche. Die meisten Menschen leben heute in lauten Städten. Geräusche können Stress verursachen (Lärmverschmutzung) oder auch beruhigen. Experimentieren Sie mit Musik, um eine bestimmte Stimmung zu erzeugen oder den Straßenlärm auszublenden. Teppiche, Vorhänge und weiche Stoffe absorbieren Geräusche, harte Oberflächen verstärken sie. Weißes Rauschen oder einfache weiche Ohrstöpsel tragen ebenfalls zu einer Dämpfung der Dezibel bei.
- Gestalten Sie sich Ihre Tag- und Nachtbeleuchtung selbst. Warmes, natürliches Licht ist beruhigend, während Neonlicht oder

Deckenbeleuchtung kalt wirken. Ein Gefühl von Wärme und Intimität entsteht durch eine gedämpfte, wärmere Beleuchtung. Setzen Sie bei Deckenbefestigungen, vor allem über dem Esstisch, einen Dimmer ein. Wandbeleuchtungen und Tischlampen können hilfreich sein. Indirektes Licht ist beruhigender als direktes. Fenster und Oberlichter lassen natürliches Licht ein.

Unterwegs

Leben Sie mehr im Auto oder in Hotels als zu Hause, dann sollten Sie sich diese Orte positiv gestalten. Kleinigkeiten, wie zum Beispiel das Vermeiden von Abfällen im Auto, können einen Stau weniger stressig werden lassen. Manche Musik beruhigt und lässt Sie mit dem Verkehr gehen, statt gegen ihn anzukämpfen. Hier noch ein paar Ideen, wie sich Autofahrten angenehmer gestalten lassen:

- Wie wäre es mit einem Duftbäumchen oder einem Auto-Diffuser? Lavendel- und Vanilleduft entspannen; Orange- oder Eukalyptusduft energetisieren.
- Nutzen Sie die Zeit im Auto, um etwas zu lernen oder sich mit Hörbüchern und Podcasts zu erfrischen! Aber schreiben Sie während des Fahrens keine E-Mails und texten Sie nicht!
- Nehmen Sie sich bewusst ein paar Minuten, um einen positiven oder motivierenden Gedanken zu wiederholen. Indem Sie sich konzentrieren, unterbrechen Sie die Stressreaktion.

Im Krankenhaus oder einer ähnlichen Einrichtung

Versuchen Sie immer, das Beste aus Ihren Begegnungen mit diesen Orten zu machen. Unternehmen Sie Schritte, um Ihre Ängste vor Arztterminen zu reduzieren. Bitten Sie vor einem Krankenhausaufenthalt um ein Einzelzimmer oder ein Zimmer mit Aussicht auf die Natur; das beschleunigt nachweislich die Genesung.

Verbindung mit der Natur

Die Erholsamkeit der Natur ist hinreichend dokumentiert. Nehmen Sie sich die Zeit, um einen Sonnenuntergang zu betrachten oder mittags draußen im Grünen zu essen. Die Mitarbeit in einem Gemeinschaftsgarten verbindet mit der Erde. Falls Ihnen Gartenarbeit nicht zusagt, versuchen Sie es doch mit einem Spaziergang im Park oder sonst irgendwo im Grünen. Gehen Sie draußen barfuß, wenn es sicher und sauber genug ist.

Nehmen Sie das Leben um sich herum wahr, egal ob Sie in der Stadt, auf dem Land oder irgendwo dazwischen leben. Betrachten Sie Kunstwerke mit Naturdarstellungen, lernen Sie die Flora und Fauna vor Ort kennen, schauen Sie aus dem Fenster ins Grüne oder in den Himmel oder sehen Sie sich ein Video vom Meer mit den sich am Strand brechenden Wellen an.

Beobachten Sie, wie sich Naturveränderungen auf Ihre Stimmung, Ihren Körper und Ihren Energielevel auswirken. Wenn Sie merken, dass Sie an einem regnerischen Wochenende zu Depressionen oder Traurigkeit neigen, dann schauen Sie sich die Schönheit der Regentropfen an oder heben Sie sich etwas, das Sie gerne tun, für solche Regentage auf. Oder gehen Sie, wenn es nicht zu kalt ist, hinaus und genießen Sie den Regen auf der Haut.

Setzen Sie sich Ziele zur Verbesserung Ihrer äußeren Umgebung

Stellen Sie sicher, dass, wo immer Sie auch Ihre Zeit verbringen, Ihre tägliche und nächtliche Umgebung Ihnen keinen unnötigen Stress verursacht. Konzentrieren Sie sich zunächst auf die Orte, an denen Sie die meiste Zeit verbringen, bevor Sie sich anderen zuwenden.

Gibt es eine Sache, die Sie heute zu Hause, auf der Arbeit oder in der Schule anders gestalten können?

GESUNDES VERHALTEN

Ein gesundes Leben ist eine der wichtigsten Voraussetzungen für Gesundheit und Heilung. Wie wir essen, uns bewegen und entspannen und mit anderen Menschen in Verbindung treten, spielt eine wichtige Rolle für die Heilung von Körper, Geist und Seele. Wichtig sind die Entscheidungen, die wir heute treffen. Denn die heutigen Entscheidungen bestimmen die Entscheidungen, die uns morgen zur Verfügung stehen.

Etwas ändern, aber wie?

Es geht nicht darum zu wissen, was wir tun sollten, sondern darum, dass diese Veränderungen einen Sinn für uns ergeben. Verknüpfen Sie Ihr Verhalten mit dem, was Ihnen im Leben Sinn und Freude schenkt. Das wird Sie emotional und mental darauf einstimmen, es auf lange Sicht beizubehalten.

Bevor Sie überlegen, was Sie jetzt an Ihrem Verhalten ändern wollen, lesen Sie erst einmal die folgenden zehn Punkte, die beschreiben, wie so eine gesunde Veränderung vor sich geht und beibehalten werden kann:

1. **Machen Sie sich einen Plan.** Suchen Sie sich ein oder zwei kleine Dinge aus, die sich machbar anfühlen und Ihnen Freude machen: zwei Yogahaltungen, den Wechsel von Weißbrot zu Vollkornbrot, einen Tangokurs, ein Picknick oder einen Lesezirkel oder auch eine ehrenamtliche Tätigkeit.
2. **Suchen Sie sich etwas Realistisches aus.** Wählen Sie zunächst etwas Kleines, Erreichbares. Nehmen Sie nichts, von dem Sie bloß denken, dass Sie es tun sollten. Falls notwendig können Sie auch erst einmal nur einen Teil davon tun.
3. **Erzählen Sie einer anderen Person davon.** Bitten Sie darum, dass sie Sie jeden Monat danach fragt.
4. **Suchen Sie sich eine Gruppe,** die zu heilendem Verhalten ermutigt, zum Beispiel zum Walken oder gesunden Kochen. Oder bitten Sie einen Freund oder eine Freundin, Sie zu begleiten.
5. **Planen Sie den Ausrutscher.** Für Langzeitveränderungen ist es wichtig, sich auch absichtliche Ausrutscher zu erlauben. Bauen Sie Zeiten ein, wo Sie sich nicht dem neuen Modus entsprechend verhalten.

6. **Finden Sie einen guten Grund für Ihre Veränderung.** Die effektivsten Gründe für eine anhaltende Verhaltensänderung finden sich im Innern (ich möchte mich besser fühlen) und nicht im Außen (ich möchte gemocht werden).
7. **Es kann schwer werden.** Bereiten Sie sich auf zeitweises Unwohlsein vor. Veränderungen fallen nicht leicht. Ihr Plan sollte mit einschließen, wie Sie mit solchen Situationen umgehen.
8. **Seien Sie bereit.** Manchmal stimmt der Zeitpunkt nicht für einen Wandel. Gestehen Sie sich mehr Vorbereitungszeit zu, falls der heutige Tag nicht geeignet sein sollte.
9. **Gehen Sie es an.** Zaudern Sie gern (20 Prozent aller Menschen tun das) oder zögern Sie nur angesichts dieses einen Verhaltens? Falls Sie grundsätzlich zu Unentschiedenheit neigen, sollten Sie sich zuallererst Hilfe suchen, um dagegen anzugehen.
10. **Fragen Sie Ihren Arzt.** Sprechen Sie mit Ihrem Ärzteteam über sinnvolle Verhaltensweisen für Gesundheit und Prävention und fragen Sie, ob das Gesundheitswesen hilfreiche Ressourcen anbietet: Verhaltenstherapeuten, Gesundheitscoaches, Ernährungsberater, Fitnesstrainer oder Rehabilitationsspezialisten.

ESSEN, TRINKEN UND KOCHEN

Kochrituale, gemeinsames Essen und gesunde Nahrung sind von eminenter Bedeutung für Prävention, Genesung und Wohlbefinden.

Warum wir essen

Essen ist bedeutungs- und emotionsgeladen. Essen bedeutet Familie, Tradition und Trost; manchmal nutzen wir Nahrungsmittel sogar zur Selbstbehandlung. Wenn wir Nahrungsmittel und/oder Alkohol dazu verwenden, eine emotionale Leere zu füllen oder negative Gefühle zu dämpfen oder zu ersticken, dann führt das leicht zu Esssucht oder ungesunden Gewohnheiten. Manche unter uns essen oder trinken aus Stress, Ärger, Depression, Angst, Frustration oder Einsamkeit zu viel. Machen Sie sich klar, warum Sie essen, und essen Sie, um Ihren physischen Hunger zu stillen oder aus Freude am Geschmack, nicht aber, um Ihre Traurigkeit zu vertreiben oder Schmerz zu betäuben.

Eine positive Beziehung zum Essen aufbauen

Wie bei allen Beziehungen ist es wichtig, dass Sie auch zum Essen eine gesunde Beziehung haben. Dies erfordert ein Umdenken und anderes Verhalten:

- Essgewohnheiten der Vergangenheit oder Familientraditionen könnten womöglich nicht mehr nötig und für Sie nicht hilfreich sein. Geben Sie sich zum Beispiel die Erlaubnis, den Teller nicht mehr leer zu essen.
- Gestehen Sie sich zu, dass Sie einzigartig sind mit Ihren Bedürfnissen und Herausforderungen. Lernen Sie, Ihrem Hunger zu vertrauen, und hören Sie auf Ihr Völlegefühl.
- Was Sie in Magazinen, im Internet oder im Fernsehen sehen, muss nicht unbedingt stimmen. Falls Sie Schwierigkeiten mit Ihrem Körperbild haben, könnte es hilfreich sein, sich nicht mehr so viele ungesunde Körperschemata in den Medien anzuschauen.
- Wenn es ums Essen geht, kommt es auf die innere Einstellung an. Denken Sie nur an den Milchshake-Versuch und die Rolle, die die Vorstellung dabei spielte. Denken Sie gut über Ihr Essen und achten Sie darauf, wie Sie darüber sprechen. Statt Süßigkeiten als etwas Schlechtes zu betrachten, könnten Sie sie als einen Leckerbissen sehen.

Achtsam essen

Oft essen wir völlig achtlos. Wenn das Essen so vor uns steht, achten wir meist gar nicht darauf, ob wir überhaupt hungrig oder wann wir eigentlich satt sind.

Beachten Sie folgende Tipps:

- Essen Sie langsam. Die meisten Mahlzeiten werden in durchschnittlich sieben bis elf Minuten verspeist. Schnell essen kann zu Esssucht führen. Der Körper hat dann keine Zeit, um dem Gehirn mitzuteilen, dass man satt ist. Falls Sie dazu neigen, zu schnell zu essen, könnten Sie versuchen, Ihr Essen zu genießen, statt einfach nur langsamer zu essen.
- Essen hat mit allen Sinnen zu tun – Schmecken, Tasten, Riechen, Hören und Sehen. Es nennt sich »achtsam essen«, wenn wir uns dieser multisensorischen Erfahrung widmen. Achtsam essen

bringt mit sich, dass wir unser Völlegefühl kennenlernen. Achten Sie auf die feinen Körpersignale, statt es bis zum Bauchweh kommen zu lassen. Sagen Sie sich, wenn etwas so gut schmeckt, dass Sie am liebsten weiteressen möchten: »Ich kann später mehr davon haben, wenn ich jetzt satt bin. Ich muss nicht alles jetzt essen.«

- Verwenden Sie einen kleineren Teller. Die meisten Leute essen alles auf, was vor ihnen auf dem Teller liegt. Die Forschung zeigt, dass man automatisch weniger isst, wenn man einen kleineren Teller benutzt.

Nicht vergessen: Essen ist Ihr Treibstoff

Statt sich auf das Gefühl zu konzentrieren, dass Sie sich etwas nehmen, könnten Sie sich über ein Mehr an Vollwertkost freuen. Essen Sie mehr Gemüse und Obst. Da beides vor allem aus Wasser besteht, wird sich Ihr Wasserhaushalt verbessern.

Folgendes könnte helfen, wenn es ums Essen geht:

- Notieren Sie in Ihrem Smartphone oder auf Papier, was Sie über den Tag verteilt essen. Oft sind wir uns gar nicht bewusst, was und wie viel wir essen. Es gibt hilfreiche Apps, die die Motivation fördern, sich gesünder zu ernähren.
- Nahrungsmittel, die Zucker enthalten, High-Fructose-Maissirup, Süßstoffe und ungesunde Fette werden mit Herz-Kreislauf-Erkrankungen, Krebs und Diabetes in Verbindung gebracht. Ballaststoffreiche Kost kann manche dieser Auswirkungen mildern.
- Mangel an Bewegung und zu viel Essen sind die normalen Ursachen für Übergewicht, aber es sind nicht die einzigen. Vor allem in Zeiten von Stress kann Übergewichtigkeit auch mit zu wenig Essen oder falscher Ernährung zu tun haben. Manche Menschen reagieren auf bestimmte Nahrungsmittel wie Gluten oder Milchproteine. Fragen Sie Ihren integrativen Arzt, wie Sie feststellen können, ob Sie bestimmte Lebensmittel vermeiden sollten.
- Ihre Ärztin oder ein Ernährungsberater könnte Ihnen helfen, einen gesunden Ernährungsplan zu erstellen und sich realistische Ziele für eine Gewichtsabnahme zu setzen, damit Sie gesund bleiben.

Regelmäßig Wasser trinken

Wasser trägt zu Gewichtsabnahme und Gesundheit der Haut (weniger Falten) bei, hilft gegen Muskelermüdung, unterstützt die Nieren- und Darmfunktion und noch mehr. Gewöhnen Sie sich an, immer eine (nachfüllbare) Wasserflasche bei sich zu haben, damit Sie öfter trinken. Trinken Sie auch zu den Mahlzeiten lieber ein Glas Wasser statt ein anderes Getränk. Aromatisierte Süßgetränke machen uns nicht gerade gesünder. Obstsäfte sollten mindestens zur Hälfte verdünnt werden.

Erkennen Sie Ihre Muster und Hürden

Sind Sie auf dem Heimweg so hungrig, dass Sie noch vor dem Essen schnell zu einem Snack greifen? Essen Sie unterwegs ein Stück Obst, eine Tüte Popcorn oder eine Handvoll Nüsse, damit Sie nicht so heißhungrig zu Hause ankommen.

Sind Sie zu müde, um sich noch die geplante gesunde Mahlzeit zuzubereiten, und bestellen sich stattdessen eine Pizza? Versuchen Sie es lieber mit leichteren Mahlzeiten wie ein paar Scheiben Brot oder einer Suppe. Kochen Sie sich gesunde Mahlzeiten für eine Woche vor und frieren Sie sie in kleinen Portionen ein, die sich leicht und schnell wieder auftauen lassen.

Mahlzeiten planen und gemeinsame Essenszeiten

Es wirkt sich auf Budget, auf Stresslevel und Taille aus, wenn Sie Ihre Mahlzeiten planen. Schaffen Sie sich Vorräte an, die gut aufzubewahren sind, oder Tiefkühlkost, wenn Ihnen die Zeit für den Einkauf frischer Lebensmittel fehlt. Schauen Sie sich um, wo Sie nach einem späten Termin oder langen Arbeitstag von unterwegs etwas Gesundes mitnehmen können. Für die Planung Ihrer Mahlzeiten hier folgende Tipps:

- Kaufen Sie möglichst nur einmal pro Woche ein. Das spart Zeit, außerdem ist häufiges Einkaufen von Kleinigkeiten stressiger und verleitet dazu, dass man zu viel einkauft.
- Essen Sie, bevor Sie einkaufen gehen. Hungrig kauft man meist mehr ein, als wenn man satt ist.
- Halten Sie sich einen Vorrat an gesunden Lebensmitteln. Es ist leichter, gesund zu essen, wenn Vorratskammer, Kühl- und

Eisschrank und Schränke mit gesunden Lebensmitteln gut gefüllt sind. Beseitigen Sie, was Sie nicht in Reichweite haben wollen.

- Beziehen Sie Ihre Kinder mit ein. Sie werden dann eher selbst gesund essen und beim Kochen helfen. Wenn sie den Essensplan sehen können, tauchen keine Fragen mehr auf nach dem Motto »Was gibt's zum Essen?« oder »Was kann ich essen?«.
- Machen Sie sich nicht gleich einen Plan mit nur neuen Lebensmitteln. Starten Sie mit einem Zweiwochenturnus Ihrer Lieblingsrezepte. Fügen Sie gelegentlich ein neues Rezept hinzu.
- Stellen Sie sicher, dass Ihr Plan durchführbar ist. Planen Sie, falls Sie sich bisher auf den Imbiss an der Ecke verlassen haben, ab und zu auch eine Mahlzeit von dort ein.
- Mahlzeiten, die zu Hause geplant, vorbereitet und gemeinsam gegessen werden, sind tendenziell gesünder und ausgewogener als Mahlzeiten im Restaurant oder unterwegs. Auswärts angebotene Mahlzeiten kommen oft aus dem Tiefkühlfach oder sind stark gesalzen. Außerdem konsumiert man im Restaurant oder unterwegs bei Mahlzeiten mehr Limonaden und andere gesüßte Getränke.
- Mahlzeiten bringen die Familie zusammen. Ein Abendessen in der Familie tut Körper, Geist und Seele gut, falls Sie sich die Zeit dafür nehmen können. Familienmahlzeiten stärken die Familienbande, das Gefühl von Zugehörigkeit, Sicherheit und Liebe. Besonders wichtig ist das in Zeiten des Wandels. Gemeinsam essen schafft eine Tradition fürs Leben. Eine Studie hat gezeigt, dass gesundheitsfördernde Gene bereits vor dem Essen aktiviert werden, wenn Leute das Essen gemeinsam zubereiten.

Mehr Bewegung

Bewegung tut gut. Sie hilft Körper und Geist, in Schuss zu bleiben. Sie sollten mindestens 30 Minuten pro Tag Gymnastik machen. Bitten Sie Ihren Arzt um diesbezügliche Ratschläge. Bringen Sie in Erfahrung, wie viel Bewegung gut für Sie ist, vor allem wenn Sie abzunehmen versuchen oder an so etwas wie einer Herzerkrankung oder Asthma leiden. Die Forschung hat inzwischen gezeigt, dass es wichtiger ist, sich im Laufe des Tages insgesamt mehr zu bewegen, als dreißig Minuten konzentriert Sport zu treiben und den Rest des Tages zu sitzen.

Betrachten Sie Bewegung als etwas, das zum Tagesablauf dazugehört. Ihre Ärztin oder ein Physiotherapeut kann Ihnen eine Liste mit Übungen und Dehnungen zeigen, die auch zwischendurch machbar sind. Können Sie am Schreibtisch, während Sie auf etwas warten, die Beine heben oder mit den Füßen kreisen? Ich habe meinen normalen Schreibtisch im Büro abgeschafft und stattdessen jetzt ein Steh- und Laufbandpult. Wann irgend möglich, vereinbare ich Spaziergangsbesprechungen. Könnten Sie vielleicht ein Stück entfernt vom Geschäft parken, damit Sie ein paar mehr Schritte laufen müssen? Nehmen Sie statt Fahrstuhl die Treppe. Alle diese Kleinigkeiten summieren sich.

Gehen bringt fast denselben gesundheitlichen Nutzen wie Joggen und ist leichter kombinierbar mit den Menschen, die uns nahestehen.

Nachts wieder aufladen

Schlaf wirkt sich auf viele Lebensbereiche aus: auf Gesamtgesundheit, Schmerzpegel, Gedächtnis, Gewichtskontrolle, ja sogar auf die Stimmung und das Gefühl einer Zukunftsperspektive. Schlafprobleme können durch vieles verursacht sein: Licht oder Lärm, die ins Schlafzimmer eindringen; ein Amok laufendes Gehirn; Atemprobleme; Medikamente; Schmerzen; Depression; Stress; Drogen wie Alkohol, Koffein und Nikotin; Herz- und Lungenkrankheiten; oder einfach nur zu wenig Bewegung. Deshalb ist es wichtig, dass Sie mit Ihrem Arzt über alle Probleme sprechen. Er könnte Ihnen eventuell dabei helfen, die Dauer Ihres Schlafs zu optimieren.

Hier einige allgemeine Tipps für einen besseren Schlaf:

- Machen Sie es sich zur Gewohnheit, in der Stunde vor dem Schlafengehen etwas Ruhiges, Beruhigendes zu tun, um vom Alltagsstress herunterzukommen.
- Gehen Sie regelmäßig zur selben Zeit ins Bett und stehen Sie – auch am Wochenende – immer zur selben Zeit auf.
- Halten Sie Ihr Schlafzimmer dunkel und frei von elektronischen Geräten.

- Vermeiden Sie schon mehrere Stunden vor dem Schlafengehen Koffein, Nikotin, Alkohol und Zucker.
- Machen Sie Ihren Sport morgens oder am frühen Nachmittag.

Falls diese Tipps nicht ausreichen, wäre es vielleicht angebracht, sich um professionelle Hilfe zu bemühen.

Zeit für Freude

Dankbarkeit kann uns helfen, selbst mit den schwierigsten Situationen fertigzuwerden. Eine bewusste Fokussierung auf Dankbarkeit schützt vor Ohnmachtsgefühlen und Hoffnungslosigkeit.

Statt sich über das Sorgen zu machen, was Sie nicht unter Kontrolle haben, lohnt es sich, die Gedankenenergie dafür zu nutzen, Momente der Freude zu finden wie diese:

- Träumen Sie neue Träume. Vielleicht mussten Sie sich von alten Träumen verabschieden, doch heißt das nicht, dass Sie keine neuen träumen könnten. Setzen Sie sich neue Ziele, auf die Sie hinarbeiten können.
- Werden Sie kreativ tätig, um Ihren Gefühlen Ausdruck zu verleihen und die Freude an der Kunst zu erfahren. Versuchen Sie es doch mal mit Musik, Basteln, Nähen, Malen, Schreiben, Scrapbooking, Vogelbeobachtung oder Fotografie.
- Blicken Sie in die Zukunft. Hoffnung ist von eminenter Bedeutung. Sinnstiftung und ein Ziel im Leben können glücklich machen. Denken Sie sich etwas aus, auf das Sie sich freuen. Planen Sie.
- Lassen Sie sich auch im Notfall die Ideen nicht ausgehen. Rufen Sie eine Freundin an, gehen Sie an einen heiligen Ort zum Beten, tragen Sie mutmachende Sprüche oder Lektüre bei sich. Inspirierende Musik ist uns heutzutage dank Mobiltelefon immer zur Hand.
- Sagen Sie Ja zu Dingen, die Sie glücklich machen. Bleiben Sie mit den Menschen in Verbindung, bei denen Sie auftanken können und sich wohlfühlen.
- Lachen Sie und vergnügen Sie sich. Versuchen Sie es mal mit einem Spiel abends zu Hause, spielen Sie Fangen mit Ihrem Haustier, machen Sie ein Kreuzworträtsel oder schauen Sie sich

eine Komikersendung im Fernsehen an. Lachen, Humor und Spiel können Stress lindern, den Energiepegel steigern und Ihnen helfen, mit anderen Menschen in Verbindung zu treten.
- Vergleichen Sie Ihr Leben nicht mit dem anderer. Gestehen Sie sich zu, dass Ihr Leben einzigartig ist.

Sorgen reduzieren

Über die Stressoren in Ihrem Leben mögen Sie vielleicht keine Kontrolle haben, doch können Sie lernen, ihnen nicht die Kontrolle über Sie zu überlassen. Seien Sie sich Ihrer Atmung gewahr. Flaches Atmen im oberen Brustbereich ist ein Zeichen von Stress. 30 Sekunden Tiefenatmung genügen, und schon wird im Körper die natürliche Entspannungsreaktion ausgelöst. Erinnern Sie sich: Die Leute, die Stress als etwas ansehen, das sie stärkt, machen wesentlich bessere gesundheitliche Fortschritte als die, die Stress für schädlich halten. Wenn Stress gut gehandhabt wird, kann er heilend wirken. Es kommt auf die innere Einstellung an.

Nähren Sie Ihr spirituelles Selbst

Fokussieren Sie sich auf Liebe und Vergebung – und fangen Sie gleich bei sich an. Wenn Sie sich selbst nicht lieben und vergeben können, ist es schwer, andere Menschen zu inspirieren, zu motivieren und zu ermutigen. Meditationstechniken wie die »Meditation der Liebenden Güte« können hilfreich sein, um Wut und seelischen Schmerz anzugehen. Diese Übung wird dazu verwendet, sich mit Gefühlen wie Scham, Schuld, Angst, chronischen Schmerzen, fehlender Unterstützung und Problemen mit anderen Menschen zu beschäftigen.

Atmen

Mithilfe von Atemtechniken und Apps lernen Sie, den Atem zur Selbstberuhigung zu nutzen. Der Atem löst Veränderungen im Nervensystem aus und hilft bei Stress. Tiefenatmung lindert Angst- und Stressgefühle, indem sie die Gene, die bei Stress aktiviert werden, ruhigstellt und den Blutdruck senkt.

Legen Sie sich die eine Hand auf die Brust, die andere auf den Bauch. Beim Ein- und Ausatmen sollte sich der Bauch vorwölben und wieder einsinken. Das nennt sich »Bauchatmung«. Wenn sich der Bauch nicht bewegt, ist die Atmung vermutlich zu flach. Lernen Sie Bauchatmung, Sie werden unbedingt davon profitieren.

Umgang mit ungesunden Verhaltensweisen

Seien wir ehrlich: Jeder von uns tut Dinge, von denen wir wissen, dass sie ungesund sind. Tatsächlich kann es uns helfen, gesunde Verhaltensweisen beizubehalten, wenn wir uns bewusst ab und an auch ungesundes Verhalten zugestehen. Im Yang ist das Yin enthalten und umgekehrt. Doch darf das Ungesunde nicht zur Hauptgewohnheit werden. Sonst ist es nur mühsam wieder loszuwerden und macht mitunter professionelle Hilfe notwendig.

Soziale Gruppen können hilfreich sein: eine Begegnungsstätte, die Kirche oder Online-Selbsthilfegruppen. Wichtig ist, dass Sie sich Ihrer Verhaltensweisen bewusst werden und Hilfe suchen. Wenn Sie ein sehr zurückhaltender Mensch sind, der nicht gern Persönliches preisgibt, ist der erste Schritt auf der Suche nach Hilfe der allerschwerste. Dann fällt es Ihnen vielleicht leichter, sich jemandem zu öffnen, dem Sie vertrauen. Auch eine Zweiergruppe ist schon eine Gemeinschaft.

Suchen Sie sich unter Ihren gesunden Beziehungen jemanden, den Sie um Unterstützung bitten können, bevor die ungesunden Verhaltensweisen zur Gewohnheit geworden sind. Lassen Sie Ihre ungesunden Gewohnheiten nicht zur Sucht werden oder ersetzen Sie sie durch eine positive Sucht. Ersetzen Sie die schlechten durch gesunde Gewohnheiten, um die Leere zu füllen.

Auch der Umgang mit der Gesundheitsfürsorge ist ein gelerntes Verhalten. Hier ein paar Grundprinzipien, mit deren Hilfe Sie diese Begegnungen auf Heilung ausrichten können.

Prävention ist wichtig

Ohne ordentliche Behandlung kann ein Husten zu einer Lungenentzündung werden, eine Verrenkung zu einem Bruch führen und eine Muskelzerrung zu einem Muskelriss. Früherkennung kann bei vielen Krebsarten und Herz-Kreislauf-Erkrankungen eine Verschlimmerung, Komplikationen oder gar den Tod verhindern. Die gute Sorge um die eigene Gesundheit ist wichtig, um chronische Probleme zu vermeiden und mit Körper, Geist und Seele in Bestform zu bleiben.

Zugang zur integrativen Gesundheitsfürsorge

Die integrative Medizin enthält das Beste aus der Schulmedizin mit ihren Verfahrensweisen und pharmazeutischen Arzneien und das Beste aus der Komplementärmedizin mit ihren Mind-Body-Techniken, Akupunktur, Massage, Chiropraktik, Energiemethoden (wie Reiki und Healing Touch) und Nahrungsergänzungsmitteln. Integrative Gesundheit balanciert diese medizinische, auf die Krankheit fokussierte Behandlung mit Selbstfürsorge und der Herstellung der Gesundheit aus, indem sie Prävention und Lebensführung des Patienten mit der Behandlung der Krankheit oder Verletzung verbindet. Es gibt zwar viele Praxismodelle für eine integrative Gesundheitsfürsorge, doch finden Sie hier einige Kernpunkte, anhand derer Sie feststellen können, ob Sie bei einem Allgemeinmediziner eine integrative Gesundheitsfürsorge bekommen:

1. **Teambasiert:** Integrative Gesundheitsfürsorge wird am besten von einem Team geleistet, das aus Arzt, Arzthelferin, Schwestern und Pflegern sowie anderen Fachleuten bestehen könnte, die beispielsweise Verhaltenstherapie, Gesundheitscoaching, Ernährungsberatung, Massage, Akupunktur oder Energiemethoden anbieten.
2. **Transparent:** Das Team stellt Ihnen alle Ihre Krankenakten und Testergebnisse zur Verfügung, damit Sie Ihre Fortschritte selbst nachvollziehen und aktiv an den Entscheidungen über Ihre Gesundheit und Ihr Wohlbefinden teilhaben können.
3. **Bewusst:** Das Team ist über Sie unterrichtet und in Kenntnis über Ihren Gesundheitszustand, Ihr Befinden und Ihre Lebensziele, um Sie auf Ihrem Weg in die Heilung bestmöglich unterstützen zu können.
4. **Erreichbar:** Die Teammitglieder sind telefonisch oder per SMS/E-Mail erreichbar, falls Sie eine Frage haben oder eine Erklärung brauchen, damit Sie mit Ihren Genesungszielen auf Kurs bleiben können.

Bestmögliche Nutzung eines Arztbesuches

Je nachdem, an welchem Punkt Ihres Heilungsprozesses Sie sich gerade befinden, kann es sein, dass Sie viel Zeit im Krankenhaus oder in der Praxis Ihres Arztes verbringen. Eine bestmögliche Nutzung der Arztbesuche kann zu besserer Fürsorge beitragen und Stress lindern. Sie könnten es zum Beispiel so angehen:

- Bereiten Sie sich auf den Arztbesuch vor: Machen Sie sich klar, dass es in Ordnung ist, über peinliche oder verstörende Symptome zu reden. Notieren Sie sich, was Sie ansprechen wollen, um nichts Wichtiges zu vergessen. Bringen Sie die Liste Ihrer Medikamente und die entsprechenden Dosierungen mit.
- Während des Arztbesuchs: Treten Sie für sich ein, falls nötig. Sprechen Sie klar und deutlich aus, was Sie vom Arzt brauchen. Um Missverständnisse zu vermeiden, könnte es hilfreich sein, zu wichtigen Konsultationen ein Aufnahmegerät mitzunehmen. Viele Mobiltelefone haben eine Aufnahmefunktion. Auch Notizen könnten Ihnen helfen, sich an das Besprochene zu erinnern. Sind Sie am Ende verwirrt, sollten Sie um ein weiteres Gespräch bitten.
- Nach dem Arztbesuch: Tauschen Sie sich mit einem vertrauten Menschen aus. Wie war das Gespräch? Wünschten Sie, etwas wäre anders gelaufen? Fehlt Ihnen irgendeine wichtige Information?
- Lesen Sie in Kapitel 10 noch einmal den Abschnitt »Umgang mit dem eigenen Gesundheitssystem und Arzt« auf Seite 312, um sich zu vergegenwärtigen, wie Sie mit Ihrem Arzt und dem Gesundheitssystem arbeiten wollen.

Beachtung der sozial-emotionalen Dimension

Wir Menschen sind soziale Wesen. Beziehungen schaffen ein Zugehörigkeitsgefühl, schenken uns Fürsorge und Unterstützung. Positive Beziehungen dienen zudem unserer Gesundheit. Liebe und Unterstützung reduzieren Stress, stärken unser Immunsystem, verbessern die Lebensqualität und verhindern Einsamkeitsgefühle und Depression. Und sie verlängern das Leben.

Positive Beziehungen ermöglichen es uns, wieder aufzutanken, vor allem dann, wenn wir erschöpft sind. Solche heilenden Beziehungen zeichnen sich durch Vertrauen, Ehrlichkeit, Mitgefühl und ein Geborgenheitsgefühl aus.

Anhand der folgenden Liste können Sie sich ansehen, welche Beziehungen heilend und welche noch verbesserungswürdig sind. Stellen Sie einmal jede Ihrer Beziehungen auf den Prüfstand. Fragen Sie sich, ob folgende Feststellungen zutreffen:

- Vertrauen: Ich fühle mich emotional und körperlich geborgen. Ich brauche keine Angst zu haben, verletzt zu werden.
- Ehrlichkeit: Mein Gegenüber und ich können unsere wahren Gefühle zeigen, ohne uns gegenseitig zu verletzen.
- Mitgefühl: Wir sind beide in der Lage und bereit, einander zu verstehen und Mitgefühl zu zeigen.
- Geborgenheit: Wir fühlen uns körperlich und emotional beieinander geborgen.

Wenn eine Beziehung Sie auslaugt, sollten Sie überlegen, wie Sie sich schützen können, und das Verhältnis verändern. Es gibt Möglichkeiten, die Qualität einer Beziehung zu bessern und ihre potenziellen Heilungskräfte zu mobilisieren. Wenn nicht, sollten Sie sie nicht weiter fortführen.

KOMMUNIKATION IST ENTSCHEIDEND

Offene, ehrliche Kommunikation ist der Schlüssel zu heilenden Beziehungen. Es könnte wichtig sein, Gefühle oder Ängste zu äußern, die undenkbar scheinen. Bleiben sie unausgesprochen, können sie zu Wutausbrüchen, Rückzug, Groll und Schuldgefühlen führen und einen Keil zwischen die Menschen treiben.

Ein Großteil der Kommunikation hat nur wenig mit dem zu tun, was man sagt. Körperhaltung, Atem und sogar der Muskeltonus übertragen ebenso wie Klang, Geschwindigkeit und Lautstärke der Stimme eine Botschaft. Hier einige Tipps, wie man achtsam und offen sagen kann, was man wirklich meint:

- Entspannen Sie sich und atmen Sie tief durch.
- Setzen Sie sich für schwierige Gespräche ein Ziel, zum Beispiel: Sei ehrlich und direkt; drück deine Gefühle und Gedanken aus; finde einen gemeinsamen Nenner; stell Harmonie her.

- Wenn Sie das Gespräch gleich auf die richtige Spur setzen wollen, fragen Sie den anderen zuallererst, ob es für ihn der richtige Zeitpunkt für ein offenes Gespräch ist.
- Treten Sie der betreffenden Person mit Achtung, Respekt und Höflichkeit gegenüber.

Hören Sie aktiv zu. Konzentrieren Sie sich beim Zuhören auf die verbalen ebenso wie die nonverbalen Botschaften. Hier einige Tipps für ein aktives Zuhören:
- Halten Sie angemessenen Augenkontakt.
- Wiederholen Sie, was Ihr Gegenüber gesagt hat, um sicherzugehen, dass Sie es verstanden haben. Ziehen Sie keine voreiligen Schlüsse.
- Stellen Sie Fragen, wenn Sie etwas nicht verstanden haben.
- Denken Sie nicht über das nach, was Sie als Nächstes sagen wollen; wichtiger ist es, aufmerksam zu sein, selbst wenn das bedeutet, dass eine Pause entsteht, bevor Sie antworten. Halten Sie inne und atmen Sie tief durch, bevor Sie sprechen.
- Bekräftigen Sie und ermutigen Sie die andere Person in dem, was sie sagt, durch Kopfnicken oder Sätze wie »Erzähl mir mehr davon« oder »Ich verstehe«.
- Achten Sie auf modale Adverbien (vielleicht, oder, meistens, in der Regel, wahrscheinlich). Ihnen folgen meist neue Informationen.
- Vermeiden Sie während des Gesprächs Ablenkungen wie TV, Haustiere oder andere Menschen, damit Sie nicht um Aufmerksamkeit zu kämpfen brauchen.
- Je mehr Sie, vor allem in sehr angespannten Situationen, die andere Person zum Sprechen ermutigen können, umso besser werden Sie verstehen, was sie Ihnen mitzuteilen versucht.

Konzentrieren Sie sich auf Ich-Botschaften. Sie sind (anders als Du-Botschaften) die Grundlage für eine positive Kommunikation. Durch Du-Botschaften kann sich der andere bedrängt und angegriffen fühlen, sodass er nicht mehr zuhört, sich zurückzieht oder einen Gegenangriff startet. Nichts davon ist hilfreich für eine Lösung der Frage oder des Problems. Durch Ich-Botschaften erreichen Sie Folgendes:

- Sie übernehmen Verantwortung für Ihre Gedanken und Gefühle.
- Sie erkunden, was Sie denken und fühlen.
- Sie erhöhen Ihre Chancen, gehört zu werden.
- Die Gespräche bleiben positiv ausgerichtet.

Hier ein Beispiel:
»Ich fühle mich überfordert und brauche Hilfe im Haushalt« (Ich-Botschaft) klingt ganz anders als »Nie hilfst du im Haushalt«.

Erfolgsziele setzen

Erfolg bedeutet für jeden Menschen und jede Familie etwas anderes. Auf dem Weg in die Heilung könnte es hilfreich sein, Ziele zu beachten und Erfolge zu feiern. Es ist toll, wenn man sagen kann: »Wir haben das Ziel erreicht, auf das wir hingearbeitet haben!« Die Ziele können noch so klein oder in kleinen Schritten ausgelegt sein, doch bringen sie ein Gefühl von Stolz und die Motivation für den nächsten Schritt mit sich. Der Genesungsprozess ist eine Gratwanderung zwischen Akzeptanz der Realität und dem Hinarbeiten auf Veränderung.

Manche Symptome, Zustände und Umstände verbessern sich mit der Zeit durch Behandlung. Bei anderen dagegen ist es hilfreicher zu lernen, mit ihnen umzugehen. Legen Sie, wenn eine Genesung nicht möglich ist, den Fokus aufs Erforschen. Sie und Ihr Partner oder Ihre Partnerin können Schritte und Strategien zur Selbstfürsorge oder neue Verhaltensweisen erkunden, die die täglichen Herausforderungen mildern und die Lebensqualität verbessern. Ihr medizinisches Team und vor allem die Verhaltenstherapeutin könnten Ihnen in der Einschätzung dessen, was praktikabel ist, beistehen, damit Ihre Erwartungen realistisch bleiben.

Den Gefühlen freien Lauf lassen

Manchmal muss man den Gefühlen Ausdruck verschaffen, um innere Anspannung loszulassen. Doch sind manche Wege und Orte besser geeignet als andere. Vielleicht ist unter den folgenden Vorschlägen etwas für Sie dabei:

- Schreiben Sie alles auf. Nehmen Sie ein Blatt Papier und schreiben Sie zehn Minuten ohne Unterbrechung. Sie könnten sich sogar vorstellen, dass Sie dabei mit jemand anderem oder mit sich selbst reden. Schreiben Sie auch mit eigenen Worten auf, was der andere zu sagen hat.
- Reden Sie mit jemandem, aber nur, wenn Sie ihm vertrauen können und gut miteinander auskommen. Suchen Sie sich eine Person aus, die unterstützend und hilfreich ist und negative Gefühle nicht auch noch verstärkt. Kündigen Sie vorher an, dass Sie gern einmal alles loswerden würden, und fragen Sie, ob das in Ordnung geht.
- Betätigen Sie sich körperlich. Das setzt chemische Stoffe im Gehirn frei, mit denen Stress und Spannung losgelassen werden können. Probieren Sie es doch mal mit Yoga, Qigong oder Tai-Chi.
- Atmen Sie. Da es unmöglich ist, gestresst und entspannt zugleich zu sein, können Sie zur Beruhigung entspannende Atemtechniken verwenden.

Grenzen ziehen

Zu einer gesunden Beziehung gehört auch, dass man Grenzen setzen kann – ein wichtiger Bestandteil der Selbstfürsorge. Sie bestimmen, wie viel Herz, Zeit und Energie Sie in eine Beziehung investieren. Sie umgeben sich mit einem Schutz und vollziehen selbst nach, wie viel Einfluss andere auf Sie haben dürfen. Wenn Sie sich zu weit öffnen, könnten Sie sich durch die Kommentare, Launen und Meinungen anderer verletzt und bedrängt fühlen. Verschließen Sie sich dagegen zu sehr, kann das zu einem Gefühl der Isolation oder des Eingeschlossenseins führen. Es braucht Zeit, die richtige Balance zu finden. Nehmen Sie sich diese Zeit, um Ihre Grenzen so zu ziehen, wie es für Sie richtig ist. Therapeuten können Ihnen helfen, Ihr Herz zu schützen, sich von einem Bedürfnis nach Anerkennung zu befreien und im entscheidenden Moment Nein zu sagen.

Es hilft uns in allen Beziehungen – egal ob mit Familie, Freunden, Nachbarn oder Arbeitskollegen –, wenn wir lernen, gesunde Grenzen zu ziehen.

Heilende Gruppen und Engagement

Wir gehören vielen Gruppen an, die unser Leben beeinflussen: in der Schule, am Arbeitsplatz, in der Kirche, im Gemeinwesen. Gesunde Gruppen mit heilenden Qualitäten unterstützen unsere Gesundheit und unser Wohlbefinden. Sie ermöglichen uns die Teilhabe an Entscheidungen, die auch uns betreffen. Sie fördern eine offene, ehrliche Kommunikation, schaffen ein Vertrauensklima und individuelle Verantwortung ebenso wie ein Zugehörigkeitsgefühl. Sie machen Spaß!

Sind Sie in einer Organisation aktiv? Das ist wichtig, wenn Sie wollen, dass die Organisation eine heilsame Kultur entwickelt. Ein Eltern-Lehrer-Ausschuss, Vereine, Gremien oder Aktivitäten von Ehrenamtlichen sind Möglichkeiten, Veränderungen anzustoßen. Gehen Sie als Teil einer solchen Gruppe mit gutem Beispiel voran. Stellen Sie heilende Beziehungen zu Ihren Arbeitskollegen her. Das gibt Ihnen Gelegenheit, Selbstfürsorge zu betreiben und mit anderen zusammen auch für ein größeres allgemeines Wohlergehen einzustehen: in der Familie, Schule und im Arbeitsumfeld oder in anderen sozialen Bereichen.

Die Pflege einer heilenden Kultur

Gruppen, die eine heilende Kultur pflegen, haben Folgendes gemein:

- Respekt gegenüber dem Einzelnen mitsamt ihrem Innenleben;
- ein Wertesystem, das auf allen Ebenen gilt;
- offene, ehrliche Kommunikation;
- ein Vertrauensklima;
- das Augenmerk auf dem Lernen und nicht auf Vorwürfen;
- ein Angebot zur Selbstfürsorge, wie zum Beispiel Gymnastik oder Yoga.

Empfinden Sie die Gruppen, zu denen Sie gehören, als heilungsfördernd oder eher behindernd?

Anführen oder Unterstützen

Sind Sie jemand, der gut führen kann? Oder sind Sie gut im Zuarbeiten? Gute Anführer und gute Gefolgsleute lassen ihren Worten Taten folgen. Sie arbeiten an ihren Kommunikationsfähigkeiten, behandeln andere so, wie sie selbst behandelt werden möchten, und sind gute Teamplayer. Machen Sie sich Ihre Rolle in den Gruppen klar, zu denen Sie gehören, und erkunden Sie, wie Sie hier eine heilende Kultur etablieren können. Am besten geht man dabei selbst mit gutem Beispiel voran.

Ein Selbstfürsorgeziel auf der sozial-emotionalen Ebene

Zu jeder Beziehung gehört der Umgang mit den Stimmungen und Gefühlen des Gegenübers. Selbstfürsorge ist wichtig, weil es meist leichter ist, mit den Gefühlen anderer umzugehen, wenn man gut für sich selbst sorgt. Haben wir für uns selbst erst einmal einen guten, gesunden Standort gefunden, wird es uns leichter fallen, an einer gesunden Beziehung mitzuarbeiten.

Gibt es eine Sache, die Sie heute für eine Ihrer Beziehungen tun können, um sie zu fördern?

GEISTIG-SPIRITUELLE VERBINDUNGEN

Wer wir im tiefsten Innern sind, hat mit unseren Gedanken, Gefühlen und Wünschen zu tun, wie auch mit unserem spirituellen Leben und unserem Lebensinhalt oder dem Sinn, den wir im Leben sehen.

Eine aus einer Erfahrung des Ganzseins erwachsende Heilung entsteht nur, wenn Körper, Geist und Seele im Gleichgewicht sind. Eine Schwäche oder Unausgeglichenheit in einem dieser Bereiche kann die anderen negativ beeinflussen. Heftiger emotionaler Stress kann zum Beispiel in einem bislang gesunden Körper Bluthochdruck und andere Störungen hervorrufen. Entsprechend kann eine körperliche Erkrankung oder Verletzung in einem normalerweise gesunden Geist Depression hervorrufen.

Zwei Elemente sind entscheidend für Ihren Weg in die Heilung:

- die Entwicklung einer Heilungsabsicht und Heilungserwartung;
- das Gefühl eines Ganzseins, das aus Körper-Geist-Seele-Übungen erwächst.

Eine Heilungsabsicht entwickeln

Eine Heilungsabsicht ist eine bewusste Entscheidung, um die eigene Gesundheit oder die einer anderen Person zu fördern. Dazu gehören der Glaube an ein besseres Befinden und die Hoffnung, dass ein Ziel erreichbar ist. Glaube und Hoffnung bereiten den Weg für das Heilungsgeschehen. Wie wir an der Placebo-Forschung sehen konnten, sind Glaube und Überzeugung mächtige Heiler. Wenn Sie nicht ehrlich davon überzeugt sind, dass Sie geheilt werden können, oder wenn ein Teil von Ihnen unbewusst an der Krankheit oder Beschwerde festhält, dann wird Heilung wahrscheinlich nur teilweise oder begrenzt stattfinden. Unterschätzen Sie sich nicht! Durch das Erarbeiten einer Heilungsabsicht bereiten Sie sich den Weg zur Heilung.

Dazu benötigen Sie Wahrnehmung, Intention und Reflexion.

Selbstwahrnehmung aufbauen

Die Wahrnehmung stellt die Frage: »Wie fühle ich mich?« Sie hilft Ihnen zu lernen, was Ihnen der Körper sagt, und eine Verbindung zu Ihrem Selbstbild herzustellen. Sie können sich der subtilen Körpersignale gewahr werden wie etwa einer Veränderung in Energiepegel oder Stimmung. Machen Sie sich diese Gefühle bewusst. Dann können Sie die Verhaltensweisen ablegen, die Ihrer Gesundheit nicht förderlich sind, und sich neues Rüstzeug zulegen, um die automatischen Reaktionsweisen zu ändern. Körpersymptome sind oft Botschaften, mit denen Ihnen der Körper sagt, wie es ihm geht und was er braucht.

Manche Leute üben ihre Wahrnehmung, indem sie walken, Yoga praktizieren oder ein zentrierendes Wort vor sich hersagen. Andere verwenden Gebete, Rituale oder gehen in den Gottesdienst. Manchmal reicht es aber auch schon, sich eine kleine Auszeit in Stille oder Meditation zu gönnen.

Das Gewahrsein, wie Körper, Geist und Seele zusammenarbeiten, dient Ihnen als Kompass auf Ihrem Weg in die Heilung. Wissen Sie erst einmal, wie Sie sich fühlen, müssen Sie noch herausfinden, was Sie wollen. Das kann für Menschen, die von dem Weg, den sie einmal für sich geplant hatten, abgekommen sind, eine echte Herausforderung darstellen. Aber es ist von eminenter Bedeutung, damit Sie sich neue Ziele setzen und Pläne machen können, die ebenso sinnstiftend und erfüllend sein können wie die früheren.

Auf spiritueller Ebene können Sie, sobald Sie sich mit Ihrem inneren Selbst verbinden, Ihre Intention darauf ausrichten, sich ein Gefühl von Frieden und Heilung ins Leben zu holen.

Zeit für Reflexion

Was Sie sich selbst über Ihr Leben erzählen, ist ein Narrativ, das Macht besitzt. Es bildet eine innere Einstellung, die Ihre körperliche Reaktion auf alle Reize und Lebenslagen beeinflusst. Dieses Selbstnarrativ kann Ihnen dabei helfen, Ihre Lebensthemen zu begreifen und darin einen Lebenssinn zu finden. Wenn sich am Gefühl für den Sinn im Leben etwas ändert, kann das Schmerzen bereiten. Es ist lebenswichtig für Gesundheit und Befinden, diesen Lebenssinn auch im Leiden oder trotz des Leids wiederzufinden.

Ein Lebensinhalt hilft uns, mit Verlust und Trauer umzugehen, aus innerer Verzweiflung und Traurigkeit herauszufinden und Hoffnung und Freude zu gewinnen. Wir können dann eine neue innere Ordnung leichter akzeptieren, darin zu einem Wohlbefinden kommen und unsere innere Einstellung halten.

Tagebuch schreiben, Creative Writing, Kunsttherapie und Peer-Mentoring können bei der Reflexion darüber helfen, wer wir sind und welche Rolle eine bestimmte Krankheit in unserem Leben spielt. Wichtig für das Selbstnarrativ sind auch Fragen wie: Welches Ziel habe ich? Wie passe ich in meine Familie, meine Kommune, mein Leben? Was sind meine Werte, und woran glaube ich?

Für viele Menschen machen Spiritualität, Glaube und Religion einen großen Teil dessen aus, wer sie sind. Sie können uns darin beeinflussen, wie wir mit Trauma, Angst oder Verlust umgehen. Sie können uns helfen, Glück und einen Lebensinhalt von innen heraus zu finden, statt sie im Äußeren zu suchen – in Reichtum, Besitz, Arbeit, Ruhm oder ausgefallenen Speisen, die uns womöglich nur leer, verloren und einsam fühlen lassen.

Individuelles Ganzsein erfahren

Ganzsein ist das Gefühl eines Wohlbefindens, das aus Harmonie und Gleichgewicht von Körper, Geist und Seele erwächst. Denken Sie einmal an eine Zeit, in der Sie sich eins mit sich, heil, vollkommen und glücklich fühlten. Vielleicht taten Sie gerade etwas, das Sie für wichtig und bedeutsam hielten. Vielleicht haben Sie gerade ein wichtiges Ziel erreicht oder eine schwierige Aufgabe zu Ende gebracht. Oder Sie haben, ganz alltäglich, eine leckere Mahlzeit gekocht oder einem Kind beigebracht, Rad zu fahren. Wenn die Erfahrung vollkommenen Ganzseins aufkommt, geschieht heilende Präsenz oder Einssein.

Aktivitäten, die den physischen Körper mit dem nichtphysischen Geist und der Seele verbinden, helfen, unsere biologischen und psychischen Reaktionen zusammenzubringen. Durch solche Tätigkeiten können wir ein Gefühl des Ganzseins erfahren, das Genesung und Widerstandsfähigkeit fördert.

Fügen Sie Ihrer Tool-Box eine Mind-Body-Technik hinzu

Dieselben Übungen, mit denen Sie ein Selbstgefühl entwickeln können, helfen Ihnen auch, Stress und seinen schädlichen Auswirkungen entgegenzuwirken. Das Einzige, das man über Mind-Body-Techniken wissen muss, ist, dass es nicht den einen richtigen Weg gibt. Es gibt die unterschiedlichsten Modewellen. Doch haben alle denselben Effekt: Sie durchbrechen das alltägliche Gedankenkarussell und führen zu Tiefenentspannung. Was für den einen nicht funktioniert, geht vielleicht bei Ihnen.

Berücksichtigen Sie beim Aussuchen einer geeigneten Mind-Body-Technik Folgendes:

- Welche Art körperlicher Energie bevorzugen Sie? Macht es Ihnen Freude, körperlich aktiv zu sein? Falls ja, könnten Sie eine Meditation in Bewegung in Betracht ziehen – wie Tai-Chi, Qigong, Yoga, Walken oder Joggen – oder auch eine aktive Meditationsform wie Kunsttherapie oder Journaling. Falls nein, könnten Sie Atemtechniken, Meditation oder Achtsamkeitsbasierte Stressreduktion (MBSR), die »Meditation der Liebenden Güte« oder progressive Muskelentspannung in Betracht ziehen.

- Wollen Sie die Übung selbstständig oder mithilfe eines Therapeuten ausführen? Für Methoden wie Akupunktur, Chiropraktik, Osteopathie oder Massage oder andere Techniken braucht man die Zeit, um einen entsprechenden Therapeuten aufzusuchen. Manch einer findet eine solche Auszeit gerade entspannend, während sie für andere eher Stress bedeutet. Für manche Übungen brauchen Sie nichts weiter als Ihre Aufmerksamkeit und ein paar Sekunden (Atmung, Wiederholen eines Mantras). Und dann gibt es da eine ganze Reihe von Übungen wie Akupressur, Reiki, Yoga oder Tai-Chi, die Sie auch selbstständig machen können, wenn Sie sie erst einmal gelernt haben.
- Was passt zeitlich in Ihren Tagesplan? Haben Sie 30 Sekunden? Fünf Minuten? Eine Stunde? Für jeden Zeitrahmen gibt es die passende Übung.
- Welche Übungen und Begrifflichkeiten passen am besten zu Ihren Vorstellungen und Überzeugungen? Egal ob Sie sich für Gebet, Meditation oder Reflexion in Stille Zeit nehmen, Sie praktizieren damit Selbstfürsorge. Sie brauchen nicht überzeugt zu sein, dass Ihnen die Übung hilft. Wichtig ist einzig und allein, offen dafür zu bleiben und sie tatsächlich zu machen. Gehen Sie mit Entdeckergeist an die Sache. Probieren Sie sie einfach aus.

Planen Sie diese Zeit regelmäßig ein. Allein schon das Wissen hilft, dass Sie diesen Rahmen nur für sich vorgesehen haben.

Positiv denken

Positives Denken ist eine innere Einstellung, die Ängste in Gelegenheiten verwandelt. Es bildet eine gesunde Selbstachtung und Selbstwertschätzung. Erinnern Sie sich an die Versuche der Stanford-Professorin Crum mit Hotelzimmermädchen, anhand derer sie zeigen konnte, wie unterschiedlich die Wirkung einer stressigen Tätigkeit auf die Probandinnen ausfiel, je nachdem, ob sie ihnen als Stärkung der Widerstandsfähigkeit oder als auslaugend dargestellt worden war. Positives Denken ist eine Fähigkeit, die uns in den Wirren des Lebens vor Selbstzweifeln schützen kann:

- Beginnen Sie jeden Tag mit der Absicht, etwas Neues zu lernen.
- Geben Sie sich die Erlaubnis zu irren.
- Beginnen Sie mit einem »Danke« oder einer Dankbarkeitsübung.

Selbstgespräche sind Gedankenströme, die unser Gehirn vom Moment des Aufwachens am Morgen bis zum Einschlafen am Abend durchfließen. Sind unsere Gedanken vor allem negativ, dann fällt es uns schwerer, mit stressigen Situationen umzugehen.

Fokussieren Sie sich auf das Gute, statt in jeder Lebenslage das Schlimmste zu erwarten. Sie werden gesundheitlich profitieren, länger leben, weniger leicht krank werden und sich geistig und körperlich wohler fühlen, wenn Sie sich Herausforderungen des Lebens positiv und produktiv stellen.

Den Augenblick leben

Wie viel Zeit des Tages verbringen Sie damit, über Vergangenheit oder Zukunft nachzudenken? Gedanken an die Vergangenheit können uns davon abhalten, präsent zu sein und diesen jetzigen Tag voll auszukosten. Sie lenken uns von der Freude am Hier und Jetzt ab.

Viele Leute meinen, Achtsamkeit bedeute, dass man in einem ruhigen Zen-artigen Zustand ist. Ein solcher Zustand ist durchaus möglich. Meist aber geht es einfach nur darum, ganz und gar präsent zu sein. Achtsamkeit heißt Gewahrsein über das, was in unseren Gedanken vor sich geht, ohne von ihnen kontrolliert oder darin gefangen zu sein. Sie kann uns helfen, uns zu erinnern: »Meine Gedanken kontrollieren mich nicht.«

Der inneren Führung vertrauen

Wie oft beachten Sie nicht, was Ihnen Ihr Bauchgefühl sagt? Sie denken vielleicht: »Ich sollte einen Freund anrufen und um Hilfe bitten«, entscheiden sich aber dagegen, weil es schon spät ist. Oder Sie denken: »Ich wünschte, ich könnte diese Pläne umstellen«, halten sich aber doch daran, um es später zu bereuen.

Je achtsamer Sie Ihre Gedanken und Gefühle wahrnehmen, umso mehr werden Sie mit der Zeit Ihrer inneren Führung vertrauen. Sie werden feststellen, dass es Ihnen besser geht, wenn Sie Ihrem Instinkt folgen. Wenn Sie dagegen in alte Muster zurückfallen, sich ausbremsen und tun, was Sie meinen, tun zu müssen, wird es Ihnen schlechter gehen.

INNEHALTEN UND EINEN SCHRITT ABSTAND NEHMEN

Halten Sie, nachdem Sie nun gesehen haben, wie die vier Ebenen Ihres Lebens Ihre Selbstheilungskräfte beeinflussen können, inne und treten Sie einen Schritt zurück. Wo hat Ihre Reise begonnen und wohin hat sie Sie geführt?

Sie haben gesehen, was Selbstfürsorge bedeutet:

- dass Sie sich selbst heilende Umgebungen schaffen (physische Umgebung),
- dass Sie gesunde Lebensentscheidungen treffen (Verhaltensebene),
- dass Sie starke soziale Bindungen unterhalten (soziale/emotionale Bedürfnisse),
- dass Sie ein starkes Identitätsgefühl aufbauen (geistige/spirituelle Verbindung).

Ich hoffe, mein Buch hat Sie dazu inspiriert, sich auf den Weg zu machen, um zu heilen. Vielleicht sind Sie Ihre ersten Schritte ja schon gegangen. Ich möchte Sie einladen, zu diesen Fragen und Beobachtungen zurückzukehren, sobald Sie einige Fortschritte auf Ihrem Weg gemacht haben. Falls Sie Tagebuch geführt haben, könnten Sie sich noch einmal Ihre ersten Einträge ansehen. Haben Sie unterwegs irgendetwas über sich oder andere gelernt?

Nehmen Sie wahr, wie sich eine Veränderung in einem Ihrer Lebensbereiche auf die anderen Bereiche auswirkt. Wie hat es sich auf Ihr Selbstgefühl ausgewirkt, wenn Sie Konflikte mit anderen Leuten gelöst haben? Was hat sich an Ihrem Schlaf, Stresspegel oder Schmerz verändert, nachdem Sie angefangen haben, spazieren zu gehen?

Vielleicht haben Sie durch einige Ihrer eigenen Umstellungen manch positive Veränderungen bei den Menschen in Ihrem Umfeld festgestellt. Indem Sie Ihr eigenes Leben und Ihre Beziehungen ehrlich erforschen, können Sie Frieden und Heilung stiften. Und dieser Frieden, diese Heilung werden sich auch auf die Menschen in Ihrer Umgebung übertragen.

Lassen Sie Ihre Heilung ausstrahlen, indem Sie Ihre Erfahrungen mit anderen teilen. Wie ich als Praktikant in der Seelsorge noch vor meinem Medizinstudium von meinem ersten Patienten – dem 74-jährigen Mann, der an Lungenkrebs starb – lernen durfte, teilen Heiler und zu Heilender ein und dasselbe Ziel und den Nutzen. Der Heilungsprozess dient beiden Seiten und allen Menschen, die mit uns verbunden sind. Genau das ist es, was Heilung ausmacht.

Bibliografie

(der auf Deutsch zugänglichen Titel)

Amen, Daniel G.: Das glückliche Gehirn. Ängste, Aggressionen und Depressionen überwinden – So nehmen Sie Einfluss auf die Gesundheit Ihres Gehirns. München 2010.

Benson, Herbert; Klipper, Miriam Z.: Gesund im Stress. Eine Anleitung zur Entspannungsreaktion. Berlin, Frankfurt a. M., Wien 1978.

Cacioppo, John T.; Patrick, William H.: Einsamkeit. Woher sie kommt, was sie bewirkt, wie man ihr entrinnt. Heidelberg 2011.

Christakis, Nicholas A.; Fowler, James H.: Die Macht sozialer Netzwerke. Wer uns wirklich beeinflusst und warum Glück ansteckend ist. Frankfurt a. M. 2011.

Dossey, Larry: Heilende Worte. Die Kraft der Gebete als Schlüssel zur Heilung. Amerang 2010.

Frank, Jerome D.: Die Heiler. Wirkungsweisen psychotherapeutischer Beeinflussung. Vom Schamanismus bis zu den modernen Therapien. Stuttgart 1997 (2. veränderte Auflage).

Gawande, Atul: Sterblich sein. Was am Ende wirklich zählt. Über Würde, Autonomie und eine angemessene medizinische Versorgung. Frankfurt a.M. 2015.

Louv, Richard: Das letzte Kind im Wald? Geben wir unseren Kindern die Natur zurück! Freiburg im Breisgau 2013.

Mukherjee, Siddhartha: Gesetze der Medizin. Anmerkungen zu einer ungewissen Wissenschaft. Frankfurt a. M. 2016.

Murphy, Michael: Der Quanten-Mensch. Ein Blick in die Entfaltung des menschlichen Potentials im 21. Jahrhundert. München 1999.

Pennebaker, James W.: Sag, was dich bedrückt. Die befreiende Kraft des Redens. Düsseldorf 2001.

Pizzorno, Joseph: Toxine – Die unsichtbare Gefahr. Wie Gifte aus Umwelt, Nahrung und Kosmetik unsere Gesundheit gefährden – und was wir dagegen tun können. München 2018.

Siegel, Daniel: mind. Eine Reise ins Herz des Menschseins. Freiburg im Breisgau 2017.

Weil, Andrew: Vernunft statt Tabletten. Wann Medikamente wirklich notwendig sind, welche Alternativen sinnvoll sind und wie sich der Körper selbst heilen kann. München 2018.

Dank

Bei diesem Buch haben so viele Menschen mitgeholfen, dass es eines weiteren Buches bedürfte, um ihnen allen gerecht zu werden.

Ich möchte mit meiner Frau Susan beginnen, die mir erlaubt hat, von ihren mehrfachen Krebserkrankungen und darüber zu berichten, wie sie sie überleben konnte. Sie sorgt dafür, dass ich auf Kurs bleibe. Außerdem ist sie meine Hauptredakteurin und beste Kritikerin!

Unsere Kinder sind inzwischen meine Lehrer. Unser Sohn Chris, Schwiegertochter Marzia und ihr wunderbares Kind zeigen mir, wie man blüht und gedeiht. Unsere Tochter Maeba führt mich immer noch mehr ins Leben hinein, und unsere Tochter Emily »E. J.« zeigt mir, wie wunderbar es ist, immer weiter zu lernen. Danke euch allen.

Mein Vater Henry und meine Mutter Joan zeigen mir auch jetzt noch ihre Weisheit. Ich hoffe, ich konnte mit dem Buch ein wenig davon weitergeben.

Die hier vermittelten Einsichten wären mir nicht ohne die Freundschaft und langjährige Unterstützung von Henry und Susan Samueli gekommen. Ihre Vision einer evidenzbasierten, integrativen Gesundheitsfürsorge ist unerschütterlich gewesen. Ich bin sicher, ihr Anstoß ist erst der Anfang. Dank auch an Mike Schulman, der die Verwaltung bei Samueli leitet, und an Gerald Solomon, den Vorsitzenden der Samueli Foundation.

Mein Kollege und Mitarbeiter Doug Cavarocchi hat lange vor mir an die Bedeutung dieses Buches geglaubt und dafür gesorgt, dass es sich verwirklichen konnte. Er guckte unseren Agenten Jim Levine aus, der die Botschaft des Buches entscheidend mitgeformt und mit Leidenschaft und Expertise kontinuierlich begleitet hat. Er hat auch unsere Verlegerin Lorena Jones gefunden, die das Risiko eingegangen ist und sich auf unsere Vision künftiger Gesundheitsfürsorge eingelassen hat. Sie und ihr Team begreifen die Dringlichkeit der Botschaft und die Notwendigkeit einer großflächigen Verbreitung. Meine Mitarbeiterin Jennifer Dorr half beim Verfassen der praktisch ausgerichteten Anhänge und schreibt auch weiterhin auf meiner Website (DrWayneJonas.com). Dank auch an Lexie Robinson, die den Produktionsprozess von Anfang an begleitet hat.

Meine früheren Kollegen am Samueli Institute haben dazu beigetragen, der Bewegung von Gesundheitsfürsorge hin zu Gesundheit Gestalt zu geben. Joan Walter ist die perfekte Pragmatikerin, von unglaublicher Professionalität, Integrität und Passion für das Thema Heilung. Ron Chez lehrte mich, wie man das Heilen zum Mainstream macht. John Ives brachte Einsichten in die Wissenschaft. Dank auch an Kevin Berry, Bonnie Sakallaris, Mac Beckner, Katherine Smith, Dawn Bellanti, Barbara Findley, Alex York, Shamini Jain, Raheleh Khorsan, Kelly Gourdin, Linda Honig, Viviane Enslein, Courtney Lee, Chris Baur, Brian Thiel und David Eisenberg, die das Thema Heilung in Forschung, Tat und Schrift weiter bearbeiten. Ein besonderer Zuruf geht an dieser Stelle an Cindy Crawford, die die evidenzbasierte Medizin von mir gelernt und zu den neuen Höhen geführt hat, auf denen sie in diesem Buch und anderswo angewandt wird.

Es gibt viele führende Kräfte in der Gesundheitsfürsorge, Forschung, Gesundheitspolitik und Praxis, von denen ich gelernt und auf die ich mich hier gestützt habe. Ein herzliches Dankeschön geht an Daniel Amen, Cathy Baase, Brent Bauer, Berkeley und Elinor Bedell, Iris Bell, Brian und Susan Berman, Herb Benson, Don Berwick, Clem Bezold, Keith Block, Robert Bonakdar, Josie Briggs, Ed Calabrese, Barrie Cassileth, Richard Carmona, Vint Cerf, Bill Chatfield, Margaret Chesney, Christine Choate, Deepak Chopra, Gail Christopher, Luana Colloca, Ian Coulter, Regan Crump, Jonathan Davidson, Larry und Barbie Dossey, Bob Duggan, Howard Federoff, Mimi Guarneri, Tracy Gaudet, Mary Guerrera, Paul Funk, Jeff Geller, Bill und Penny George, Jim Giordano, Andrea Gordon, Jim Gordon, Stephen Groft, Patrick Hanaway, Adi Haramati, Larry Hardaway, Tom Harkin, Mark Hyman, Kurt und Lori Henry, George Isham, Charlotte Rose Kerr, Ruth Kirschstein, Ben Kligler, Fredi Kronenberg, David Jones, Sam Jones, Kathi Kemper, Mary Jo Kreitzer, Linnea Larson, Jeff Levi, George Lewith, Klaus Linde, Michael Lerner, Victoria Maizes, Shaista Malik, Robert Marsten, Barbara Mikulski, Will Miller,

Jim Moran, Mike und Deb Mullen, Richard Neimtzow, Bill Novelli, Frank O'Connor, Dean Ornish, Mehmet Oz, Jonathan Peck, Joe Pizzorno, Bill und Frances Purkert, David Rakel, Henri Roca, Stefan Schmidt, Stephen Schmidt, Eric und Audrey Schoomaker, Eric und Patty Shinseki, Esther Sternberg, Soma Stout, Gene Thin Elk, John Umhau, Harald Walach, John Weeks, Andy Weil, Jeffrey White, David Williams, Jim Zimble und viele andere. Dank auch an die Leute vom Bayview Marriott in Newport Beach, Kalifornien, wo etwa die Hälfte dieses Buches entstanden ist.

Und schließlich und endlich vielen Dank an alle meine Patienten. Ihr seid die wahren Heiler. Wenn wir zusammensitzen und gemeinsam schauen, heilen wir alle gemeinsam.